隐球菌性脑膜炎

主 编 彭福华 江 滢

人民卫生出版社
·北 京·

图书在版编目（CIP）数据

隐球菌性脑膜炎 / 彭福华，江滢主编 . -- 北京：人民卫生出版社，2024. 3

ISBN 978-7-117-36115-6

Ⅰ. ①隐… Ⅱ. ①彭… ②江… Ⅲ. ①隐球菌病 – 脑膜炎 – 诊疗 Ⅳ. ① R515.2

中国国家版本馆 CIP 数据核字（2024）第 059039 号

隐球菌性脑膜炎
Yinqiujunxing Naomoyan

主　　编：彭福华　江　滢
出版发行：人民卫生出版社（中继线 010-59780011）
地　　址：北京市朝阳区潘家园南里 19 号
邮　　编：100021
E - mail：pmph @ pmph.com
购书热线：010-59787592　010-59787584　010-65264830
印　　刷：北京瑞禾彩色印刷有限公司
经　　销：新华书店
开　　本：710 × 1000　1/16　印张：13
字　　数：220 千字
版　　次：2024 年 3 月第 1 版
印　　次：2024 年 6 月第 1 次印刷
标准书号：ISBN 978-7-117-36115-6
定　　价：88.00 元
打击盗版举报电话：010-59787491　E-mail：WQ @ pmph.com
质量问题联系电话：010-59787234　E-mail：zhiliang @ pmph.com
数字融合服务电话：4001118166　E-mail：zengzhi @ pmph.com

编者名单

主　编

彭福华　中山大学附属第三医院
江　滢　中山大学附属第三医院

副主编

刘　佳　中山大学附属第三医院
徐晓峰　中山大学附属第三医院
卜　晖　河北医科大学第二医院

编　者（以姓氏笔画为序）

卜　晖　河北医科大学第二医院
王翼洁　中山大学附属第三医院
古梅凤　中山大学附属第三医院
朱春泞　中山大学附属第三医院
刘　佳　中山大学附属第三医院
刘君宇　中山大学附属第三医院
江　滢　中山大学附属第三医院
苏晓红　中山大学附属第三医院
李　敏　中山大学附属第三医院
李慧娟　中山大学附属第三医院
杨　露　中山大学附属第三医院
邹月丽　河北医科大学第二医院
沈利平　中山大学附属第三医院
袁大森　中山大学附属第三医院
倪旭景　中山大学附属第三医院
徐　莉　中山大学附属第三医院
徐晓峰　中山大学附属第三医院
梁　洁　中山大学附属第三医院
梁盼盼　中山大学附属第三医院
梁家隐　中山大学附属第三医院
彭福华　中山大学附属第三医院
覃榜娥　中山大学附属第三医院
戴　恺　中山大学附属第三医院

序一

近年来，在全球范围内，真菌感染已成为一个日益严重的公共问题。我国国家卫生健康委员会已明确提出，要提高二级以上综合医院细菌真菌感染诊疗能力。一直以来我们以提高医疗机构真菌感染诊疗能力及抗真菌药物临床应用管理水平为目标，不断努力实现全民健康。然而真菌感染仍然是一个难诊断、难治疗的难题，特别是隐球菌的中枢神经系统感染，给广大人民健康造成了极大的危害。

由于隐球菌性脑膜炎的病原学特点及中枢神经系统解剖结构的特殊性，隐球菌性脑膜炎具有起病急、病情凶险、难诊断及难治疗等特点。且随着病原学检验检查技术的进步，以及国内隐球菌性脑膜炎诊疗指南和专家共识的更新，对广大医务工作者的临床诊疗水平提出了更高的要求。

本书的编著者长期从事隐球菌性脑膜炎的临床诊疗工作，涉及神经内科、神经外科、护理科、临床检验辅助等多科室，具有丰富的临床经验。本书从临床实用的角度出发，在隐球菌性脑膜炎的流行病学、发病机制、临床特点、检查检验、诊断与治疗等方面，对隐球菌性脑膜炎的基本理论进行系统而深入的阐述。同时，聚焦于临床工作思维，根据编者们多年隐球菌性脑膜炎诊治思路的经验，为临床医师对隐球菌性脑膜炎的诊断、合理选择抗菌方案、手术时机、疾病演变过程及并发症处理等方面提供参考，以协助临床医师作出准确决策。

希望这本书能为广大医务工作者及读者提供科学性及实践性的参考，为全民健康作出积极的贡献！

中国神经免疫学和神经病学杂志主编
中山大学附属第三医院神经内科
二级教授、首席专家

2024 年 4 月

序二

隐球菌性脑膜炎是一种严重的难治性中枢神经系统感染性疾病，若诊治不及时，会导致脑疝、昏迷、失明、耳聋等严重的神经功能异常，有很高的致残性和致死性。尽管隐球菌性脑膜炎通常被认为是 HIV 阳性患者常见的机会性感染之一，但在近些年中，由于免疫抑制剂、抗癌药物和器官移植等应用的增加，越来越多的非 HIV 相关的隐球菌性脑膜炎患者引起医务工作者的关注。

本书的编著者长期从事隐球菌性脑膜炎的临床诊疗工作，在隐球菌性脑膜炎的症状体征识别，明确诊断，颅内压的控制，并发症的处理，感染后炎症反应综合征的治疗，预后判断，随访追踪等方面均积累了丰富经验，有独到见解。编著者所在单位作为目前国内研究隐球菌性脑膜炎案例数最多的机构之一，已成立了“南方中枢神经系统感染联盟”，与省内外 170 家医院成立合作，为隐球菌性脑膜炎患者的早诊断，早治疗提供了良好平台。

本书具有实用性、指导性、前沿性的特色，它在指导临床医师合理选择抗菌方案和手术时机的同时，聚焦疾病演变过程及并发症的处理。相信它将为广大专业人员的精准决策和深化研究提供重要参考。

“授人以鱼”不如“授人以渔”。希望本书的出版能恩泽患者，造福社会，为推动我国隐球菌性脑膜炎的诊疗事业添砖加瓦。

我愿将本书推荐给广大朋友，共享之、共赏之、共析之、共取之。

中华医学会神经病学分会神经感染性疾病与脑脊液细胞学学组组长

首都医科大学附属北京同仁医院神经内科主任

2024 年 4 月

前言

隐球菌性脑膜炎是一种严重的神经系统感染疾病，由隐球菌属真菌引起。全球范围内，随着 HIV 感染率的上升，隐球菌性脑膜炎的发病率逐渐增加，给全球的公共卫生带来了巨大的挑战。而在我国，HIV 阴性免疫功能正常的隐球菌性脑膜炎患者比例更高，人群普遍易感，大部分非 HIV 相关的隐球菌性脑膜炎患者会有各种合并症，如慢性肝病、肾病或肺部隐球菌病、恶性肿瘤、血液系统疾病、SLE 等自身免疫病或糖尿病等，隐球菌性脑膜炎的威胁日益凸显，已严重危害我国居民的身体健康。

隐球菌性脑膜炎的诊断和治疗面临着一系列的问题。由于该病起病隐匿，临床表现缺乏特异性，常常被误诊或延误诊断。随着检验技术的发展，目前已有一些特异性和敏感性较高的检验方法，了解和掌握这些新方法对于临床医生至关重要。其次，隐球菌性脑膜炎的治疗过程漫长且困难，往往需要长期的抗真菌药物治疗，可能面临药物副作用的问题，并在治疗的过程中，常常会出现各种各样的并发症，这也给患者的治疗带来了巨大的挑战。

有感于此，作者深感责任重大，故组织各专业方向的专家合作编写本书。本书的编写人员都是从事临床一线的专家，他们在隐球菌性脑膜炎的诊断、治疗方面拥有丰富的临床实践经验。在本书撰写中，他们将自己的经验，结合最新的研究进展毫无保留地展示出来。本书的目标是为医生、研究人员以及对这一领域感兴趣的人提供一本权威且实用的参考书。

本书共分为十三章，内容涵盖了隐球菌性脑膜炎的各个方面，包括隐球菌生物特性、流行病学特点、病因学、发病机制、临床表现、诊断方法、治疗策略、特殊人群的处理和护理特点等。本书主要有以下几个方面特点：①综合性和权威性，本书整合了全球范围内的研究成果和临床经验，汇集了来自各个领域的专家学者的知识和见解，所呈现的内容具有学术性和专业性，使读者能够获得全面而权威的信息；②系统性和结构化，本书以系统的方式组织内容，清晰地介绍了隐球菌性脑膜炎的各个方面，每一章节都涵盖了特定主题，内容丰富而结构化，使读者能够逐步深入了解该疾病的各个方面；③先进性，本书基于最新的研究成果和临床实践，及时更新了有关隐球菌性脑膜炎的知识，读者可以了解到最新的诊断方法、治疗策略和预防控制措施，以及相关领域的研究进展，为他们提供了更全面和准确的信息；④实用性和可操作性，本书不仅提供了理论知识，还注重实际应用，结合临床实践经验，为读者提供实用的指导和建议；⑤多学科交叉和综合观点，隐球菌性脑膜炎涉及多个学科领域，本书在内容编排上注重多学科的交叉和综合，以便读者能够从多个角度全面理解、分析和处理该疾病。

通过本书的阅读，相信读者能够深入了解隐球菌性脑膜炎的各方面的知识，提高对该疾病的认识和处理水平，以更好地作出治疗决策。同时，我们也希望本书能够为隐球菌性脑膜炎的研究提供一个全面而深入的参考，促进该领域的学术交流和科学发展。

最后，我们要感谢所有为本书作出贡献的专家以及广东省脑科学应用学会的支持。他们的辛勤工作，使本书面世成为可能。希望本书能成为学习和研究隐球菌性脑膜炎有价值的资源。由于作者水平所限，难免有挂一漏万及谬误之虞，敬请各方面专家和读者不吝赐教，以求将来进一步斧正，不胜感激。

2023 年 3 月

目录

第一章 隐球菌病概述

一、隐球菌的发现与命名史

隐球菌（cryptococcus）一词来源于拉丁语的词根组合。“crypto” 拉丁语意为隐藏、秘密。“coccus” 拉丁语意为洞、球。这一词最早由德国藻类学家 Kützing 在 1833 年发明，用来描述当时发现的一种藻类生物，因为它的外形为无色黏液状球体，很难被发现，故命名为“cryptococcus”。这个词应用于现在为我们所广泛认识的这种致病性真菌还要等到半个多世纪后。

Greifswald 大学是德国在波罗的海久负盛名的最古老大学，早在 1842 年就开始了医学真菌的研究，吸引及培养了一批著名的医学人才。1894 年 6 月德国 Greifswald 大学外科诊所向病理学主任 Paul Grawitz 发了一份病理标本。这一标本来源于一位 31 岁女性患者的胫骨，临床考虑胫骨慢性骨膜下炎症（软化肉瘤？）。在 Grawitz 的指导下，他的助理 Otto Busse 对该标本进行了研究，他们发现标本存在一种类似酵母菌的生物体，描述为“清晰、明亮、圆形或椭圆形的小体”，存在于巨噬细胞内部或外部。Busse 和另一位助理外科医师 Abraham Buschke 将这些酵母菌进行了接种、培养、纯化，并在动物实验中证明了其传染性和致病性。1894 年 11 月该女性患者去世，Busse 进一步对患者进行了尸检，发现病变不仅累及骨头，也侵袭了肺、肾和脾。这些研究结果很快被人们认识并接受，并将该病命名为 Busse-Buschke 病。基于这些致病菌的球状外形和可发酵的特性，Busse 将这种生物称为球虫（coccidia）或人酵母菌（saccharomycosis hominis）。

就在 Busse 首次观察到这种新型致病菌的同一年，远在意大利的 Francesco Sanfelice 也从发酵的桃汁中分离出一种类似外表的酵母，由于其独特的菌落形式，他将其命名为新型酵母菌（saccharomyces neoformans）。很快 Sanfelice 发现这种酵母可以在动物的接种部位引发肿瘤样的病变，同时他认识到这种酵母与 Busse 发现的真菌之间存在高度的相似性。

令人意外的是，尽管我们现在知道隐球菌是最常见的引起中枢神经系统感染的真菌，但第 1 例中枢神经系统的隐球菌感染直到 1914 年才由 Verse 报告，他对一位死于脑膜脑炎的患者进行尸检时，在其脑内凝胶状囊肿中发现了该类酵母菌。

在隐球菌被发现的最初数十年中，其分类及命名众多，非常混乱。直到 1935 年，美国哥伦比亚大学的 Benham 教授改变了隐球菌的真菌学和分类学混乱的情况。她对 22 株隐球菌进行了仔细分类，并将它们正式置于一个单一的分类之下，即隐球菌属，并且表明菌株可以分为多种血清型。至此，这种重要的病原体有了我们今天所熟知的名字和基本的分类特征。

二、现代医学对隐球菌病的认识及防治进展

传染病对人类历史的影响极大，如中世纪席卷整个欧洲、被称为“黑死病”的大瘟疫——鼠疫，夺走了 2 500 万欧洲人的生命，占当时欧洲总人口的 1/3。即使到了现代，新发传染病也不断出现，如 COVID-19 在全球蔓延，尽管病死率不高，但其传染性强，且高度变异，易导致反复感染，给防疫带来更多新挑战，产生深远影响。

随着人类文明的发展，工业化与现代化，改变了人们的生活方式，也改变了人类疾病谱。尽管医学的进步及公共卫生条件的好转，使得一些传统的传染病已经消失或不再常见，然而免疫缺陷性疾病的流行和器官移植的开展，使得人们对一些病原体进行了重新的认识，积极应对和处理这些传染病仍然是重要的公共卫生问题。

隐球菌，就是这样一类越来越重要的病原体，现已成为免疫功能低下患者的重大威胁。据美国疾病控制与预防中心估计，在全世界艾滋病患者中，每年约新增 17.9 万例隐球菌抗原血症的患者，其中与隐球菌相关的死亡人数每年超过 11.2 万例。由人类免疫缺陷病毒（human immunodeficiency virus，HIV）引起的隐球菌病的相关死亡病例仅次于 HIV 相关结核病。除了艾滋病外，其他免疫功能缺陷的情况，如糖尿病、风湿免疫病、器官移植和恶性肿瘤等，也是隐球菌病的高危易感因素。

早期对隐球菌病的治疗多是对症支持处理，疗效自然不佳。1955 年，两性霉素 B 从链霉菌的培养液中被分离出来，并在 1957 年开始应用于治疗隐球菌性脑膜炎，尽管其毒副作用较大，并不完美，但这表明抗真菌治疗的时代已经到来。随后在 1973 年，5- 氟胞嘧啶的出现奠定了其与两性霉素 B 联合强

化抗真菌治疗方案的基础。

1990年，新型的三唑类抗真菌药物氟康唑问世，其在体内外对隐球菌都表现出显著的生物抑制活性，且体内副作用较少。但一些早期研究表明氟康唑单药治疗的反应速度较慢，更倾向于在单独使用两性霉素B或两性霉素B加5-氟胞嘧啶的短程“诱导”治疗后的“巩固”治疗。20世纪90年代后期，三唑类抗真菌药物家族又陆续出现了多个成员，其中抗隐球菌比较出色的是伏立康唑，它具有良好的药代动力学，可以通过肠胃外或口服给药，每日给药2次。与氟康唑相似，它在口服给药后具有出色的吸收效率(96%)，并在脑脊液中具有优秀的渗透性(>50%的血清水平)。这些药物直到今天仍是治疗隐球菌性脑膜炎的基础用药。

三、隐球菌病的危害

隐球菌病(cryptococcosis)是一种致命的真菌性疾病，主要由新型隐球菌和格特型隐球菌感染引起。新型隐球菌遍布于世界各地，主要出现在被鸟类粪便污染的土壤中，尤其是鸽子的粪便。格特型隐球菌通常存在于桉木、杉树和其周围的土壤中。感染后是否发病和病情轻重，除了取决于病原体的负荷和毒力，还取决于机体自身免疫力的状况。有免疫缺陷或受抑制者更容易发病。按照真菌感染累及的部位主要分为肺隐球菌病、中枢神经系统隐球菌病、皮肤隐球菌病、骨隐球菌病及内脏隐球菌病五型。

1. 肺隐球菌病　环境中存在的隐球菌，由于直径可小于10μm，容易飘浮在尘埃中，经由人的呼吸，进入气管乃至肺组织中。如果隐球菌数量较少或者毒力较弱，且个人免疫功能健全，个人的免疫机制可完全清除隐球菌，使其感染自愈或只形成局限性的亚临床感染。在菌株毒力较强、菌量负荷过大或个体免疫功能低下的情况下，隐球菌可在肺部繁殖扩散，引起肺炎，形成肺隐球菌病，甚至侵入血液系统，播散至全身。

2. 中枢神经系统隐球菌病　隐球菌进入肺，通过血行播散，引起身体其他部位感染，其中最常见的便是隐球菌性脑膜炎，也有部分患者起病时即可同时累及脑实质，患者出现脑病表现，称为隐球菌性脑膜脑炎。常见的临床症状有头痛、发热，临床查体可见脑膜刺激征阳性。起病可呈急性、亚急性，也有相当部分患者症状较轻，呈慢性病程，不容忽视。

3. 皮肤隐球菌病　由隐球菌引起的皮肤感染，可分为原发性和继发性，前者为局部的皮肤隐球菌感染，多由环境中的隐球菌接触到伤口所致，病情较局限，后者为其他部位感染的隐球菌血行播散至皮肤，多预示感染较重。病灶多见于头颈部，典型皮损可表现为传染性软疣样带有脐凹的皮疹，也可出现痤疮样脓疱或蜂窝组织炎等，皮损易溃烂。

4. 骨隐球菌病　正如它的发现史所述，骨隐球菌病并不少见，约占 5% 的隐球菌病患者，它好发于颅骨及脊柱等中轴骨，四肢关节较少累及。常引起骨髓炎，破坏性病变常呈慢性化，散在多发性分布，无骨膜增生。受累骨的肿胀及疼痛为常见症状。

5. 内脏隐球菌病　播散性隐球菌病除了累及上述较为常见的区域外，人体其他系统，包括各内脏器官也可发生感染。胃肠道、泌尿生殖道、腹膜等都多有报道发生侵袭性隐球菌病。

以上各种型的侵袭性隐球菌病中，以隐球菌性脑膜炎最为常见，且最为严重和难以治疗，这也是本书所要叙述的主要内容。

（徐晓峰）

参考文献

[1] BUSSE O. Üeber Saccharomycosis hominis [J]. Virchows Arch Pathol Anat, 1895, 140:23-46.

[2] SANFELICE F. Contributo alla morfologia e biologia dei blastomiceti che si sviluppano nei succhi di alcuni frutti [J]. Ann Ist Ig R Univ Roma, 1894, 4:463-469.

[3] VERSE M. Über einen full von general isofierter blastomycose [J]. Beim Menschen Dtsch Pathol Ges, 1914, 17:275-278.

[4] BENHAM R W. Cryptococci: Their identification by morphology and by serology [J]. J Infect Dis, 1935, 57:255-274.

[5] APPELBAUM E, SHTOKALKO S. Cryptococcus meningitis arrested with amphotericin B [J]. Ann Intern Med, 1957, 47(2):346-351.

[6] BENNETT J E, DISMUKES W E, DUMA R J, et al. A comparison of amphotericin B alone and combined with flucytosine in the treatment of cryptococcal meningitis [J]. N Engl J Med, 1979, 301(3):126-131.

[7] CHARLES M, MICHAEL S S, GRETCHEN A C, et al. Treatment of cryptococcal meningitis associated with the acquired immunodeficiency syndrome. The NIAID Mycoses Study Group and AIDS Clinical Trials Group [J]. N Engl J Med, 1997, 337(1):15-21.

[8] PFALLER M A, ZHANG J, MESSER S A, et al. In vitro activities of voriconazole, fluconazole, and itraconazole against 566 clinical isolates of Cryptococcus neoformans from the United States and Africa [J]. Antimicrob Agents Chemother, 1999, 43(1):169-171.

[9] JOHNSON L B, KAUFFMAN C A. Voriconazole: a new triazole antifungal agent [J]. Clin Infect Dis, 2003, 36(5):630-637.

[10] RAJASINGHAM R, GOVENDER N P, JORDAN A, et al. The global burden of HIV-associated cryptococcal infection in adults in 2020: a modelling analysis [J]. Lancet Infect Dis, 2022, 22(12):1748-1755.

第二章　隐球菌生物学

一、隐球菌的分类与形态

(一) 隐球菌的分类

隐球菌属最早由 Paul Grawitz 和其助理 Otto Busse 于 1894 年发现，由于真菌分类学领域不断发展更新，目前把隐球菌有性期称线黑粉菌属(*Filobasidiellla*)，属于真菌界，担子菌门(Basidiomycota)，银耳纲(Tremellomycetes)，线黑粉菌目(Filobasidiales)，线黑粉菌科(Filobasidiaceae)；无性期归属于半知菌亚门，芽生菌纲，隐球菌目，隐球菌科。隐球菌属目前分 17 个种及 8 个亚种，对人类致病的最常见的为新型隐球菌(*C.neoformans*)及格特型隐球菌(*C.gattii*)。新型隐球菌主要包括格鲁比变种(*C.neoformans* var. *grubii*)及新生变种(*C.neoformans* var. *neoformans*)。另有报道可能引起人类感染的还有罗伦隐球菌(*C.aurentii*)、浅黄隐球菌(*C.luteolus*)、白色隐球菌(*C.albidus*)、地生隐球菌(*C.terreus*)、弯曲隐球菌(*C.curvatus*)、单咽隐球菌(*C.uniguttulatus*)、阿德利隐球菌(*C.adeliensis*)等。

隐球菌的血清分型可分为 A、B、C、D 及 AD 五种血清型，新型隐球菌血清型多为 A、D、AD 型，其中格鲁比变种对应 A 型，新生变种对应为 D 型，AD 血清型比较少见。格特型隐球菌血清型为 B、C 型。

(二) 隐球菌的形态

1. 菌落形态　隐球菌属在普通的细菌和真菌培养基上均能生长，病原性隐球菌在 25℃和 37℃均可生长，而非病原性隐球菌在 37℃时不生长，但也有部分新型隐球菌菌株只能在 25℃生长。隐球菌培养 2 ～ 5 日后形成酵母样菌落，菌落呈白色至奶油色，黏稠、不透明、边缘光滑，菌落特征如图 2-1 和图 2-2 所示。1 周后菌落逐渐变为淡紫色后转成淡黄或棕黄或墨绿色，湿润黏稠，状似胶汁。

2. 镜下形态　隐球菌多为圆形或卵圆形。菌体较大，菌体直径一般多在 2 ～ 20μm，大小不一，革兰氏染色阳性，无真菌丝或假菌丝。标本直接涂片，

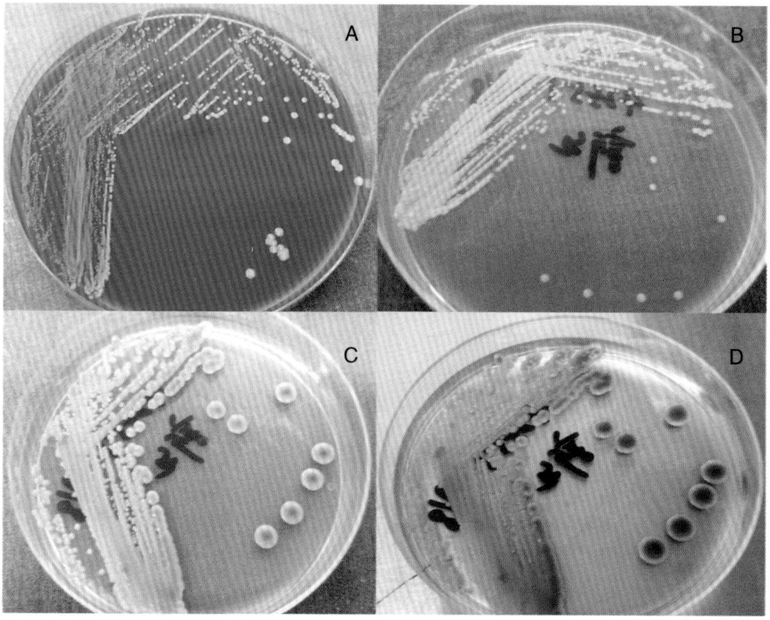

图 2-1　新型隐球菌在血平板和科玛嘉显色板上培养的菌落特征

A. 血平板，培养 3 日；B ~ D. 科玛嘉显色板，分别培养 3 日、7 日、14 日。

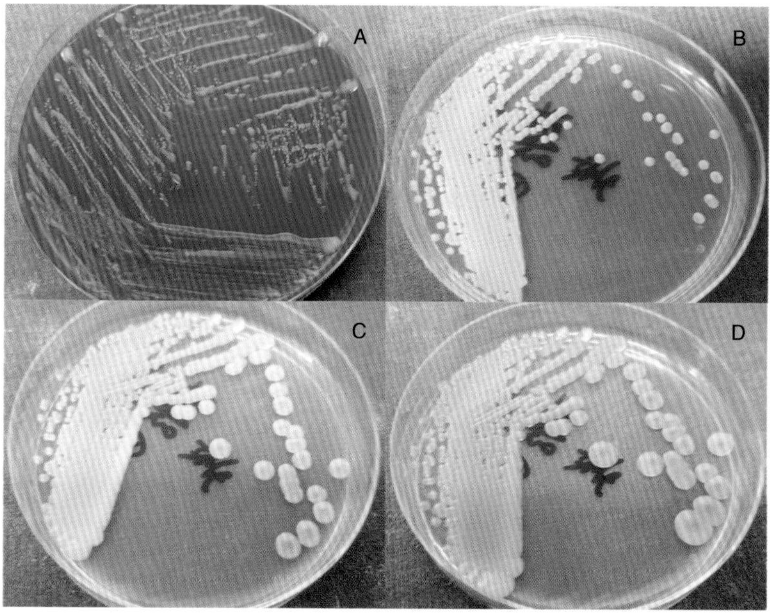

图 2-2　格特型隐球菌在血平板和科玛嘉显色板上培养的菌落特征

A. 血平板，培养 3 日；B ~ D. 科玛嘉显色板，分别培养 3 日、7 日、14 日。

革兰氏染色不易着色或着色不均，内有颗粒，菌体外面可见厚厚的不易着色的荚膜（图 2-3、图 2-4）；标本培养成单个菌落后可见荚膜变小或消失（图 2-5）。因为隐球菌含有厚厚的荚膜，临床常用墨汁染色法，墨汁染色比革兰氏染色检出率高，菌体内可见粗大圆形脂质颗粒 1 ～ 3 个，胞壁光滑完整，菌体外周可见宽大的不着色圆环（荚膜），见图 2-6。格特型隐球菌镜下形态与新型隐球菌相似，但除了圆形孢子外，还能形成梭形、椭圆形或长形孢子，菌体一般比新型隐球菌稍小，出芽生殖菌体比新型隐球菌多。荚膜厚度与新型隐球菌无明显变化，见图 2-7。隐球菌为多边芽殖繁殖，交配时可见有锁状结构连接的双核菌丝，可见无分隔，末端膨大的细长担孢子，新型隐球菌多为圆形担孢子，格特型隐球菌多为肾形担孢子。

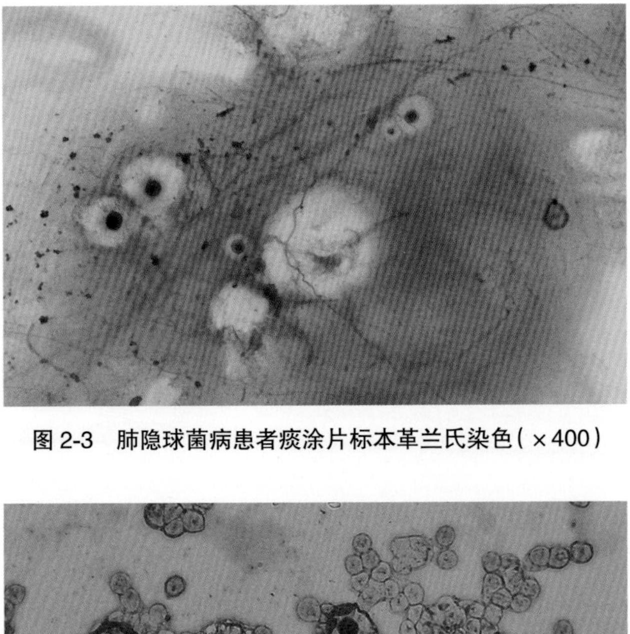

图 2-3　肺隐球菌病患者痰涂片标本革兰氏染色（×400）

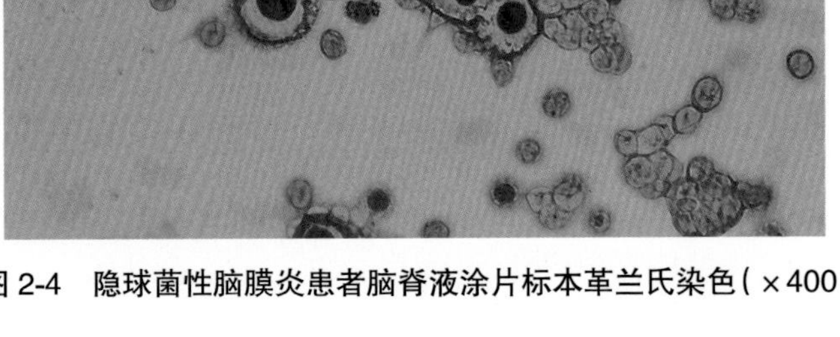

图 2-4　隐球菌性脑膜炎患者脑脊液涂片标本革兰氏染色（×400）

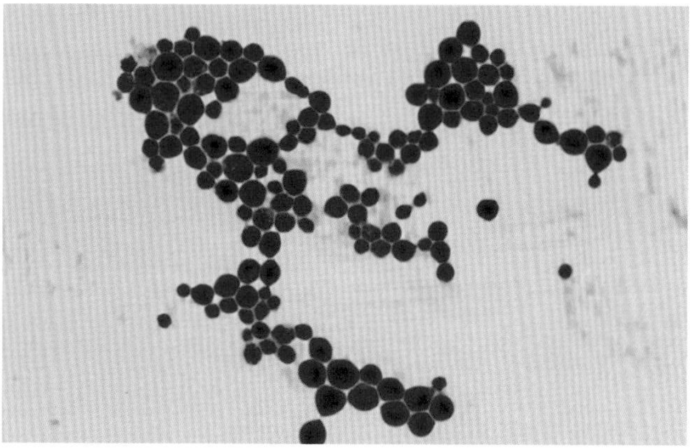

图 2-5　培养菌落直接革兰氏染色（×400）

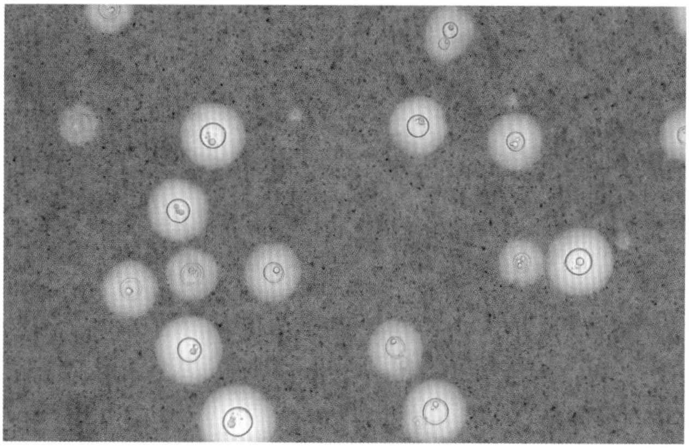

图 2-6　新型隐球菌，墨汁染色（×400）

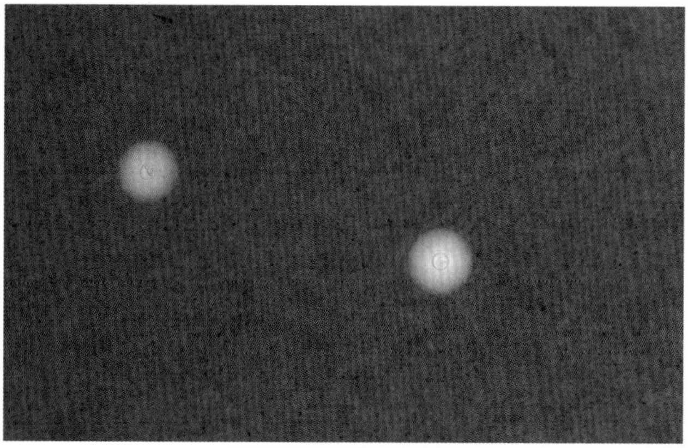

图 2-7　格特型隐球菌，墨汁染色（×400）

在未治疗或治疗早期，新型隐球菌可见菌体外有宽厚荚膜，最宽的荚膜可比菌体大 1 ～ 3 倍，有较强的折光性；治疗前或治疗效果不佳时，多见出芽现象，有时可见串状出芽（图 2-8）；有效治疗过程中出芽现象逐渐减少。

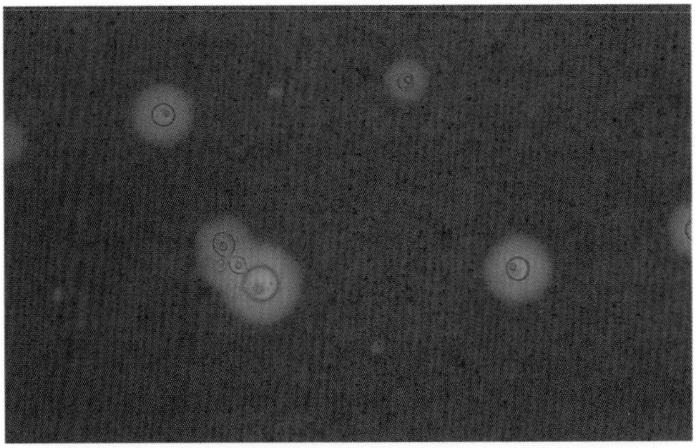

图 2-8　串状出芽的新型隐球菌，墨汁染色（×400）

二、隐球菌的实验室诊断

由于隐球菌性脑膜炎临床表现及影像学检查多无特异性，其诊断主要依赖于实验室检查。常用的实验室诊断方法包括直接镜检、真菌培养、荚膜抗原检测及分子生物学检测。

（一）直接镜检

临床最常用的是脑脊液标本，3 ～ 5ml 的脑脊液量较为理想，但实际上往往低于此量，脑脊液或其他液体标本经离心后取沉淀置于玻片上进行染色镜检。隐球菌革兰氏染色可为阳性，镜下可看到新型隐球菌为圆形或卵圆形，孢子被染成紫色，但常常染色不均。隐球菌因为有厚厚的荚膜，脑脊液标本直接镜检主要采用墨汁染色。墨汁染色简单易行，可用于快速诊断，常用印度墨汁或经过过滤的国产优质墨汁，脑脊液标本墨汁染色后镜检可见黑色的背景中有圆形或卵圆形的透明菌体，外包有一层透明的荚膜，折光性强，菌体内有一个或多个反光颗粒，为核结构。但墨汁染色首次阳性率仅为 42% ～ 86%，多次涂片可提高阳性率。对于阳性的脑脊液标本最好同时做计数检查，虽然隐球菌计数的影响因素较多，准确性受影响，但由于离心处理的条件相同，隐球菌数量变化的趋势对疗效和预后的判定仍有一定参考价值。

直接镜检法的敏感性及特异性高度可变，依赖于操作者经验及技术水平，且无法区分菌种。

（二）真菌培养

隐球菌的培养可以进一步验证镜检的结果，同时确定致病菌的菌种，并进行药敏试验，对预防和治疗具有重要的意义。临床上脑脊液标本可直接接种于真菌培养基如科玛嘉显色培养基或沙保弱培养基，或将脑脊液标本注入血培养瓶，经增菌培养后再转种于真菌培养基，培养 48 ～ 72 小时可形成不透明的白色至奶油菌落。新型隐球菌或格特型隐球菌在 25℃或 37℃均能生长，可根据在不同培养基上的菌落生长特性或生化反应特点进行鉴定，也可挑取单个菌落进行微生物质谱鉴定，可区分具体菌种。培养出的隐球菌可进行体外药敏试验，为临床治疗提供依据。

培养法耗时较长，腰椎穿刺操作不当易使脑脊液标本受污染，经增菌培养后易培养出皮肤定植菌；而且真菌体外培养易受抗真菌药物的影响，在临床抗菌治疗过程中，常出现隐球菌墨汁染色阳性而培养阴性的情况，故提倡临床医生在抗真菌药物使用前送检。

（三）免疫学检查

免疫学检查主要是检测脑脊液中的隐球菌荚膜多糖抗原，其方法主要有乳胶凝集试验（latex agglutination test，LAT）、酶联免疫吸附分析（enzyme immunoassays，EIA）及侧流免疫层析法（lateral flow immunoassay，LFA）。

1. 乳胶凝集试验（LAT） LAT 是以高效价的抗隐球菌荚膜多糖抗体吸附于标准大小的乳胶颗粒上，检测血清或脑脊液中隐球菌荚膜多糖抗原的一种方法。当抗隐球菌抗体与血清或脑脊液中的隐球菌荚膜多糖抗原发生免疫反应，可以形成肉眼可见的白色沉淀。但需要注意的是，类风湿因子阳性者、HIV 感染者、结核性脑膜炎和系统性红斑狼疮患者以及毛孢子菌感染者可能出现假阳性。

2. 酶联免疫吸附分析（EIA） EIA 是将已知特异性抗体与待测样本中的隐球菌抗原相结合，再加入酶标特异性抗体结合，最后加入适当的基质使酶分解，根据酶分解后出现的颜色计算检测样本中的抗原含量。酶联免疫分析法检测荚膜多糖抗原与类风湿因子或者血清巨球蛋白不存在交叉反应。

3. 侧流免疫层析法（LFA） 又称“胶体金免疫层析法”，胶体金法是继乳胶凝集后建立的检测隐球菌抗原的新方法。胶体金法试剂盒常温下性状稳定，技术要求条件低，操作简单，检测时间短，结果判定简单，已经得到临床的欢迎和广泛使用。检测样本适用于血清、血浆、脑脊液、肺泡灌洗液。隐球菌胶体金法具有很低的检测限,可达 1.0 ～ 1.5ng/ml。隐球菌荚膜多糖抗原滴度的高低提示疾病的严重程度,血清及脑脊液隐球菌多糖抗原的基线滴度有助于判断隐球菌性脑膜炎的预后,也与患者体内的隐球菌载量有关,但血清中抗原滴度变化与隐球菌感染的预后并无明显关联。隐球菌感染患者经有效的抗真菌治疗后,随着真菌涂片及培养转阴、各类生化指标及临床症状的改善,抗原滴度也呈下降趋势;在抗真菌治疗过程中,脑脊液抗原滴度升高提示微生物学复发或病情加重。需要注意的是,隐球菌抗原检测假阳性可能与毛孢子菌、黏滑口腔球菌等产生交叉反应相关;假阴性考虑与隐球菌菌株荚膜小或无荚膜、载菌量低有关,或者由于抗原过量导致的“后带现象”。

(四)分子生物学检查

分子生物学方法在菌种鉴定、分型、分子流行病学方面具有较大优势。但其对检测设备及技术人员要求较高,目前未常规开展。

1. 聚合酶链反应(polymerase chain reaction,PCR) PCR 在近年来已成为一种较成熟、敏感的病原学快速诊断方法。以隐球菌全基因序列选择高度保守序列设计引物,可高度敏感、特异地检测隐球菌。但需要根据不同隐球菌菌种设计引物,操作复杂,同时对 PCR 反应系统要求十分严格,扩增产物间的错配、各种成分比例的偏差都可产生假阳性结果。

2. 质谱分析法(mass spectrometry,MS) MS 是一种新兴的分子成像技术,原理为通过电场和磁场将带电荷的核酸、蛋白质等运动离子按质 / 荷比分离后进行检测的方法。基质辅助激光解析电离飞行时间质谱(MALDI-TOF MS)是目前应用最广泛的质谱技术之一。MALDI-TOF MS 根据细菌、真菌的特异性保守核糖体蛋白进行鉴定,可在数分钟内完成菌体成分分析。但目前其主要应用于临床标本分离培养后单菌落的检测,因分析比对软件的局限,混合菌产生的叠加图谱具有多种特征峰,使分析软件无法匹配。

3. 宏基因组二代测序技术(metagenomic next-generation sequencing,mNGS) mNGS 基本流程为从样本中提取核酸后,进行文库构建、测序反应、生物信息分析,根据数据库参考病原体序列进而确定感染病原体。研究表明,对隐球菌性脑膜炎的诊断阳性率弱于荚膜抗原检测,可能与隐球菌菌体荚膜太厚,破壁不充分有关,但其在菌种鉴定方面具有优势,有助于不同菌种感染的临床诊治管理。

三、隐球菌的流行特点

隐球菌是一种全球分布的腐生酵母菌，目前已确定的隐球菌有 60 多种，其中最常见的致病菌为新型隐球菌和格特型隐球菌。环境中的隐球菌分布广泛，尤其是在温带地区肥沃的土壤中。另外，鸟类粪便中隐球菌的分离率也较高。根据 2014 年国内学者的研究报道，从我国大陆 16 个省份的 2 194 份禽类粪便样品中共分离出 283 株隐球菌，分离率约 12.9%，因此禽类粪便是隐球菌常见的储存库，故可认为新型隐球菌的分布与鸟类栖息地密切相关，然而不同种属的隐球菌在地理分布上也存在显著差异。

不同血清型的隐球菌（A、B、C、D 及 AD 型）具有不同的流行特点。一般说来，新型隐球菌主要为 3 种血清型，并对应 3 种变种：血清 A 型（即新型隐球菌格鲁比变种）、D 型（新型隐球菌新生变种）和 AD 混合型（即新型隐球菌混合变种）。格特型隐球菌主要为 2 种血清型：血清 B 型和 C 型。其中最常见的致病血清型为 A 型，在全球分布广泛；其次为 D 型和 AD 混合型，在欧洲更常见。在我国，常见的新型隐球菌也以血清 A 型为主，其次为 AD 混合型，较集中地分布于亚热带地区（50%），以及热带（29%）和温带地区（13%）。另外，经度和气候也影响了新型隐球菌的分布，我国东南部地区气候温暖湿润，更适宜隐球菌生长和繁殖，而西部地区则相对不适合，且当前关于西北部地区隐球菌的生态学数据尚较少，有待于进一步研究。血清 B 型和 C 型专属于格特型隐球菌，主要流行于澳大利亚的热带、亚热带和温带地区及加拿大不列颠哥伦比亚省和美国太平洋西北部地区，主要与当地的特殊树种，如桉树、杉树等相关。另外，也有研究表明，罗望子、牛蹄豆、乌墨、铁线子等植物可能也适宜于格特型隐球菌生存。国内报道约有 7% ～ 10% 的患者感染的是格特型隐球菌。虽然我国并不是格特型隐球菌的流行地区，但国内也有成规模的桉树分布，主要分布于北纬 17° ～ 30° 地区，包括江西、广东、广西、浙江等省份，临床中发现的格特型隐球菌也主要集中在这些地方。

不同基因型的隐球菌也具有不同的流行特点。通过遗传生物学技术，新型隐球菌及格特型隐球菌可被进一步细分为 11 种基因型，即 5 种新型隐球菌（VNⅠ、VNⅡ、VNⅢ、VNⅣ和 VNB）以及 6 种格特型隐球菌（VGⅠ、VGⅡ、VGⅢ、VGⅣ、VGⅣ /VGⅢc 及 VGⅤ）。其中，新型隐球菌在全球流行范围最广，以 VNⅠ型为主。另外，基于多位点微卫星标记分型技术发现，85% 以上的血清 A 型新型隐球菌基因型为 MLMT-17，而美国、非洲与欧洲以 MLMT-22 型为主，MLMT-13 常见于美国南部。环境中，格特型隐球菌的分离率仅为新型隐球菌的 1/9 ～ 1/8。研究表明，格特型隐球菌的谱系分布与地域之间存在明显相关性。其中，VGⅠ型主要分布于欧洲、亚洲和澳大利亚，VGⅡ和 VGⅢ型则以美洲分布为主，如 1999 年在北美暴发的格特型隐球菌流行则主要为 VGⅡ型，而在非洲南部更常见的谱系为 VGⅣ型。除受到气候和植物分布影响外，格特型隐球菌呈地区性分布的原因尚待进一步研究。

此外，多位点序列分型技术已被用于鉴定隐球菌基因型。基于 MLMT 技术，国内学者进一步将血清 A 型新型隐球菌分为 3 个微卫星复合物家族（microsatellite complexes，MCs），我国大部分新型隐球菌为 MC2，而 MC3、MC16、MC8 以印度、日本及其他东南亚国家多见。并且 MC2 隐球菌多见于 HIV 阴性感染患者，而 MC8 多见于 HIV 阳性感染人群。近期越南的一项研究发现，ST-5 和 ST-4 是新型隐球菌格鲁比变种的两种不同遗传谱系，即 VNⅠa-5 和 VNⅠa-4，而亚洲最常见的为 VNⅠa-5。在对其进行动物实验时，感染 VNⅠa-5 的小鼠隐球菌负荷更低、生存时间更长，但无法排除动物模型与免疫正常人群之间存在的异质性带来的影响。同时 VNⅠa-5 型隐球菌在免疫正常人群中的高分布也说明了其为适应机体更强的免疫反应而出现的进化趋势，其多见于 HIV 阴性的原因可能与特定谱系的致病潜能增加、适应性提高或宿主存在未知的免疫功能缺陷以及上述因素的联合有关，然而其流行与致病的具体机制尚需通过进一步研究明确。

四、隐球菌的抵抗力与毒力

隐球菌主要通过孢子或小荚膜菌体经人类呼吸道吸入，透过肺泡间隙进入循环系统，逃逸机体免疫识别及巨噬细胞吞噬杀伤后，再穿过血脑屏障进入中枢神经系统，引起致命的隐球菌性脑膜炎。隐球菌致病主要是由于其具有很强的毒力因子，这些毒力因子使菌体逃避机体免疫系统而在体内存活并繁殖，最后导致疾病的产生。这些毒力因子包括：荚膜、黑色素、脲酶、磷脂酶、降解酶等。

1. 荚膜（capsules） 是隐球菌的特征性结构，遮光性强，锚定在细胞壁，由高度亲水性多糖构成，主要成分是葡萄糖醛酸木糖甘露聚糖（GXM），约占荚膜的 90%，其余为半乳糖木糖甘露聚糖（GalXM）。多糖荚膜是隐球菌的重要毒力因子，不仅在抗巨噬细胞吞噬作用中起重要作用，而且具有抗巨噬细胞抑制隐球菌增殖和杀菌的作用。在细胞内存活是隐球菌致病的关键环节，在细胞内存活的隐球菌随细胞被带到全身各处，形成播散性感染。有研究报道，新型隐球菌的侵袭能力与真菌的荚膜的大小相关，荚膜越小的细胞穿越能力越强，而荚膜厚度与真菌毒力呈负相关。

2. 黑色素（melanin）　是新型隐球菌的另一重要毒力因子，主要位于菌体的细胞壁内。黑色素是一种带负电荷的高分子量疏水性物质，通过酚类或吲哚化合物氧化聚合形成，合成隐球菌黑色素的酶为漆酶。漆酶对儿茶酚胺表现出高度的底物特异性，而中枢神经系统中含有大量儿茶酚胺前体，其可能导致新型隐球菌的嗜中枢性。黑色素的毒力主要是通过清除机体产生的自由基从而保护隐球菌免受氧化损伤，降低宿主杀伤机制和免疫应答能力。黑色素可以下调 T 细胞介导的免疫应答反应，高表达黑色素的隐球菌菌株可抑制体内外 TNF-α 产生和淋巴增殖，因此黑色素合成与真菌的免疫逃避有关。

3. 胞外酶　胞外酶的分泌对于隐球菌的毒力至关重要，细胞外的水解酶对于隐球菌从周围环境中获得必需的营养是必要的。因此，这种真菌将产生大量的酶用于降解蛋白质、脂质、糖类，同时将核酸分解成更小的亚基或次生代谢物，从而供真菌细胞内化。其中一些酶是真菌毒力所必需的，可以调节组织侵袭、组织定位或调节免疫反应。

脲酶是被证明促进隐球菌侵入中枢系统的第一个毒力因子，促进真菌细胞从肺部到中枢神经系统的传播，协助穿过血脑屏障。脲酶催化尿素水解为氨和氨基甲酸盐，可以使血清氨离子水平升高，导致隐球菌对血管内皮细胞的黏附率增加，影响脑血管内皮细胞与星形胶质细胞的连接，破坏血脑屏障的完整性，促进隐球菌侵入脑血管内皮细胞，从而有利于隐球菌穿越血脑屏障。磷脂酶是一种磷脂修饰酶，其优选的底物为磷脂。磷脂普遍存在于细胞膜和肺泡表面，通过破坏膜性结构有利于隐球菌在体内播散。隐球菌还可以分泌超氧化物歧化酶，它能将超氧化物转化为过氧化氢和氧，从而减少细胞外环境中有害的氧负荷。新型隐球菌分泌的降解类蛋白酶是感染各个阶段宿主 - 病原体相互作用的关键介质，也是重要的毒力因了，有助于组织侵袭、定植和宿主防御反应的改变。

五、隐球菌的耐药机制

近年来，由于隐球菌治疗药物单一、药物滥用以及用药周期长，其耐药形势不容乐观。临床上耐药菌株的产生通常是多种因素共同作用的结果，常见的耐药机制如下：

1. 药物靶基因突变或过表达　在微生物进化过程中，耐药性的最常见机制之一是通过药物靶基因突变降低药物结合率以及药物功效。当合成隐球菌羊毛甾醇 14-α- 脱甲基酶的基因位点突变导致与唑类抗真菌药物结合减少或者表达过量降低药物靶点剂量关系时，有助于菌体抵抗力增加，进而产生耐药。14-α- 脱甲基酶是由 *ERG11* 编码，该基因突变可使酶活性区氨基酸和三维结构发生改变，导致酶与唑类药物结合力及黏附作用下降，使得菌株内药物不能有效抑制 14-α- 脱甲基酶的催化活性而耐药；编码酶基因的过度表达，需要更高的细胞内药物浓度来抑制该酶的活性导致菌株耐药。

2. 药物外排增加　药物外排增加使细胞内药物浓度减少，从而产生对抗真菌药物的耐药性。药物外排增加可由菌株内多药物转运蛋白上调来实现。多药物转运蛋白包括 ABC 超家族转运蛋白和 MFS 超家族转运蛋白，前者在新型隐球菌中发挥主要作用。新型隐球菌中 ABC 转运蛋白由抗真菌药物耐药基因 1（*AFR1*）编码，在耐唑类药物菌株中呈高表达，提示 *AFR1* 上调与新型隐球菌的唑类抗性密切相关。有研究发现，ABC 转运蛋白对两性霉素 B、5- 氟胞嘧啶、棘白菌素的灵敏度无明显作用。

3. 生物膜　是菌体适应外部环境、抵抗外界伤害所作出的反应，它是一种由融合的芽生孢子层、菌丝成分和细胞外多聚基质组成的二维结构。形成生物膜的能力是新型隐球菌抗性的表现，膜内菌对药物、高温、寒冷、紫外线等更具抵抗性。生物膜形成可以增加菌体对宿主免疫机制和抗药物治疗的能力，导致患者出现临床耐药并反复感染。通常，新型隐球菌可在各种组织上形成生物膜并将自身包裹，阻止或延缓抗真菌药物进入细胞内，这些组织可以是活组织，也可以是无活力组织。有研究证实，有生物膜的菌株比浮游菌株对各种抗真菌药物有不同程度的抗药性，尤其是对唑类具有完全抗药性。生物膜除了作为生物屏障防止药物进入菌体外，还可以通过限制营养的方式减缓菌体生长，从而避免因菌体活性过高被药物杀伤。

4. 基因组的可塑性　染色体重排、异染色体形成、非整倍体或二倍体形成均是基因组可塑性的体现，可以影响药物作用靶点或外排泵的表达，从而产生耐药。新型隐球菌中以非整倍体形成为主，从而促进对抗真菌药物耐药性的产生。研究发现抗真菌药物可诱发隐球菌产生类似细胞凋亡过程的细胞死亡，剔除隐球菌凋亡诱导因子（AIF）可促进染色体多倍体的形成，主要是非整倍体，从而对氟康唑产生耐药性。也有研究表明，新型隐球菌可以通过下调 AIF 表达，引起 1 号染色体复制获得非整倍体，从而适应高浓度的氟康唑。

5. 异质性耐药　异质性耐药是真菌耐药的一种特殊类型，其特征是在易感菌株的单个菌落内出现较小的亚群，其可以耐受高于菌株最低抑菌浓度（MIC）的抗菌药物浓度，甚至高度耐药，异质性耐药是微生物减少药物浓度增加的自适应机制，可以提高微生物在抗真菌药物高浓度下生存能力，然而，通过在不含药物培养基上生长，这种获得性抗性就会丧失，并且菌株恢复到其原始 MIC。新型隐球菌对唑类的异质性耐药广泛存在，这种耐药是固有的，且与菌株的毒力有关，但耐药水平与其毒力水平不一定呈正相关。隐球菌异质性耐药的出现通常与患者长期应用某种药物有关，药物长期作用导致隐球菌的染色体发生变异，从而引起其表型变化，体现在隐球菌的生长模式、形态和毒力等方面，这可能是隐球菌病在治疗过程中即使抗真菌药物没有停用，疾病也会加重或复发的原因。当药物压力作用消失，这种耐药性也会随之消失，菌株可以恢复到原来的敏感水平。有研究表明，异质性耐药主要出现在唑类单药治疗过程中，联合治疗可有效避免异质性耐药产生。

6. 真菌耐药的表观遗传机制　表观遗传学是指由 DNA 序列修饰以外的因素介导的细胞变化，这些变化不改变 DNA 序列或蛋白质编码，而是瞬间影响目标基因的表达。表观遗传修饰主要分为两种机制：基于 RNA 的和基于染色质的修饰，与隐球菌密切相关的为基于染色质修饰。染色质修饰主要有两种：结构修饰和化学修饰。结构修饰指 DNA-DNA 相互作用和染色质重塑，化学修饰指烷基化、磷酸化、泛素化等。目前已知新型隐球菌中 *HDAC* 基因参与了染色质的去乙酰化过程，它被证实是可以调节菌株毒力和适应外界压力所需的基因，一旦该基因缺失，将导致菌株毒力下降及对外界压力敏感。

7. 应激反应通路的调节　微生物具有对抗外界各种压力刺激的能力，其中抗菌药物就是重要的外界压力刺激，这种能力通过复杂的应激反应通路实现。分子伴侣蛋白——热休克蛋白 90（HSP90）能维持各种酶的稳定性，是真菌对抗真菌药物应激反应通路中必不可少的关键蛋白，它通过钙调神经磷酸酶控制应激反应，包括耐药性。有研究显示，HSP90 可以增加新型隐球菌对唑类和棘白菌素的抗性，抑制其表达能有效降低新型隐球菌的耐药性。

（梁盼盼　梁家隐）

参考文献

[1] 卢洪洲，钱雪琴，徐和平．医学真菌检验与图谱 [M]. 上海：上海科学技术出版社，2018：72-78.

[2] 廖万清，温海．临床隐球菌病学 [M]. 北京：人民卫生出版社，2013：38-42.

[3] 邢小微，张家堂．隐球菌性脑膜炎的诊断进展 [J]. 中国真菌学杂志，2020，15(6): 378-380.

[4] 戴璐，丁烨，俞娟．新生隐球菌研究进展 [J]. 中华医院感染学杂志，2018，28(17): 2708-2711、2715.

[5] 郑娜，张家堂．格特隐球菌病的研究进展 [J]. 解放军医学院学报，2017，38(1): 79-81.

[6] ALSPAUGH J A.Virulence mechanisms and Cryptococcus neoformans pathogenesis [J] .Fungal Genet Biol，2015，78: 55-58.

[7] ZHOU Z，ZHU C，MARGARET I P, et al. Cryptococcus neoformans molecular epidemiology and antifungal resistance of from human immunodeficiency virus-negative and human immunodeficiency virus-positive patients in Eastern China [J] .Front Microbiol，2022，13: 942940.

[8] CHEN S C-A，MEYER W，SORRELL T C. Cryptococcus gattii infections [J] .Clin Microbiol Rev，2014，27: 980-1024.

[9] ZHAO Y，LIN X.Cryptococcus neoformans: Sex，morphogenesis，and virulence [J] .Infect Genet Evol，2021，89: 104731.

第三章　隐球菌性脑膜炎的流行病学

一、性别与年龄特征

隐球菌性脑膜炎（cryptococcal meningitis，CM）是一种严重的机会性真菌感染性疾病。近年来多项研究表明，CM 男性的发病率稍高于女性，比例约为（1.5 ～ 2）∶1。早在 2000 年，美国 Peter G. Pappas 等进行了一项关于 HIV 阴性隐球菌病的研究，在 306 名 HIV 阴性的隐球菌感染患者中，CM 患者约占 51%，其中男性患者占比 59.18%。2010 年朱利平等在其研究中发现，在复旦大学附属华山医院 1997—2007 年收治的 154 例 HIV 阴性 CM 患者中，男性患者占 61%。笔者所在医院的回顾分析近 10 年收治的 446 例 HIV 阴性 CM 患者，其中男性患者占比 70.9%。由上可知，CM 在男性和女性中的发病率存在差异，男性 CM 的发病率高于女性，然而暂无研究探讨其具体机制，也无资料显示性别与疾病预后之间存在相关性。

同时，CM 在不同年龄人群中的发病率也存在差异，以中年期发病为主。对近年来相关研究的流行病学资料进行综合分析时发现，在 Peter G.Pappas 等的研究中，HIV 阴性隐球菌感染发病的中位年龄为 55 岁，发病年龄范围为 1 ～ 84 岁；在朱利平等的研究中，CM 高发的年龄段集中于 39 ～ 59 岁，占比 67.5%；在笔者所在医院近 10 年收治的 HIV 阴性 CM 患者中，发病平均年龄为 46.11 岁 ± 14.91 岁，年龄范围为 12 ～ 79 岁。另外，已有多个研究指出，患者的发病年龄与疾病的预后之间存在显著相关性，年龄越大的患者疾病死亡率越高；且在王浩等的研究中发现，发病年龄，联合白蛋白、总三碘甲状腺素（TT3）的水平等，可作为 HIV 阴性 CM 疾病预后的预测因子。

二、患病率、发病率及死亡率

CM 是一种难治的中枢神经系统真菌感染性疾病，具有较高的发病率和死亡率，尤其是在 HIV 感染或合并其他致机体免疫力低下疾病的患者中。

2017 年 *Lancet* 发表的关于 HIV 相关 CM 全球疾病负担的研究发现，每年约有 223 100 例新增的 CM 患者，其中约 73% 集中于撒哈拉沙漠以南地区，年死亡人数约 181 100 人，是艾滋病相关死亡的第二大原因（仅次于结核），占比约 15%。然而，近年来关于 HIV 阴性 CM 的报道也越来越多，相关研究表明，CM 在 HIV 阴性人群中的疾病负担也较重，HIV 阴性的隐球菌感染约占所有隐球菌感染病例的 44% ～ 55%，其中仍以免疫抑制人群，如接受器官移植或其他免疫抑制药物治疗（如糖皮质激素、化疗、TNF-α 抑制剂）、具有潜在严重基础疾病（如器官功能衰竭、系统性红斑狼疮、恶性肿瘤、肝硬化、先天性或继发性免疫功能缺陷、血液病等）的患者多见。除此之外，尚有 20%CM 患者表现免疫功能基本正常。然而在中国，HIV 阴性 CM 所占比例更高。2012 年一项研究表明，在中国近年来（1985—2010 年）文献报道的 8 769 例隐球菌感染患者中，HIV 阴性隐球菌感染占比高达 84%，明显区别于国外的大多数研究的数据。尽管无法排除文献报道偏倚及国内特殊的传染病管理制度带来的影响，但这也提示了 HIV 阴性隐球菌感染在国内的流行趋势。

CM 的高发病率和高死亡率可能与诸多因素有关。首先，隐球菌在环境中广泛分布，尤其是在温带或热带地区，如非洲、亚洲、北美洲东南部等地区。据统计约 50% 人群曾产生过抗隐球菌相关抗体且 10% 的人群可能终生带菌，在机体免疫力低下时可能会出现隐球菌再激活并引发一系列的炎症反应，这也部分解释了隐球菌感染发生率较高的原因。另外，CM 死亡率也较高，其中约 50% 的死亡是由于治疗失败所导致的，且多发生于医疗水平相对落后地区，可能与药物供应不足、药物毒性管理不佳以及药物的特殊药理特性（如血脑屏障透过率低、易产生耐药）等因素有关。

三、流行特征

由于隐球菌在环境中广泛分布，因此常通过呼吸道吸入肺，宿主可无症状或仅表现为轻微的咳嗽咳痰、胸痛、发热或体重减轻等非特异性症状，在肺部可不遗留组织损伤或仅局限形成隐球菌瘤。隐球菌感染人体后，在机体免疫力下降等情况下可通过血行扩散，最常见且严重的肺外累及部位为中枢神经系统，以 CM 为主要表现。

世界各大洲均有 CM 的临床报道，超过 95% 的病例发生在免疫缺陷患者，如获得性免疫缺陷综合征（AIDS）、器官移植或其他免疫抑制药物治疗患者。研究表明，在部分中低收入国家，HIV 阴性 CM 多见于器官移植或合并细胞免疫缺陷的患者，但其比例仍明显低于 HIV 阳性的患者。且由于医疗卫生资源受限等原因，低收入国家的 CM 死亡率仍较高。而在部分发达国家，HIV 阴性 CM 患者占较高比例。近年来，一项关于美国 HIV 阴性隐球菌性感染的研究表明，在纳入研究的 300 名 HIV 阴性隐球菌感染患者中，曾接受激素类药物治疗的患者占 25%，24% 患者合并慢性肝、肾或肺疾病，16% 患者合并恶性肿瘤，15% 患者曾接受器官移植，而免疫功能基本正常的患者占 30%。且在发达国家与地区，HIV 阴性 CM 的院内死亡率稍高于 HIV 阳性的患者，这可能与诊断延迟有关，同时，HIV 阴性 CM 患者可能合并潜在的更复杂的机体免疫状态，这可能对患者的预后产生影响。而在部分亚洲地区，HIV 阴性感染且免疫功能基本正常的 CM 患者高达 75% ～ 80%，这可能与患者存在潜在的免疫受限状态、遗传易感性增加或特定谱系隐球菌致病性增加有关。同样地，尽管目前 CM 多以 HIV 患者为主，但我国 HIV 阴性 CM 患者高达 80% ～ 90%。笔者所在医院所收治的 HIV 阴性 CM 患者，常合并的基础疾病包括糖尿病、肝炎、风湿免疫性疾病、恶性肿瘤等。

此外，笔者对广东省 HIV 阴性 CM 的季节性特征及气象因素也进行了分析，发现 CM 的发作似乎不呈现明显的季节性波动，而与特定的气象因素密切相关。整体而言，CM 的发作与平均温度和平均相对湿度密切相关。具体而言，平均温度对 CM 发作有正向影响，而平均相对湿度则有负向影响。在雨季，只有平均风速与 CM 的发作显著相关。而在旱季，平均温度、平均相对湿度和日照时数对 CM 的发生也有显著关联。值得注意的是，地形、生态类型和土壤类型等气象因素似乎并未提供对 CM 发作的解释力。

除与机体的基础情况有关外，CM 感染的严重程度还受到不同隐球菌变种间基因型及表型的差异影响，这可能影响了隐球菌的感染性、血行扩散能力及毒力。目前国外报道的新型隐球菌感染多与 HIV 感染或免疫缺陷有关，而格特型隐球菌感染常见于免疫正常人群，且更容易出现抗生素耐药及神经功能损伤。如上所述，我国 80% ～ 90% 以上的新型隐球菌感染患者为 HIV 阴性患者，最常见的致病隐球菌基因型为 VNⅠ型；也有少量关于格特型隐球菌感染的报道，同样多见于免疫功能基本正常的人群，以 VGⅠ型为主。2018 年笔者的一项研究通过多序列位点序列分型（MLST）的方法对 63 株从 CM 患者脑脊液中分离的隐球菌进行基因鉴定，发现其中 59 株（93.6%）为新型隐球菌，基因型均为 VNⅠ；另 4 株（6.4%）为格特型隐球菌，其中 3（4.8%）株为

VGⅠ,1株(1.6%)为VGⅡ。同时,新型隐球菌与格特型隐球菌患者的临床表现也存在明显差异。笔者近期发表了一项关于HIV阴性CM患者的病原体对比研究,研究发现与新型隐球菌相比,格特型隐球菌感染的脑膜炎患者具有更少的基础疾病,局灶性神经功能缺损症状及脑实质受累的发生率更低,尽管具有更高的颅内压水平且肺隐球菌瘤更常见,但患者脑脊液中隐球菌清除速度更快、出现的并发症更少,疾病预后更佳。

四、遗传易感性

既往研究认为,CM多发生在免疫缺陷人群中,然而近年来,基于免疫功能基本正常人群的CM报道越来越多,提示隐球菌感染除了与机体自身免疫功能有关外,可能也与遗传易感性相关。近年来有研究指出,不同人群的遗传易感性与免疫信号分子如Fcγ受体(Fcγ rs)、甘露糖结合凝集素(MBL)、C型凝集素受体Decin-2、tol样受体(TLRs)和巨噬细胞集落刺激因子(M-CSF)等的多态性有关,而这些多态性部分是由于群体遗传背景的差异所导致的。

2007年,一项关于常见的Fcγ受体低亲和力相关基因[*FCGR2A*(131H/R),*FCGR3A*(158F/V)和*FCGR3B*(NA1/NA2)]的多态性与HIV阴性患者隐球菌感染风险关系的研究提出,等位基因的变异*FCGR2A*(131R/R)和*FCGR3A*(158V/V)增加了隐球菌易感性,而*FCGR3B*(NA1/NA2)基因中NA2拷贝数的增加与隐球菌易感性降低有关,这可能与变异后引起的隐球菌清除率下降和诱导异常的免疫反应相关。

Decin-2是一种C型凝集素受体,可识别真菌细胞壁和荚膜表面的甘露多糖并参与机体免疫反应。2015年复旦大学附属华山医院的一项研究选取了位于*Dectin-2*基因5′侧的单核苷酸多态性(SNP)rs11045418对464例健康对照人群和251例HIV阴性隐球菌感染患者进行基因分型,研究发现,*Dectin-2*基因的SNP(rs11045418)在免疫功能基本正常的肺隐球菌感染患者与健康对照组之间存在显著差异,而在CM患者与对照组间暂未发现这种差异,这提示我们人群对于隐球菌的易感性及受累部位的差异可能与*Dectin-2*基因的多态性有关。

Toll样受体家族与疟疾、结核、单纯疱疹病毒等感染的易感性相关,2018年朱利平等的研究首次发现,Toll样受体同样参与了HIV阴性隐球菌感染的发病机制。他们确定了8个与CM易感性相关的Toll样受体SNPs,其中6个与 CM 的易感性相关,5 个与脑脊液细胞因子浓度相关,2 个与疾病严重程度相关,唯一与 CM 易感性、疾病严重程度和脑脊液细胞因子浓度相关的 SNP 是 *TLR2* 基因上发生了同义突变的 rs3804099 SNP。然而,Toll 样受体在新型隐球菌感染中的作用、及其在感染诱导巨噬细胞反应中的作用机制仍需进一步研究。

另外,也有研究发现编码巨噬细胞集落刺激因子(M-CSF)的 *CSF1* 基因可能在调节细胞因子活性、吞噬、Toll 样受体信号传导和巨噬细胞分化等方面起作用,证实了巨噬细胞集落刺激因子参与宿主防御隐球菌感染的过程。

笔者近期的一项研究发现,人类白细胞抗原(*HLA*)基因型可能与 HIV 阴性患者对 CM 的易感性相关,其中 *HLA* 等位基因 DQB1*05:02 在隐球菌性脑膜炎患者中的阳性率为 20.75%,而在健康人群中的阳性率仅为 9.46%,差异有统计学意义,提示 DQB1*05:02 与 CM 的易感性相关,另外携带该等位基因的患者也具有更高的局灶性神经功能缺损发生率、初始 mRS 评分及 BMRC 分期评分,提示 HLA 基因型可能与疾病的严重程度之间也存在一定的相关性。

五、基础疾病

我国隐球菌感染常见于 HIV 阴性患者,多合并严重基础疾病或其他免疫功能缺陷,如接受器官移植、系统性红斑狼疮、恶性肿瘤、肝硬化或结节病、先天性或获得性免疫缺陷,且合并严重基础疾病的患者预后更差。

除上常见的基础疾病外,CM 还常见于其他特殊情况。2014 年笔者的一项研究探讨了乙型肝炎病毒(HBV)感染与 CM 之间的联系,研究发现,在 90 例 HIV 阴性 CM 患者中,合并 HBV 感染的患者占 35.6%,这些患者发病年龄更小、脑脊液隐球菌培养阳性率更高,且更易出现神经系统外症状;而非 HBV 感染患者脑脊液白细胞计数、脑脊液蛋白含量更高,更易出现视力损伤表现。这些差异可能是由于 HBV 感染致肝功能不全,从而引起细胞免疫受损、巨噬细胞吞噬功能障碍、抗体和免疫球蛋白浓度下降以及补体缺陷等,致隐球菌感染机体后基线隐球菌负荷更高且更易突破机体免疫防线并扩散至中枢神经系统。另外还发现,合并 HBV 感染的 CM 患者 HBV DNA>1 000 拷贝数 /ml 或出现脑积水时常提示预后不佳。

特发性 $CD4^{+}T$ 淋巴细胞减少性血症是一种罕见病,同时也是隐球菌感染常见的诱发因素。然而,朱利平等于 2010 年发表的关于我国 1997—2007 年

HIV 阴性 CM 的研究中发现，12.5% 隐球菌性脑膜炎患者 $CD4^+T$ 淋巴细胞计数小于 200/μl，这一比例明显高于国外的报道，提示中国人群中存在特发性 $CD4^+T$ 淋巴细胞减少的患者比例明显较高，因而诱发隐球菌感染的风险可能更大。

近年，新型免疫抑制剂的不断出现，为免疫性疾病患者带来福音，但另一方面潜在的机会感染风险也不容忽视。报道显示在接受新型免疫抑制治疗的患者中 CM 的发病率明显升高。芬戈莫德通过下调淋巴细胞表面的鞘氨醇 -1- 磷酸受体减少循环中的自身反应性淋巴细胞，从而减少其向中枢神经系统迁移和浸润，被批准用于 10 岁以上复发性多发性硬化的免疫修饰治疗。尽管芬戈莫德治疗期间循环中的淋巴细胞减少，但并没有研究表明其与常见的机会感染性疾病的发生之间存在关联。然而，近年来已有多个关于多发性硬化患者在服用芬戈莫德期间出现 CM 或其他部位隐球菌感染的病例报道。2021 年 Reiji Aoki 等报道了一例病程 10 年的多发性硬化患者，在接受芬戈莫德治疗 6 年后出现 CM，随后对标本库中冻存的血标本进行隐球菌抗原乳胶凝集试验，发现该患者 1 年前的标本中即可检测出隐球菌抗原。2022 年 Maurizio Del Poeta 等的研究指出，自 2006 年 1 月以来，在 299 600 例曾接受芬戈莫德治疗的患者中，共有 60 例患者出现了 CM，多数患者表现为轻微的头痛与意识障碍等。除此之外，也有关于其他免疫修饰药物如那他珠单抗、富马酸二甲酯在治疗期间出现 CM 的报道。因此，尽管目前上述免疫修饰药物与隐球菌感染之间的关系尚未明确，且尚无证据证明用药期间机体会出现基础免疫功能的下降，我们仍需警惕长期用药的患者出现严重的机会感染，因此需更加严密地监测此类患者的临床表现，必要时适时辅以实验室等检查以助于明确诊断。

另外，怀孕也是 CM 常见的易感因素，因为怀孕期间，母体的免疫功能部分下调以减少由父系来源的组织相容性抗原引起的胎儿排斥反应，从而增加了隐球菌感染的风险。既往研究共报道了 27 例孕妇出现 CM 的病例，其中胚胎死亡率为 14.8%，但并无初始免疫功能正常的 CM 孕妇娩出的婴儿出现垂直感染的病例。然而，当前关于孕妇出现隐球菌感染的研究仍较少，其最佳诊疗方案仍需通过进一步研究明确。

（杨露　彭福华）

参考文献

[1] RAJASINGHAM R,SMITH R M,PARK B J,et al. Global burden of disease of HIV-associated cryptococcal meningitis: an updated analysis [J]. Lancet Infect Dis,2017,17(8):873-881.

[2] WILLIAMSON P R. The relentless march of cryptococcal meningitis [J]. Lancet Infect Dis,2017,17(8):790-791.

[3] HENAO-MARTÍNEZ A F,CHASTAIN D B,FRANCO-PAREDES C. Treatment of cryptococcosis in non-HIV immunocompromised patients [J]. Curr Opin Infect Dis,2018,31(4):278-285.

[4] SU X H,LI W P,LIU J Y,et al. Comparison of features and outcomes between HIV-negative patients with Cryptococcus gattii meningitis and Cryptococcus neoformans meningitis in South China [J]. Mycoses,2022,65(9):887-896.

[5] 徐莉,黄凡华,邹碧姬,等 . 舍曲林联合两性霉素 B 抗不同基因型隐球菌的效果 [J]. 热带医学杂志,2018,18(2):156-159、163.

[6] THANH L T,TOFFALETTI D L,TENOR J L,et al. Assessing the virulence of Cryptococcus neoformans causing meningitis in HIV infected and uninfected patients in Vietnam [J]. Med Mycol,2020,58(8):1149-1161.

[7] HENAO-MARTÍNEZ A F,CHASTAIN D B,FRANCO-PAREDES C. Treatment of cryptococcosis in non-HIV immunocompromised patients [J]. Curr Opin Infect Dis,2018,31(4):278-285.

[8] KANNAMBATH S,JARVIS J N,WAKE R M,et al. Genome-wide association study identifies novel colony stimulating factor 1 locus conferring susceptibility to Cryptococcosis in human immunodeficiency virus-infected South Africans [J]. Open Forum Infect Dis,2020,7(11):ofaa489.

[9] LIU J,WEI H,LIU J Y,et al. Analysis of the association of HLA subtypes with cryptococcal meningitis in HIV-negative immunocompetent patients [J]. Future Microbiol,2022,17(15): 1231-1240.

[10] AOKI R,MORI M,SUZUKI Y I,et al. Cryptococcal meningitis in a Fingolimod-treated patient: Positive antigen test a year before onset [J]. Neurol

Clin Pract, 2021, 11(4): e549-e550.

[11] DEL POETA M, WARD B J, GREENBERG B, et al. Cryptococcal, eningitis reported with Fingolimod treatment: Case series [J]. neurol neuroimmunol neuroinflamm, 2022, 9(3): e1156.

[12] WORKEL H H, WOLFHAGEN M, BOUWHUIS J W, et al. Cryptococcal meningitis in a patient with multiple sclerosis on dimethyl fumarate treatment: A case report [J]. Mult Scler Relat Disord, 2020, 42: 102137.

[13] DAI K, FENG Z, HU T, et al. Seasonality and meteorological factors of HIV-negative cryptococcal meningitis in Guangdong Province, China [J]. Mycoses, 2023, 66(11): 1003-1011.

第四章　隐球菌性脑膜炎的发病机制与病理改变

一、隐球菌性脑膜炎的感染途径

隐球菌的主要致病菌种为新型隐球菌复合群和格特型隐球菌复合群，偶有浅白隐球菌和罗伦特隐球菌致人感染的报道。其中新型隐球菌和格特型隐球菌二者的复合群主要有 11 种基因类型（包括 VNⅠ～VNⅣ型、VNB 型、VGⅠ～VGⅣ型、VGⅣ / VGⅢc 型及 VGⅤ型）和 3 种配型（mating type，MAT，包括 MATa 型，MATα 型及 MATα&a 型）。致病性隐球菌的配型以 MATα 型为主，而根据基因型的不同，新型隐球菌复合群进一步分为格鲁比亚种、新生亚种和杂交变种。具体分型见图 4-1。

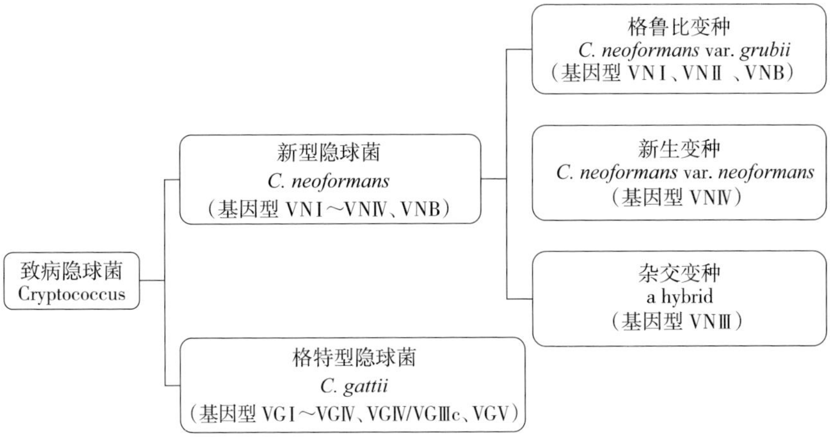

图 4-1　致病隐球菌的分型

隐球菌作为一种条件性侵袭性真菌，广泛分布于自然界，常寄居于鸟粪（鸽粪最常见）或腐烂树木中，也可存活在人体的皮肤、口腔及肠道中。通常，隐球菌主要以担孢子或干酵母的形态通过呼吸道侵入人体，在肺部形成初始感染；然后可长期在体内“休眠”潜伏；当菌体量急剧增加、菌株毒力增强或宿主免疫力低下时，大量隐球菌即可激活，再次进入血液中，经血液循环到达全身各个部位造成二次感染。其中由于新型隐球菌复合群对中枢神经系统（central nervous system，CNS）具有明显的偏嗜，因此在隐球菌造成的二次感染中，容易出现中枢神经系统受累的症状，即造成临床上最常见、最严重及最难治的 CM。

二、隐球菌性脑膜炎的免疫病理过程

隐球菌侵入人体之后，真菌感染是否发生最终取决于宿主免疫防御力和微生物毒力二者之间的博弈。隐球菌以干酵母和担孢子的形式通过人体口鼻吸入后，由气管逐级下降，最终至肺泡，每一阶段都触发了机体的免疫系统，产生了不同程度的免疫防御机制。首先位于上呼吸道上皮中的孢子和下呼吸道上皮中的孢子和包膜繁殖体，通过释放白细胞介素 -8（interleukin-8，IL-8）引起中性粒细胞的早期募集。同时，巨噬细胞和树突状细胞（dendritic cells，DCs）会吞噬气道和肺组织中的隐球菌，并诱导 M1 型巨噬细胞极化和释放细胞因子：粒细胞 - 巨噬细胞集落刺激因子（granulocyte-macrophage colony stimulating factor，GM-CSF）和单核细胞趋化蛋白 -1（monocyte chemotactic protein，MCP-1）以募集炎症细胞。接着，树突状细胞成熟并迁移到肺部的引流淋巴结以诱导适应性免疫反应的发生。在这期间，中性粒细胞和炎症细胞渗入肺组织，进一步增强机体对隐球菌的抵抗。最后，单核细胞分化成募集型 DCs 以加强 T 细胞的诱导作用和中性粒细胞脱颗粒等防御措施，消灭入侵的隐球菌。此外，1 型（Th1）或 17 型（Th 17）极化的 T 细胞则迁移重回到肺部，产生适应性免疫控制，进而遏制隐球菌的感染扩散。经过一系列复杂的免疫病理过程，最终隐球菌的首次入侵在临床上表现为不同程度的急性、亚急性或隐匿性肺部感染。实际上，大部分隐球菌细胞会在初次肺部感染中因机体强烈的免疫反应而死亡，少量残余的隐球菌细胞为了躲避宿主的免疫攻击，则会转变为“泰坦（titan）”细胞进入低代谢低活力的休眠状态，长期潜伏于人体组织中。

实际上，一旦入侵人体后，隐球菌便会主动调整自身状态以适应宿主环境的动态变化，二者之间具有复杂而多样的相互作用。在隐球菌方面，根据自身不同的基因组、基因型、包膜结构、毒力因子的产生情况（如：荚膜多糖、磷脂酶、黑色素等）及感染期间的微进化等，致使滞留于人体中的隐球菌出现不同的入侵结局。在已有的报道中，VN Ⅰ ST-5 的新型隐球菌的毒力最强，更容易造成临床患者的死亡；同样是格特型隐球菌，来自亚洲地区的 VG Ⅱ的毒力明显低于在温哥华引起暴发流行的 VGⅡb。由于隐球菌荚膜存在多个多糖抗原表位，因此相应抗体与不同抗原结合后引发的后续免疫应答有所不同。由于磷脂酶活性增高的隐球菌与肺上皮 A549 细胞的黏附增加，且这些菌株能够释放更多的乳酸脱氢酶（lactate dehydrogenase，LDH）导致细胞损伤，因此研究者推测高磷脂酶活性的隐球菌具有更强的致病力。通过体外细胞实验发现，沉积在细胞壁的隐球菌黑色素似乎能够主动捕获药物，阻止药物到达或结合其发挥药效的细胞活性位点。隐球菌由原发肺部感染扩散至其他部位时，可以通过不断重组基因，使得自身的毒力因子、碳源利用率和播散形式发生变化。研究显示，隐球菌通常在其穿透血脑屏障进入 CNS 后得到一次新的进化，并且在宿主进行抗真菌治疗时可能获取耐药基因，最终存活的隐球菌能够表现出明显的生存优势。

在人体宿主方面，大部分的器官对隐球菌均具有不同程度的易感性，其中 CNS 是新型隐球菌复合群的易感部位，因此临床上较易发生隐球菌性脑膜炎（cryptococcal meningitis，CM）；格特型隐球菌复合群则更多滞留于肺部而表现为肺隐球菌病。人体在感染隐球菌后，机体中不同免疫阶段的免疫细胞对于隐球菌的侵袭存在不同反应。在最早的先天性免疫进程中，中性粒细胞能够内化新型隐球菌而释放出效应细胞因子（IL-17A 等），再通过氧化爆发和毒性胞质脱颗粒作用可以直接杀死酵母细胞。单核来源的 DCs（monocyte-derived DCs，moDCs）具有广泛的模式识别受体（pattern recognition receptors，PRRs），能够通过 Toll 样受体（TLR2 和 TLR4）、Dectin-1 和 DC-SIGN 等有效识别真菌感染的危险信号，如隐球菌的荚膜和细胞壁成分等，还能通过 TLR9 辨别酵母细胞裂解后释放出的真菌 DNA；此外，在炎症反应期间，moDCs 在肺中产生 IL-2 和 IL-23，进而在肺组织中分别协同 Th1 和 Th17 加强免疫反应；同时，moDCs 还能够显著增强干扰素 -γ（Interferon-γ，IFN-γ）、IL-4 和 IL-2 等细胞因子的二次应答。未成熟及成熟的单核细胞均能在隐球菌入侵早期迅速吞噬酵母细胞，然而相对于成熟单核细胞，未成熟单核细胞的杀伤能力明显下降，使得部分隐球菌能够隐藏于细胞内部躲避免疫攻击，并且隐藏的隐球菌能够通过“特洛伊木马模型（Trojan horse model）”在未成熟单核细胞内不断复制繁殖；一旦机体免疫力下降，隐球菌便重新进入血液循环并最终通过血脑屏障进入 CNS。研究发现在大鼠相关隐球菌感染模型中，嗜酸性粒细胞能够吞噬酵母细胞，并上调主要组织相容性复合体（major histocompatibility complex，MHC）-Ⅰ、MHC-Ⅱ和共刺激分子，同时增加 IL-12、肿瘤坏死因子 -α（tumor necrosis factor,TNF-α)和 IFN-γ 的释放;体外实验中,当隐球菌细胞与嗜酸性粒细胞共培养时,发现二者能够诱导 $CD4^+T$ 细胞和 $CD8^+T$ 细胞增殖和促发 1 型细胞因子反应。在适应性细胞免疫中,T 细胞介导的免疫防御是对新型隐球菌感染最有效的宿主防御,而 T 细胞的减少在临床上被认为是发生 CM 的主要因素之一。$CD4^+T/CD8^+T$ 细胞分别可以通过直接细胞毒性作用或分泌细胞因子(溶粒素等)来帮助提升吞噬细胞的摄取能力或直接杀伤隐球菌等机制发挥免疫保护作用。其中,Th17 细胞的抗隐球菌作用尤为重要。它分泌的 IL-22 能够刺激上皮细胞保持屏障的完整性,产生抗菌肽以阻止隐球菌的肺外播散,增加吞噬细胞杀伤能力,招募和激活抗真菌的中性粒细胞,使隐球菌完全被消除或隐球菌肉芽肿中酵母细胞被抑制。而 B 细胞介导的体液免疫在隐球菌感染中发挥作用甚微。

综上,当隐球菌菌体量增加,毒力增强或机体免疫力减弱时,潜伏的隐球菌细胞则会重新进入血液循环,随血液流动至全身各处的靶器官,形成二次感染。其中部分隐球菌能够通过血脑屏障,进入 CNS,导致 CM 的发生。

三、隐球菌性脑膜炎的病理学改变

CM 的病理改变主要以炎症反应为主。在小鼠 CM 模型中,将小鼠大脑进行切片染色发现,在软脑膜间隙的巨噬细胞内、软脑膜毛细血管中循环的单核细胞内及构成软脑膜本身的内皮细胞内可见留有残存荚膜的酵母细胞,强调了单核细胞和内皮细胞在 CM 形成过程中的关键作用;同时免疫染色发现,随着感染时间的推移,各种脑细胞中的隐球菌多糖成分和抗原多样性在酵母细胞与酵母细胞之间不断变化。在 HIV 相关 CM 患者的颅脑中也有类似的病理结果。具体而言,在尸检中发现:HIV 相关 CM 的特征是存在大量肉眼可见的胞外生物堆积,集中于大脑的薄壁组织和软脑膜,炎症反应相对较轻;在 HIV 阴性感染的 CM 个体中,胞外生物沉积相对较少,主要局限于脑膜和大的血管周围的 Virchow-Robin 间隙;根据感染的严重程度不同,病理结果上可表现为巨噬细胞浸润、小血管炎症至肉芽肿形成等多种不同程度的炎症反应形式。进一步通过免疫组化染色可见,在 HIV 相关 CM 病例中,更多的隐球菌荚膜多糖分布于大脑各个部位,这些异常物质主要定位于巨噬细胞和小胶质细胞中。我国一项 27 例 CM 的尸检研究发现:脑实质的损害主要集中于脑表面,同时脑底可见大量浆液性液体渗出,脑膜及脉络丛明显增厚,以及脉络丛有大量肉芽肿形成等病理变化。因此，在免疫功能不同的 CM 患者中，颅脑的具体的病理表型并不完全一致。

目前临床上借助无创的颅脑磁共振成像（magnetic resonance imaging，MRI）可以直接检测到许多 CM 的病理特征，包括：扩大的 Virchow-Robin 间隙、假性囊肿、隐球菌瘤（cryptococcomas）/ 肉芽肿、皮质性梗死和腔隙性梗死等。在 HIV 阴性 CM 病例中，更多比例的患者颅内会出现较大的隐球菌占位性病变（隐球菌瘤 / 隐球菌肉芽肿），且在占位病变周围存在明显的炎症反应并伴有不同程度的脑积水。有一例病例报告显示，CM 还能导致患者出现假性蛛网膜下腔出血（pseudo-subarachnoid hemorrhage，pseudo-SAH），即 CT 结果显示沿着基底池、外侧小管 / 裂、小脑幕或皮质沟出现高密度区域，而在腰椎穿刺或尸检中没有发现 SAH。该患者为 HIV 阴性病例，在确诊 CM 1 个月后 MRI FLAIR 成像显示大脑凸面的脑沟内出现高信号，类似 SAH；同时，这些区域在 T_1 加权像上信号明显增强伴严重脑积水。而对该患者左侧额叶沟进行活检后，组织病理学检查显示：炎症反应、肉芽组织和新型隐球菌荚膜，强烈提示假性 SAH 可能是由隐球菌感染产生的炎症和肉芽组织所导致。

综上，CM 的病理表型与患者的免疫功能、病程长短及临床表现相关，组织中发现隐球菌及其荚膜是病理判定 CM 的金标准。

四、隐球菌性脑膜炎的动物模型研究

动物实验是研究人类疾病不可或缺的手段之一，因此选择合适的动物模型进行科学研究非常重要。对于隐球菌感染模型，首先必须认真排除动物本身是否为隐球菌天然携带者，然后再选择恰当的动物进行造模以满足不同的实验目的，确保实验结果的准确性。目前关于隐球菌的感染模型主要分为两大类：无脊椎动物和脊椎动物模型，其中 CM 只能使用脊椎动物进行疾病造模，包括小鼠、大鼠、豚鼠、兔子及斑马鱼等。不同动物具有不同的模型优势和实验限制，适用于不同的研究内容。

1. 小鼠模型　CM 最常用的模型是小鼠感染模型，因其遗传背景明确、免疫系统完善、操作便捷、感染方式选择多，包括：吸入感染、鼻内注射、气管内注射、腹腔内注射、脑内注射、静脉注射等。其中，菌悬液单侧滴鼻造模法能够较好地模拟人类感染途径，应用最为广泛。笔者既往使用造模方法的具体步骤如下：

（1）称重：感染前，记录每只小鼠的体重。

（2）麻醉：配制 2% 的戊巴比妥，每只小鼠腹腔注射约 0.15ml 的药物进行麻醉。

（3）感染：于小鼠的单侧鼻孔滴入振荡混匀后的接种菌液 30μl[菌液浓度调整为（1 ～ 5）× 10^7cFU/ml]，注意观察小鼠的状态。

（4）记录：感染后第 2 日起，每日同一时间对小鼠进行称重，连续进行 60 日，并做好记录；规定：体重下降至最高体重的 85%，即定义为“死亡”。直到感染后第 60 日仍未“死亡”的小鼠，以颈椎脱臼法进行处死。

由于小鼠模型能够很好地反映隐球菌初始感染的机体反应，因此它广泛用于探讨隐球菌抗原与机体初始免疫应答的相关研究。但由于小鼠对于高毒性的新型隐球菌菌株不能模拟人类产生肉芽肿反应，而是会直接死于感染，因此小鼠模型不能完全再现人类的肉芽肿反应对于隐球菌播散的控制情况，也不能有效反映隐球菌二次感染的病理免疫过程。

2. 大鼠模型　大鼠模型的优势在于它身体较大，基本能够耐受各种实验操作，除了小鼠模型常用的感染方式大鼠均适用外，还能实施包括气管内插管、支气管肺泡灌洗、连续静脉穿刺、脑脊液收集等诊疗性措施；此外，大鼠还能进行 X 线照相、计算机断层扫描（computed tomography，CT）和 MRI 等影像学检查，因此，大鼠模型一方面能够提供更多的 CM 临床特征信息，另一方面也能够更好地作为 CM 临床治疗手段的评估模型。

由于大鼠是格特型隐球菌的自然宿主，既往已有研究使用具有免疫活性的大鼠通过气管内接种格特型隐球菌成功造模，且格特型隐球菌在免疫正常人群中的感染更常见，因此大鼠模型能够成为探究格特型隐球菌作为主要病原体的疾病模型，为研究更复杂的隐球菌病因机制提供了可能。此外，大鼠模型还能模仿人类产生肺部肉芽肿。直到大鼠免疫功能受损为止，肉芽肿中都可以持续包含存活的隐球菌，因而能够更好地再现人类感染隐球菌的病理生理学过程。虽然大鼠是隐球菌感染的明确宿主，但该模型仍然具有一定的局限性，包括实验成本较为昂贵和基因敲除难度大等，因此不能用来探究宿主遗传因素与隐球菌疾病之间的关系和作用。

3. 豚鼠模型　由于豚鼠的体型较小鼠大，因此它们是更敏感的实验操作的择优之选，如静脉注射接种感染等。此外，豚鼠用于控制隐球菌感染的抗真菌药物的口服剂量与人类使用剂量相似，这为 CM 抗真菌药物的研究提供了理想的疾病模型。但对于其他研究目的，豚鼠并未展现出更佳的模型优势。

4. 兔子模型　相对于其他隐球菌研究使用的哺乳动物，兔子由于体型大、机体反应更接近人类感染隐球菌的病理生理变化，且隐球菌细胞能够直接进出其蛛网膜下腔，因此兔子模型是被用来作为研究 CM 主要的动物模型。然而，对于隐球菌病的研究来说，兔子模型原本并不是一个良好的选择，因为免疫力正常的兔子对隐球菌病原体具有天然的抵抗力；但是，如果使用皮质类固醇预处理兔子使其处于免疫抑制状态，随后再进行隐球菌接种，就能成功构建出理想的慢性 CM 模型。在 CM 发病期间，兔子模型还可以被用来测试新的抗真菌药物在局部感染部位的疗效。但是兔子模型由于存在饲养条件要求高、实验花费大等限制条件，因此并不常规应用于 CM 的体内实验。

综上，兔子模型可以帮助了解隐球菌细胞如何通过血脑屏障及在脑脊液中的具体反应，相关研究可能为开发针对 CM 的治疗新靶点提供重要策略。

5. 斑马鱼模型　斑马鱼可以进行大规模的诱变和筛选，这是它作为脊椎动物模型最为突出的特征。它的机体系统介于简单的无脊椎动物和复杂的哺乳动物之间，饲养只需相对较低的成本维持且实验内容几乎没有伦理限制，因此，斑马鱼既具有无脊椎动物模型的经济优势，同时也具有隐球菌发病机理研究所需要的脊椎动物的免疫系统特征。此外，该宿主的明显优势包括：可直接观察到隐球菌细胞在巨噬细胞中复制的实时成像，宿主突变对隐球菌的遗传适应性，以及对不同菌株的毒性评估等。但是有研究者发现在斑马鱼模型中，中性粒细胞在感染部位或感染的巨噬细胞周围没有出现聚集现象，这与中性粒细胞在人类免疫应答中的表现有所不同。到目前为止，使用斑马鱼来模拟新型隐球菌感染发表的研究成果较少，且没有一篇使用格特型隐球菌菌株作为感染来源，因此可能需要更多的实验数据来进一步明确斑马鱼和隐球菌之间的相互作用。

6. 其他模型　除以上常用的动物模型之外，近年来有研究者使用 RNA 测序技术对食蟹猴（猕猴）和小鼠在急性新型隐球菌感染期间进行了转录组分析，发现：在隐球菌感染期间，只有大约 20% 的差异表达基因在这两个宿主之间共享，研究者认为由于食蟹猴在遗传背景上与人类更为相似，因此相对于小鼠模型，食蟹猴或许可以更好地重现人类对新型隐球菌的机体反应。由于食蟹猴相关实验样本量小，而考虑到实验动物的经济成本、动物伦理、技术要求等，目前对于是否有必要将食蟹猴作为研究隐球菌感染的动物模型尚无定论。

总之，随着对 CM 的深入探究和实验技术的飞速发展，CM 的动物模型的选择和构建仍在不断更新和完善。

（徐莉　彭福华）

参考文献

[1] MEYER W, AANENSEN D M, BOEKHOUT T, et al. Consensus multi-locus sequence typing scheme for Cryptococcus neoformans and Cryptococcus gattii [J]. Med Mycol, 2009, 47(6): 561-570.

[2] PERFECT J R, DISMUKES W E, DROMER F, et al. Clinical practice guidelines for the management of cryptococcal disease: 2010 update by the infectious diseases society of America [J]. Clin Infect Dis, 2010, 50(3): 291-322.

[3] NORMILE T G, BRYAN A M, DEL POETA M. Animal models of Cryptococcus neoformans in identifying immune parameters associated with primary infection and reactivation of latent infection [J]. Front Immunol, 2020, 11: 581750.

[4] ALANIO A, VERNEL-PAUILLAC F, STURNY-LECLÈRE A, et al. Cryptococcus neoformans host adaptation: toward biological evidence of dormancy [J].mBio, 2015, 6(2): e02580-14.

[5] CHRÉTIEN F, LORTHOLARY O, KANSAU I, et al. Pathogenesis of cerebral Cryptococcus neoformans infection after fungemia [J]. J Infect Dis, 2002, 186(4): 522-530.

[6] LOYSE A, MOODLEY A, RICH P, et al. Neurological, visual, and MRI brain scan findings in 87 South African patients with HIV-associated cryptococcal meningoencephalitis [J]. J Infect, 2015, 70(6): 668-675.

[7] SABIITI W, MAY R C, PURSALL E R. Experimental models of cryptococcosis [J]. Int J Microbiol, 2012: 626745.

第五章　隐球菌性脑膜炎的临床特点

一、隐球菌性脑膜炎的临床病程及临床表现

隐球菌性脑膜炎（cryptococcal meningitis，CM）是大部分 HIV 感染者中成年脑膜炎的最常见原因。此外，也可在其他原因导致免疫功能低下的患者中发生，也可累及免疫功能正常人群，在亚洲地区有大量报道。CM 通常是亚急性感染，慢性病程，多数由吸入获得，在大部分情况下潜伏在肺的淋巴结，由于机体免疫力低下，血行播散至脑部形成 CM。在我国有更高的 HIV 阴性 CM 患者的报道，患者会有各种合并症或易感因素，如慢性肝病、肾病或肺部隐球菌病、恶性肿瘤、血液系统疾病、SLE 等自身免疫病及糖尿病等。这些易感因素对 CM 患者的预后有重要影响。例如，自身免疫病增加了隐球菌感染的可能性，而肝肾疾病限制了 CM 患者运用两性霉素 B（AmB）的剂量，血液系统疾病限制了 5- 氟胞嘧啶在抗 CM 中的作用。

在我国或其他亚洲国家人群中存在相当部分没有任何明显易感因素的 CM 患者。在我国 CM 患者中，这一比例可高达 66.9%。这种独特的现象可能归因于中国主要民族汉族人群中编码甘露糖结合凝集素（MBL）和 Fc-γ 受体 2B（*FCGR2B*）基因多态性。与免疫功能低下的患者相比，免疫功能正常的 CM 患者通常表现出更强烈的炎症反应和更严重的神经系统并发症，但真菌负荷和播散性感染较少。

CM 常见临床表现是亚急性或慢性脑膜炎的症状和体征，包括头痛、发热、恶心和呕吐、精神状态改变、颅神经麻痹（特别是展神经受损）、视物模糊、耳鸣，后期由于颅内高压，或隐球菌直接侵犯视神经和听神经而导致失明失聪。严重病例会导致患者意识障碍，癫痫发作，脑疝，昏迷甚至死亡。头痛是最常见的症状，其次是发热和颈项强直，幸存患者和死亡患者的症状没有差异。CSF 检查通常显示 CSF 压力增加，细胞计数升高、蛋白含量增高和葡萄糖含量降低。该病的临床表现和 CSF 检查结果缺乏特异性，与结核性脑膜炎的临床特征相似。因此很容易误诊、漏诊，进而导致治疗延误和死亡率高。

很多病例因临床表现缺乏特异性而经常被误诊或延误诊治。在 Chen 等人的 7 315 例统计报告中，头痛（87%）、发热（74%）、脑膜刺激征（67%）、呕吐（61%）是 CM 最常见的临床表现，而精神状态异常仅占 26%。由于缺乏特征性的 CT 或 MRI 图像，头颅影像仅可能表现为正常或脑膜增强、单个或多个结节、脑水肿或脑积水。在所有表现中，只有颈项强直在持续性 CM 患者中的发生频率高于非持续性 CM 患者。在持续性 CM 组和非持续性 CM 组中，分别只有 6.3% 和 13.3% 的患者在症状出现后不到 1 周内被诊断为 CM。且前组病程超过 1 个月的比例高于后一组，说明延误诊断及后续治疗可能与后期持续感染有关。显然，持续感染状态导致住院时间更长。持续性 CM 组约 81.3% 的患者住院时间超过 9 周，56.3% 的患者住院时间超过 16 周，而非持续性 CM 组的相应比例分别为 37.8% 和 0。

二、隐球菌性脑膜炎的持续感染与复发

定义持续感染和复发很重要，因为抗原滴度的改变、墨汁染色阳性以及细胞反应或化学反应的异常不足以诊断微生物复发，这意味着需要改变抗真菌治疗策略。大多数复发病例可归因于初始治疗（剂量和 / 或持续时间）不足或未能遵守抗真菌药物巩固或维持期的剂量和疗程。

（一）隐球菌性脑膜炎的持续感染

1. 持续感染的定义　是指在确定有效剂量的抗真菌治疗（以多烯类药物为核心）4 周后，脑脊液（cerebrospinal fluid，CSF）培养的持续阳性。这个时间点通常被认为是持续感染的起点。需要强调的是，CSF 培养至少应送检 3 ～ 5ml，且 CSF 墨汁染色阳性本身不足以确定持续感染，因为无法判断菌的活性。CSF 和血清的隐球菌抗原滴度的变化不是持续感染或确定治疗疗效的精确指标，但腰穿培养是否能发现活菌是确定诱导治疗杀真菌是否成功的评估手段。通常，实验室将真菌培养物保存 3 ～ 4 周以检测隐球菌的生长，治疗中大多数持续阳性的隐球菌感染者 CSF 培养在 2 周内为阳性。在接受两性霉素 B 联合氟胞嘧啶联合抗真菌治疗的所有 HIV 阴性感染者中，治疗 2 周 CSF 培养转阴是目标。未达到此目标的患者需要继续监测腰穿，直至 CSF 培养无菌，并且需要延长诱导治疗时间。此外，在临床治疗过程中，抗真菌治疗后 2 周脑脊液培养阴性（早期真菌清除）也作为 CM 的治疗目标。

2. 持续感染的影响因素 使用两性霉素 B 或两性霉素 B 脂质体会导致大多数隐球菌患者出现顽固性低钾血症。CM 持续感染组患者的血钾水平低于 CM 非持续感染组，且前组血清钾水平 <2.7mmol/L 的患者比例高于后组，这可能是与两性霉素 B 和两性霉素 B 脂质体的使用密切相关，严重的低钾血症可能导致宿主体内电解质平衡严重紊乱，引起心律失常或癫痫等，进而增加持续感染的出现。

有报道显示，印度尼西亚成人 CM 的 1 个月死亡率和延长随访期间的死亡与 HIV 感染密切相关，HIV 感染在一定时期内的高死亡率与反复腰穿也难以缓解的颅内高压有关。HIV 感染患者的颅内压（intracranial pressure, ICP）通常高于 400mmH_2O，即使患者接受了反复多次腰穿和鞘内注射两性霉素 B，也很难缓解。同样，一些 HIV 阴性患者也经历了类似的过程。另外，颈项强直的状态也是颅内高压和脑脊液感染严重的反映。这些患者中的大多数都是 CM 持续感染患者。在所有表现中，只有颈项强直在 CM 持续感染患者中的发生频率高于 CM 非持续感染患者。在 CM 持续感染组和 CM 非持续感染组中，分别只有 6.3% 和 13.3% 的患者在症状出现后不到 1 周内被诊断为 CM。且前组病程超过 1 个月的比例高于后一组，说明延误诊断及后续治疗可能与后期持续感染有关。显然，持续感染状态导致住院时间更长。CM 持续感染组约 81.3% 的患者住院时间超过 9 周，56.3% 的患者住院时间超过 16 周，而 CM 非持续感染组的相应比例分别为 37.8% 和 0。

与 CM 非持续感染相比，CM 持续感染患者更容易是感染 HIV 患者，更容易出现颈项强直、ICP>400mmH_2O、CSF 荚膜抗原滴度 >1∶1 024，血清 Hb 水平 <90g/L，血清钾水平 <2.7mmol/L，从最初症状出现至获得准确诊断的持续时间可能超过 1 个月。多因素分析显示，只有 HIV 感染、颈项强直、血钾 <2.7mmol/L、ICP>400mmH_2O 是 CM 持续感染的独立危险因素。除了隐球菌菌株的特征之外，这些临床特征能否有效且准确地预测 CM 持续感染，未来需要对更多病例进行回顾性和前瞻性研究来证实。虽然目前治疗 CM 持续感染仍然非常困难，但将来可以及早预测一些病例，从而得到适当的治疗并取得较好的效果。

关于早期真菌清除这一问题，在笔者最近的研究中发现，在 141 例 HIV 阴性的 CM 患者中有 28 例（19.9%）发生早期真菌清除失败。多因素分析显示未使用两性霉素 B 的治疗方案、基线 log10 隐球菌计数 /mL、基线 CSF 压力（CSF-OP）>30cmH_2O 及基线血清肌酐值与早期真菌清除失败显著相关。未接受两性霉素 B 治疗且基线 CSF-OP>30cmH_2O 的 CM 患者极大可能发生早期真菌清除失败。

3. 持续感染与耐药性　持续感染应引起对氟康唑耐药性的关注，并且药敏试验很重要。当最小抑菌浓度（MIC）≥ 16μg/ml 或在治疗过程中观察到 MIC 增加 3 倍时，应考虑对氟康唑耐药，在这种情况下应考虑替代治疗。隐球菌的 MIC 临界值基于最少的临床数据，尽管 MIC ≤ 8μg/ml 的分离株通常被认为是敏感的（S），而剂量依赖性的耐药性（S-DD）MIC，应考虑为 16 ～ 32μg/ml，耐药性（R）应设定 MIC≥64μg/ml。

产生耐药性的主要风险因素是使用低剂量氟康唑作为诱导单一疗法。两性霉素 B 的杀菌作用将这种风险降到最低，在广泛采用两性霉素 B 诱导治疗的地区，耐药性很低。例如，从氟康唑单一疗法转向两性霉素 B 作为 CM 的初始治疗，基本上消除了大多数（但不是全部）继发性氟康唑耐药的病例。

（二）隐球菌性脑膜炎的复发

1. 复发的定义　复发的定义包括两个重要特征：其一，先前的无菌部位（主要指中枢神经系统）重新发现有活力的隐球菌，这是最重要的；其二，先前疾病部位的症状和体征再次出现。当临床工作中，以上两个特征同时出现，就可以定义为复发。在 CM 患者中，随着症状的再次出现，有必要对患者进行详细的影像学和腰椎穿刺检查，以明确中枢神经系统隐球菌感染是否再次出现，并重新评估中枢神经系统以外的其他潜在感染部位，以区别是复发还是炎症反应综合征。

临床上，症状性复发和微生物复发之间存在重要区别，例如，隐球菌性脑膜炎免疫重建炎症综合征（CM-IRIS）的患者会出现症状性复发而没有微生物的复发。但 CM 复发通常意味着症状的复发，还要有微生物的复发，可以从以前无菌的 CSF 中发现活的病原体。导致微生物复发或持续感染的机制是不同的，因此确定过去的 CSF 真菌培养状态很重要。

2. 复发的原因　隐球菌感染复发有多种潜在原因，包括：初始抗真菌方案的有效性、氟康唑二级预防的依从性等。在使用活性较低的抗真菌方案（如氟康唑单药治疗）的队列中，复发率更高并且通常会降低氟康唑的敏感性。氟康唑依从性差是导致复发的另一个原因。依从性差的可能原因包括：失败的处方、配药、转诊或患者可否坚持长期的氟康唑治疗。未接受抗逆转录病毒治疗（ART）的患者由于其他原因导致免疫功能低下也可能出现复发，例如长期使用免疫抑制剂或合并肿瘤等，使用皮质类固醇治疗感染后炎症反应也可能会增加 CM 复发的风险。在一个印度队列的研究中，91 名 CM 患者中有 9 名复发病例，这 9 名患者中有 8 名在开始启动 ART 后半年出现复发，但无法确定复发的原因。在笔者的研究中发现 141 名 HIV 阴性 CM 患者中只有 2 名（1.4%）出现微生物复发，且这 2 名患者均属于早期真菌清除失败的患者 [2/28（7.1%）] 和非两性霉素 B 治疗方案组 [2/54（3.7%）]。总之，复发的主要原因取决于初始诱导治疗。对于那些接受基于两性霉素 B 杀菌方案（在微生物学上比唑类方案更有效）的患者，未接受氟康唑二级预防是复发的主要原因。而对于依从性好规范接受氟康唑诱导治疗的患者，必须考虑是否出现对氟康唑耐药的可能性。

3. 复发的管理　由于区分复发与 CM 免疫重建炎症综合征（CM-IRIS）/ CM 感染后炎症反应综合征（CM-PIIRS）依赖于 CSF 培养，因此对疑似复发病例的明确诊断通常会延迟。对于疑似复发病例，应立即重新开始诱导治疗，等待脑脊液培养。通常需要使用大剂量两性霉素 B[1mg/（kg·d）] 进行至少 7 日的再诱导治疗。氟康唑也应增加至诱导剂量（800 ～ 1 200mg/d）。在这种情况下，建议首选更高剂量的氟康唑，防止因氟康唑耐药导致治疗不及时。

然而，在开发出新的抗真菌药物之前，临床医师必须依赖目前可用的诱导疗法来治疗复发性疾病。两性霉素 B 能够快速持续地对 CM 患者的 CSF 进行杀菌表明，它是任何再诱导策略的核心。大多数指南建议，对于复发性疾病，应重新进行较长疗程（4 ～ 10 周）的诱导治疗，尽管两性霉素 B 的持续时间要经常根据患者的健康状况、毒副作用、肝肾功能，血钾水平以及医师个人偏好而变化。但医患的共同目标始终是实现 CSF 无菌化，使患者尽快治愈。因此，需要定期行腰穿检查以评估真菌清除效果。

4. 复发的鉴别　当患者出现脑膜炎的复发症状时，在鉴别诊断中同时要考虑是 CM-PIIRS 还是复发。临床上不可能仅根据症状来区分。关键的区别特征是 CSF 的微生物状态，如果 CSF 无菌那么与 CM-PIIRS 更相关，如果 CSF 培养阳性，考虑是复发。治疗方法因症状背后的病因而异。但在低真菌感染负荷期间，可能需要长达 1 ～ 2 周的时间才能获得最终的 CSF 培养结果。不过复发 / 持续性感染（治疗失败）和 CM-PIIRS 并不总是相互排斥的，正如耐药结核病会增加结核的反常反应的风险。

三、隐球菌性脑膜炎的感染相关炎症综合征

（一）感染后炎症反应综合征（PIIRS）的定义及临床表现

在 HIV 阴性 CM 患者治疗过程中，会出现反常的临床恶化，如发热、头痛、恶心、眼痛、畏光和颈项强直，甚至癫痫，容易与 CM 的复发相混淆，有时将这类患者按 CM 的复发治疗，但抗真菌治疗后患者的病情并未得到改善。患者的 CSF 压力、CSF 白细胞计数和 $CD4^{+}T$ 细胞计数均升高。这种反常的免疫反应是导致 CM 结局不良的重要原因。在骨髓移植之前使用免疫抑制药物或因血液系统恶性肿瘤而接受化疗的患者，减少免疫抑制药物以增强免疫反应通常会导致免疫重建炎症样综合征（IRIS-like）。在既往健康的个体中，HIV 阴性 CM 患者的临床恶化通常是在治疗过程中发生，不是由于抗微生物治疗失败或合并其他感染或 CM 复发，是免疫反应加剧而引起的感染后炎症反应综合征（postinfectious inflammatory response syndrome，PIIRS）。Peter R.Williamson 在 2015 年首次提出这一概念，他发现在先前健康的 HIV 阴性 CM 患者中，有一类患者的临床表现有明显的异质性，与宿主的免疫反应以及真菌种类差异有关，并将 PIIRS 定义为 CM 患者最初表现出对积极抗真菌治疗的良好反应，患者临床表现、CSF 特征和 MRI 图像均得到改善，但随后突然出现这些参数的恶化，CSF 培养持续阴性且没有其他感染迹象。

PIIRS 的临床表现形式多样，容易误诊或漏诊，研究发现头痛和发热是最常见的，其他例如视力下降、听力下降、癫痫、瘫痪、精神改变等方面与基线水平无明显差异。2021 年 Anjum 等也提出的 PIIRS 诊断标准分为主要标准和支持标准。主要诊断标准指非由其他活动性感染、肿瘤或药物引起的以下情况：精神症状和认知能力不变或下降；非屈光性的视觉缺陷；听力变化。支持标准包括：脑脊液白细胞、蛋白升高，糖降低；脑脊液炎症指标（IL-6 和可溶性 CD25 水平）升高；脑脊液中被动免疫细胞（$HLADR^{+}CD4^{+}T$ 细胞、$HLADR^{+}CD8^{+}T$ 细胞、NK 细胞及单核细胞）水平升高；在 FLAIR 上对比后头颅 MRI 的异常表现（包括但不限于软脑膜强化、脉络膜炎、室管膜炎、脑实质病变及脑积水）。

一些学者指出，在 CM 基线时较高的隐球菌负荷会增加 HIV 相关 CM 患者 IRIS 的易感性。有趣的是，笔者在 CM-PIIRS 中也得出类似结论。研究发现 CM-PIIRS 患者在基线时 CSF 隐球菌计数明显高于没有出现 PIIRS 的 CM

患者。这可能与较高的真菌负荷在 CM-PIIRS 患者会引起更强烈的炎症反应有关。

此外，一些研究表明，导致 ICP 持续升高的原因更可能是由于 IRIS 出现而不是 CM 复发或抗真菌治疗失败。笔者研究中发现 CM-PIIRS 患者比没有 PIIRS 的 CM 患者具有更高的 CSF 压力，在 CM 基线时有更多的 CM-PIIRS 患者接受了脑室腹腔分流（VPS）治疗。因此，在 PIIRS 阶段，CM-PIIRS 患者的 CSF 压力并未持续升高，这可能是由于 VPS 所致，有助于持续降低颅内压。免疫反应是 CM-PIIRS 的重要原因。两性霉素 B 会诱导表达 TLR2 和 CD14 细胞的信号转导和炎性细胞因子的释放。笔者也发现有更多的 CM-PIIRS 患者接受两性霉素 B 抗真菌治疗（P=0.033），两性霉素 B 可能是导致 CM-PIIRS 患者炎症反应过度的原因之一。

当对 PIIRS 出现前后进行比较时，笔者发现 PIIRS 发作中 CRP 和 CSF 白细胞计数明显升高，这与先前在 HIV 相关 CM-IRIS 中的报道一致。在诊断为 PIIRS 时，CM 患者更容易出现头痛和发热，mRS 评分显著增高，也说明尽管进行了有效的抗真菌治疗，但在 PIIRS 发作期间患者仍会出现临床症状的恶化。但目前对 PIIRS 的识别仍具有挑战性，由于 CM 患者治疗周期很长，治疗过程中 PIIRS 与临床的其他情况很难区别，因此在治疗过程中应密切关注患者是否出现新的临床症状或现有临床症状恶化，实验室数据的变化（包括 CSF 真菌培养或隐球菌计数）以及神经影像学的改变均有助于对 PIIRS 的判断。在所有 HIV 相关 CM-IRIS 患者中，MR 均可检测到脑膜炎或脑膜脑炎的表现。对 CM-PIIRS 患者头颅 MR 特点进行分析，也发现这些患者 T_2 FLAIR 成像显示高信号的颅内病变，其中最常见的是顶叶，其次是额叶和小脑。这些病变都是新发病灶，在非 PIIRS 患者中无类似病变出现。

（二）PIIRS 病理及免疫机制

在 CM-PIIRS 病理中，中枢神经系统组织浸润的巨噬细胞向 M2 型转化，但转化后的 M2 型巨噬细胞极化缺陷，这种反应已在 CM 动物模型及患者脑组织活检中被证实是非保护性的。PIIRS 与 CM-IRIS 具有类似的免疫反应特点，包括树突状细胞 -T 细胞突触的激活，以及 Th17 和 Th1 的细胞因子 IFN-γ 和 IL-6 升高，这种炎症过程的生物标志物是 CSF 可溶性 T 细胞活化标志物 sCD27，它与轴突损伤蛋白、神经丝轻链的释放有关；但是，不同于 CM-IRIS 的是，PIIRS 缺乏巨噬细胞的有效激活，导致巨噬细胞 -T 细胞失联，即尽管有适当的 T 细胞信号，但巨噬细胞不能被经典地激活和发挥清除感染功能，而是保持为另一种激活状态即 M2 型，使其不能有效地控制感染和清除抗原。HIV 阴性且以前健康的 CM 患者也可能会出现临床上的恶化，虽然抗真菌治疗是有效的且 CSF 培养阴性，他们具有类似的 T 细胞反应，但出现 M2 型巨噬细胞极化的缺陷以至于不能有效清除真菌，激素治疗有助于控制炎症反应。

一直以来，微生物的治疗重点是杀菌，但随着人们对免疫反应的认识，现在越来越意识到维持微生物清除和宿主免疫反应平衡的重要性，在积极清除微生物的同时，一定要关注宿主的免疫改变，不能因过度免疫而导致宿主免疫破坏，使原本改善的病情恶化。

在感染过程中可能会发生两种类型的组织损伤。第一类是由病原体本身所导致，例如病原体释放毒素，表达毒力因子而直接引起的损伤。第二类免疫反应导致的组织损伤，它是由宿主强烈的免疫反应引起，宿主机体内促炎机制和抗炎机制失衡，此时尽管病原体感染已得到控制，但临床表现仍未恶化。某些宿主抵抗机制可对宿主的机体造成破坏，如嗜中性粒细胞和巨噬细胞产生的活性氧（ROS）、蛋白酶和生长因子、胶原蛋白沉积异常和组织纤维化，可能会导致细胞破坏。

宿主的抵抗机制和宿主对疾病的耐受机制在病原体感染中以平衡及失衡机制相互作用。在某些情况下，如病毒感染，病原体本身可能有助于增强宿主的耐受能力，为了增强其自身的生存而和宿主长期共存，那么由于宿主的良好耐受性，使宿主和病原体之间建立持续性或无症状的感染状态。但随着抗微生物治疗后病原体诱导的免疫抑制恢复，宿主体内的免疫反应过强，则会导致明显的组织损伤，出现抗炎反应（Treg 和 Th2）向促炎反应（Th17 和 Th1）转化，产生不良后果，因过度的免疫反应而使病情加重，发生免疫损害导致 PIIRS。理想的免疫反应是寻找宿主抗性和耐受性之间的平衡，该平衡促进了有效的病原体清除以及可接受的免疫损伤程度。随着对 CM-PIIRS 认识的增加以及人们对病原体和宿主免疫之间关系的深入了解，PIIRS 的免疫疗法引起越来越多的关注，但仍存在很多疑问。

（三）激素在 CM-PIIRS 中的应用

在免疫治疗中，由于担心免疫抑制作用可能会导致真菌清除率降低或预后不良，因此使用类固醇治疗 CM-PIIRS 便是临床上最常见的，但仍存在争议的疗法。许多病例报告都强调，在 IRIS 或 PIIRS 中使用类固醇治疗，临床上取得了不同程度的改善，皮质类固醇治疗耐受性良好，并且在有效的抗真菌治疗中并未导致 CM 复发。如表 5-1 所示，目前使用皮质类固醇治疗 CM-PIIRS

表 5-1　不同研究中 CM-PIIRS 患者使用激素的剂量和疗程

研究者（年份）	病例数	激素的剂量和疗程	结局	研究类型
Romani 等（2021）	1	连续 6 日静脉注射 1g 甲泼尼龙，然后在 6 个月内逐渐减少皮质类固醇剂量（30mg 泼尼松口服，每日 2 次），每周减少 5mg	经过 1 年的随访，患者未出现任何神经后遗症	病例报告
Anjum 等（2020）	15	每日静脉注射甲泼尼龙 1g，持续 7 日，然后每日口服 1mg/kg 的泼尼松，持续 1 个月，然后根据临床反应和磁共振成像（MRI）脑结果，每月减少 5mg	在接受皮质类固醇后 1 周，患者的脑脊液葡萄糖、白细胞计数、蛋白质、细胞可溶性炎症标志物都有改善；随访 1 个月时，所有患者的 MoCA 和 KPS 评分均有显著改善	前瞻性观察性研究
Liu 等（2020）	23	静脉注射地塞米松（每日 10 ～ 20mg），然后口服泼尼松（每日 30 ～ 40mg），然后逐渐减少。类固醇治疗持续时间为 1 ～ 12 个月（中位数为 4 个月）	在治疗后 1 个月，接受皮质类固醇治疗的患者发热概率更低，mRS 评分改善更显著	病例对照研究
Kulkarni 等（2019）	1	口服泼尼松龙 1mg/（kg · d）	在开始使用类固醇后的 7 日内，患者头痛和神经系统功能显著改善	病例报告
Mehta 等（2017）	8	其中 4 名患者静脉注射甲泼尼龙（每日 1g）或地塞米松（每日 12 ～ 15mg），然后进行维持使用口服泼尼松（每日 20mg）进行治疗。另外 4 名患者，口服泼尼松用于诱导（每日 60 ～ 90mg）和维持治疗（每日 20mg）。皮质类固醇治疗持续时间为 1 ～ 27 个月（中位数为 8 个月）	在皮质类固醇治疗开始 1 个月后，5 名患者（63%）出现客观的神经功能改善。未发现与皮质类固醇相关的不良事件	回顾性研究

有两类常用的方法:①脉冲式甲泼尼龙(每日 1g 静脉注射,持续 5 ～ 7 日)逐渐减量。在 CM-PIIRS 激素治疗方面目前尚无指南推荐。最新的一项研究纳入美国国立卫生研究院(NIH)临床中心明确诊断为 PIIRS 的 15 名患者,患者接受每日 1g 甲泼尼龙静脉给药 7 日,然后改为 1mg/(kg·d)的泼尼松 1 个月,然后根据临床反应和 MR 情况,每月减少 5mg。定期腰穿行常规、培养、隐球菌抗原滴度、免疫表型和可溶性细胞因子分析。所有患者在接受皮质类固醇治疗 1 个月后均显示认知评估(MoCA 评分)和健康状况(KPS 评分)明显改善,并伴有 CSF 糖、WBC 计数、蛋白等指标的改善,视力和听力缺损也有所改善。颅脑 MRI 显示病灶改善,且 CSF 培养均为阴性,患者临床症状及 CSF 检查未发现 CM 复发或合并其他感染。该研究指出激素治疗与改善 CM 相关并发症相关。②较低剂量的皮质类固醇 [地塞米松 10 ～ 20mg/d 静脉注射或泼尼松龙 1mg/(kg·d)] 逐渐减量。目前在 PIIRS 患者中使用多大剂量的类固醇尚无共识。笔者团队对 CM-PIIRS 患者采用小剂量皮质类固醇的减量治疗。如笔者以前发表的研究所示,CM-PIIRS 患者治疗方案是先接受静脉地塞米松(10 ～ 20mg/d)治疗,然后改为口服泼尼松(30 ～ 40mg/d),逐渐减量,每个月复查头颅 MR 及腰穿。皮质类固醇治疗的持续时间为 1 ～ 12 个月(中位数为 4 个月)。在有效的抗真菌治疗下,使用皮质类固醇治疗后的免疫功能正常的 CM 患者中未发现 CM 复发。而且接受皮质类固醇治疗的 CM-PIIRS 患者在 1 个月后 mRS 评分、发热症状明显改善。但是,在未接受皮质类固醇治疗的 CM-PIIRS 患者中,mRS 评分未见改善。因此,皮质类固醇治疗有助于 CM-PIIRS 患者获益。此外,还有其他关于 CM-PIIRS 使用小剂量皮质类固醇缩减治疗的报道,如 Kulkarni 等人报告了一名 CM-PIIRS 患者接受口服泼尼松龙 [1mg/(kg·d)]1 周,随后在 2 个月内逐渐减量,该患者临床症状明显改善,病情稳定出院。然而在 PIIRS 患者中使用多大剂量的类固醇尚无共识,需要进一步研究以评估哪种剂量更好。

当前,诊断和治疗 CM-PIIRS 仍是 CM 治疗过程中的重点和难点。这主要是因为很难排除其他感染的可能性,如结核性脑膜炎,而且 CM-PIIRS 还未得到广泛认识,仍有很多患者被认为是合并结核感染,给予抗结核治疗,或认为是 CM 复发,加用更多的抗真菌药。此外,启动使用类固醇激素的时机、激素的使用剂量、周期等也是目前令人困惑的地方。但是,CM-PIIRS 会使患者的临床症状突然恶化,甚至危及生命,及时地识别和治疗仍然非常重要。

（四）PIIRS 的风险预测指标

如何识别和预测 PIIRS 的出现非常重要，但相关研究较少。许多回顾性研究已经描述了与 HIV 相关 CM-IRIS 发生的危险因素，包括隐球菌感染时的基线血清隐球菌抗原（CrAg）滴度，或在启动 HAART 治疗时非常低的 $CD4^{+}T$ 细胞计数或在高效抗逆转录病毒治疗（HAART）开始前有非常高的 HIV-1 RNA 载量。然而，我国的 CM 患者多数是免疫功能正常者，如何预测这部分人群发生 PIIRS 的风险是至关重要的。此外，由于 PIIRS 的临床表现与感染或 CM 复发十分相似，通常很难区别，这也常常导致 PIIRS 容易误诊或延迟诊断。因此，对 CM-PIIRS 的早期识别和治疗非常重要。

笔者的一项关于预测 HIV 阴性免疫功能正常 CM 患者发生 PIIRS 风险的研究纳入 39 个候选预测变量。候选预测变量按其在预测准确性方面的重要性进行排序，通过随机森林的变量重要性图和袋外数据 AUC（OOB-AUC）的变量选择，两种方法均获得了 4 个有用的预测变量：听力障碍、CSF 真菌计数、CSF 压力和总胆固醇，继而用随机森林构建预测模型，结果显示听力障碍和 CSF 压力均与 PIIRS 显著相关，决策树将基线患有听力障碍和高 CSF 压力（>230mmH_2O）的 CM 患者确定为 PIIRS 高风险人群。笔者进一步分析了从 CM 启动抗真菌治疗到出现 PIIRS 的时间，绘制了 Kaplan-Meier 曲线，并根据在随机森林中确定的预测因子进行分组。分析 CSF 真菌计数下降率与 PIIRS 的出现是否存在关联。单变量生存分析显示听力障碍，CSF 压力和 CSF 真菌计数对 PIIRS 发生的影响均显著（log-rank 检验，所有 $P<0.001$）。PIIRS 通常在 CM 治疗后 150 日内发生（中位数：50 日，范围：14 ～ 163 日）。在基线水平，CM-PIIRS 患者的 CSF 真菌计数明显高于未发生 PIIRS 的 CM 患者，低 CSF 真菌计数（≤ 338 个 /ml）组中的 PIIRS 比高 CSF 真菌计数（>338 个 /ml）组中发生 PIIRS 的时间提前 28.6 日（95%CI：10.2，47.1；$P=0.005$）。治疗后测得的 CSF 真菌计数以及 PIIRS 组和非 PIIRS 组的拟合线，线性回归获得的截距系数为 2.647（$P<0.001$），天数的系数为 1.042（$P<0.001$），PIIRS 状态为 –0.076（$P<0.001$），出现 PIIRS 与启动治疗后天数相互作用系数为 0.002（$P=0.941$）。说明治疗后 CSF 真菌计数的减少率与是否发生 PIIRS 事件无关。

笔者的另一项通过血清免疫学指标预测 HIV 阴性 CM 中 PIIRS 发病的研究表明，IL-6 在 PIIRS 发作时显著增加，这表明此时体内存在强大的 Th1 免疫反应，对于健康个体，PIIRS 的潜在损害通常由 Th1 激活引起，表现为原位表达的相关可溶性标志物（如 sCD27、IFN-γ 和 IL-6）升高，也就是说，PIIRS 患者的基线低水平 IL-6 可能预示 Th1 免疫反应延迟和真菌负荷高。研究同时发现基线高水平的 IL-6 与 PIIRS 的发生呈负相关，基线低水平 IL-6 是 PIIRS 发生的危险因素。然而，生存分析提示，在 PIIRS 的基线期间，不同定量标准（>7pg/ml *vs.* 0 ～ 7pg/ml）的 IL-6 没有差异。然而，并未发现 PIIRS 发作时基线 TNF-α 的显著降低。低水平的 TNF-α 代表真菌清除效率低下，并且 HIV 相关 CM 的 IRIS 风险增加。尽管 TNF-α 尚未被随机森林（RF）确定为 PIIRS 的预测因子，但笔者认为血清 TNF-α 可能对 PIIRS 发作还是具有重要的临床意义。根据主成分分析结果，TNF-α 是仅次于 IL-6 的与 PIIRS 相关的重要变量特征。在随机森林结果中归类为非预测因子的 TNF-α 可能是由于样本量的限制。因此，需要更多的研究来证实血清 TNF-α 在 CM-PIIRS 中的作用。

中性粒细胞在以前的研究中很少受到关注，它们在隐球菌病中的作用通常是有争议的。基线时中性粒细胞计数和中性粒细胞 / 淋巴细胞比率高表明 HIV 相关 CM 预后不良。动物研究表明，血液衍生的单核细胞和嗜中性粒细胞有助于新型隐球菌通过吞噬细胞依赖性途径穿过微血管内皮屏障。因此，真菌感染后外周血中的中性粒细胞可能在 CM-PIIRS 的病理生理中起重要作用。笔者的研究发现 CM-PIIRS 患者的基线外周血中性粒细胞比例（NETR）显著高于没有 PIIRS 的 CM 患者。PIIRS 事件在基线外周血 NETR 高于 70% 的 HIV 阴性 CM 患者中发生得更早，这表明基线 NETR 高的患者可能通过与中性粒细胞相关的吞噬细胞依赖性途径参与颅内真菌转运和感染早期的炎症反应。

一般来说，HIV 阴性 CM 的宿主免疫反应主要由 T 细胞介导，细胞介导的免疫反应对清除隐球菌更重要。然而，一些研究提出体液免疫对于预防隐球菌感染也发挥积极的作用。人血清中普遍存在针对隐球菌抗原的抗隐球菌 IgM 和 IgG 抗体，无论以前是否有隐球菌病或 HIV 感染史。血清中的抗隐球菌 IgM 抗体被认为主要靶向细胞壁的多糖。这些 IgM 抗体在防御隐球菌感染中起重要作用。在 CM 发病的早期阶段，笔者发现 PIIRS 患者的基线血清 IgM 水平较低。就机制而言，PIIRS 的发病与隐球菌抗原在局部组织中的持续表达有关。因此，IgM 介导补体依赖性细胞毒性和吞噬作用增强，可能可以消除隐球菌和中和隐球菌抗原，以防止 PIIRS 的发展。IgM（>2.2g/L）的 CM 患者在 98 日后不太可能发生 PIIRS，因此基线高 IgM 表明治疗期间发生 PIIRS 的风险较低。

在笔者的研究中，基线血清 D- 二聚体可作为 PIIRS 的预测因子，基线血清 D- 二聚体较高的患者可能更容易发生 PIIRS。然而 D- 二聚体对 PIIRS 的免疫学机制尚未阐明，有待进一步的深入研究。

四、HIV 阴性隐球菌性脑膜炎患者与人类白细胞抗原的相关性

病原体的持续存在会导致慢性免疫刺激或自身免疫过程的异常发展，从而导致免疫介导的神经系统并发症。这种情况可能与患者对免疫调节的遗传易感性有关，人类白细胞抗原（HLA）可能驱动感染后过程。HLA Ⅰ类和Ⅱ类分子与多种感染性疾病相关，包括结核病的易感性和耐药性，在病毒引起的感染和细菌引起的疾病中均发现了 HLA 区域的相关变异。MG Van Dam 等人在 1998 年对格特型隐球菌感染的易感性与 *HLA* 基因型之间的相关性做了研究。而笔者探索了新型隐球菌感染与 *HLA* 基因型之间的关系。

HLA 位于人类 6 号染色体的短臂（6p21.3）中，与慢性炎症相关，并影响肺结核、乙肝病毒（HBV）、甲型流感（H_1N_1）和 COVID-19 等传染性疾病的易感性。先前的研究主要集中在病毒、细菌和寄生虫感染。关于 HLA 基因型和真菌感染易感性的相关研究非常少。这主要反映了一个事实，对大多数主要的真菌病原体而言（如新型隐球菌、曲霉属、念珠菌属），多属于机会性感染，通常发生在免疫功能低下的人群，因此很少考虑到真菌感染与宿主的遗传因素有关。

笔者的一项关于确定 HIV 阴性免疫功能正常 CM 患者的 *HLA* 基因多态性与 CM 易感性之间的研究发现，在 HIV 阴性免疫功能正常的 CM 患者中等位基因 HLA-DQB1*05:02 的频率显著高于健康对照组（Pc=0.021 9），DQB1*05:02 携带者与 CM 的易感性相关（Pc=0.021 7），见表 5-2。携带 DQB1*05:02 等位基因的 CM 患者有更严重的局灶性神经功能缺损，较高的初始 mRS 评分和 BMRC 分期评分。患者的临床症状更重。这些发现表明对于携带 DQB1*05:02 等位基因的 CM 患者应给予更多的重视，可能需要启用不同的临床治疗方法。但在有 PIIRS 的 CM、无 PIIRS 的 CM 与健康对照组之间的 HLA 等位基因频率没有发现显著差异，*HLA* 等位基因可能与是否发生 PIIRS 无关。尽管仅限于小样本资料，但这项研究将有助于探索 *HLA* 基因多态性对 HIV 阴性免疫功能正常人群 CM 的易感性，以及对患者临床特征的影响。由于还存在其他遗传因素会影响对新型隐球菌的易感性。未来需要在此方面做更多研究。

表 5-2 *HLA* 等位基因与 CM 易感性之间相关性的前 20 个基因

HLA 等位基因	相关系数	*P* 值	*Pc*(BH)[a]
DQB1*05:02	0.139757974	0.001204024	0.02167242[b]
DRB1*16:02	0.126088612	0.003516755	0.072093475
B*38:02	0.123465795	0.004271866	0.052116765
A*02:03	0.121651653	0.004876898	0.050394612
DRB1*15:01	0.105272443	0.014943429	0.204226858
C*01:03	0.097789502	0.023828319	0.238283194
C*03:04	0.091480405	0.034562364	0.25921773
DPB1*02:02	0.089661734	0.038334429	0.29389729
B*39:05	0.082179308	0.057722892	0.586849406
C*07:01	0.082179308	0.057722892	0.288614462
DQA1*01:02	0.080369086	0.063474215	0.69356261
DQA1*03:03	−0.073445864	0.089974416	0.69356261
DRB1*07:01	−0.072319145	0.095027644	0.790958505
B*15:01	−0.067599903	0.118700142	0.821028057
DPA1*02:02	−0.062857431	0.146900175	0.305407101
B*40:01	0.062327526	0.150344565	0.821028057
DPA1*01:03	−0.061969911	0.152703551	0.305407101
DQB1*06:01	0.061424249	0.156356945	0.641754892
DQA1*02:01	−0.061042877	0.158949348	0.69356261
DQB1*02:02	−0.060998161	0.15925542	0.641754892

注：[a]*P* 值经过 FDR 校正；[b]*Pc*(BH)<0.05 有统计学意义，前 20 个基因按 *P* 值顺序排列。

五、IRIS 和 PIIRS 区别点

HIV 相关 CM 患者在启动抗逆转录病毒治疗后，约 10% ～ 42% 的患者出现一种现象，即尽管接受了积极的抗真菌治疗，仍显示出新的临床症状或现有的临床症状恶化，这种现象称为免疫重建炎症综合征（IRIS）。IRIS 会迅速导致神经系统功能恶化甚至死亡，有两种类型：一种为反常出现的 IRIS，即在抗逆转录病毒治疗开始后，已发生的机会性感染出现恶化，临床上以此类居多；另一种直接出现的 IRIS 则是在抗逆转录病毒治疗开始后潜伏的机会性感染暴露出来。而在本书的研究重点——HIV 阴性 CM 患者中也观察到一种类似的反常恶化，被称为感染后炎症反应综合征（PIIRS）。IRIS 和 PIIRS 两者临床症状类似，可表现为无菌性脑膜炎，头痛、头晕、癫痫、偏瘫、发热等。但二者发病机制不同，反常的 IRIS 是由于在 T 细胞缺陷的宿主出现感染时，被感染的髓样细胞被微生物产物激活，但又未完全激活使其不能充分发挥促炎效应的功能。进而随着感染的进展，大量的病原体复制，启动的巨噬细胞在宿主组织中累积，随着 ART 相关的 $CD4^{+}$T 细胞信号的恢复和以 IFN-γ 产生为特征的细胞因子反应的恢复，触发了炎症反应。进而由于稳态失衡和调节机制受损导致 CM-IRIS 的发生。IRIS 的风险预测指标包括初始隐球菌负荷高，真菌负荷高或隐球菌抗原滴度高，持续的 CSF 培养阳性，启动 ART 前 HIV RNA 病毒载量高，$CD4^{+}$ T 细胞计数低，CSF 白细胞计数低和 CSF 蛋白质低（<50mg/dl，表明初始 CSF 免疫反应较差），以及 CSF 低的 IFN-γ、TNF-α、IL-2、IL-6、IL-8 和 IL-17 水平。CM-PIIRS 与 CM-IRIS（“反常出现”类型）的对比见表 5-3。此外两者治疗策略详见第十章。

表 5-3 CM-PIIRS 与 CM-IRIS（“反常出现”类型）的对比

对比点	CM-PIIRS	CM-IRIS
起始治疗至发病的时间（CM-IRIS 在 ART 启动治疗后）	中位数：50 天，范围：14 ～ 163 天	平均 30 ～ 60 天
发生率	25.5% ～ 36%	13% ～ 30%

续表

对比点	CM-PIIRS	CM-IRIS
风险因素（CM-IRIS 在 ART 治疗前）	**在最初诊断 CM 时（基线）** 听力障碍 高颅内压（>230mmH$_2$O）	**在最初诊断 CM 时（基线）** CSF 淋巴细胞计数低 CSF 炎症反应缺失 Th2 血清细胞因子高 在 ART 治疗前更高的血清隐球菌抗原滴度
CSF 改变（与基线对比）	CSF 细胞计数增高 IL-6 和可溶性 CD25 水平及 HLADR$^+$CD4$^+$T 细胞、HLADR$^+$CD8$^+$T 细胞、NK 细胞、单核细胞增高	CSF 细胞计数增高 中性粒细胞出现 CSF 蛋白增高
相关血清 / 血浆生物标志物	NETR（%），NETC，IgM，IL-6，D- 二聚体	CRP，IFN-γ，IL-6，IL-8，GCSF，VEGF，IL-1RA，IL-2，IL-7，IL-17，D- 二聚体
处理	排除培养阳性复发 复查腰穿 糖皮质激素可能有效 沙利度胺可能有效 其他：阿达木单抗？	排除培养阳性复发 复查腰穿 糖皮质激素可能有效 沙利度胺可能有效 其他：阿达木单抗？
预后	笔者资料仅有 1 例死亡	致死率 27% ～ 36%

注：NETR，中性粒细胞比例；NETC，中性粒细胞计数；CRP，C 反应蛋白；GCSF，粒细胞集落刺激因子；VEGF，血管内皮生长因子。

六、隐球菌性脑膜炎的预后与评估

在一项美国研究中，HIV 阴性 CM 造成的死亡约占 CM 相关死亡的 1/3。HIV 阴性患者的高死亡率可能是由于诊断延误和各种合并症。我国部分研究数据显示 HIV 阴性 CM 患者 1 年内的总死亡率为 28.7%（41/143），昏迷、脑疝、初始抗真菌治疗不使用两性霉素 B、高龄（≥ 60 岁）均与总体高死亡率有关，既往免疫功能正常患者总体上比那些免疫功能低下患者年轻，但被延迟诊断的患者可能患有更严重的并发症，如脑疝、昏迷、癫痫、脑积水，需要接受更多的外科手术治疗来降低颅内高压。在 HIV 阴性个体中，改变的精神状态和真菌负荷是重要的预后因素。此外，CSF 蛋白升高、CSF 白细胞计数低、葡萄糖水平低以及潜在的血液系统恶性肿瘤或合并慢性肾脏和肝脏疾病与不良预后相关。感觉器官的改变,如失明耳聋也提示预后不良。

另一项关于国内 139 例 CM 患者的临床资料研究发现感染和未感染 HIV 的患者大多是成人,年龄为 30 ～ 50 岁,而且以男性患者为主。对于 HIV 阴性 CM 患者,免疫功能正常的患者比例更大,这表明中国人在免疫功能正常的情况下可能更容易发生 CM。最重要的是,真菌负荷高的 CM 患者比真菌负荷低的患者预后更差,这可能与颅内压升高有关。此外,高真菌负荷患者的平均颅内压高于低真菌负荷患者。这也说明为什么真菌负荷高的患者更容易出现恶心、呕吐、脑疝等症状。此外,较高的真菌负荷可能是持续感染和复发的原因。10 个酵母菌 /μl 的真菌负荷可作为临床指标来推测 CM 患者的预后。

（刘佳）

参考文献

[1] PERFECT J R,DISMUKES W E,DROMER F,et al. Clinical practice guidelines for the management of cryptococcal disease: 2010 update by the infectious diseases society of america [J]. Clin Infect Dis,2010,50(3):291-322.

[2] YAN S,CHEN L,WU W,et al. Paradoxical immune reconstitution inflammatory syndrome associated with cryptococcal meningitis in China: a 5-year retrospective cohort study [J]. Clin Microbiol Infect,2015,21(4):379 e311-e374.

[3] ESCHKE M,PIEHLER D,SCHULZE B,et al. A novel experimental model of Cryptococcus neoformans-related immune reconstitution inflammatory syndrome (IRIS) provides insights into pathogenesis [J]. Eur J Immunol,2015,45(12):3339-3350.

[4] ANJUM S,WILLIAMSON P R. Clinical aspects of immune damage in Cryptococcosis [J]. Curr Fungal Infect Rep,2019,13(3):99-108.

[5] LIU J,LI M,GAN Z Q,et al. Postinfectious inflammatory response syndrome in HIV-uninfected and nontransplant men after cryptococcal meningitis [J]. Future Microbiol,2020,15:613-621.

[6] WILLIAMSON P R,JARVIS J N,PANACKAL A A,et al. Cryptococcal meningitis: Epidemiology,immunology,diagnosis and therapy [J]. Nat Rev

Neurol, 2017, 13(1):13-24.

[7] ANJUM S, DEAN O, KOSA P, et al. Outcomes in previously healthy cryptococcal meningoencephalitis patients treated with pulse - taper corticosteroids for post-infectious inflammatory syndrome [J]. Clin Infect Dis, 2021, 73(9):e2789.

[8] ROMANI L, WILLIAMSON P R, DI CESARE S, et al. Cryptococcal meningitis and post-infectious inflammatory response syndrome in a patient with x-linked hyper IgM syndrome: A case report and review of the literature [J]. Front Immunol, 2021, 12:708837.

[9] KULKARNI A, PHILIP V J, VARGHESE G K, et al. Cryptococcal postinfectious inflammatory response syndrome in an immunocompetent host [J]. Ann Indian Acad Neurol, 2019, 22(3):322-324.

[10] LIU J, LUO C, LI M, et al. Predictors of postinfectious inflammatory response syndrome in HIV-negative immunocompetent cryptococcal meningitis [J]. J Neurol Neurosurg Psychiatry, 2020, 4:jnnp-2020-324921.

[11] WANG Y, WEI H, SHEN L, et al. Immunological predictors of post infectious inflammatory response syndrome in HIV-negative immunocompetent cryptococcal meningitis [J]. Front Immunol, 2022, 13:895456.

[12] LIU J, WEI H, LIU J, et al. Analysis of the association of HLA subtypes with cryptococcal meningitis in HIV-negative immunocompetent patients [J]. Future Microbiol, 2022, 17(15):1231-1240.

[13] ZHANG K, LI H, ZHANG L, et al. Cerebrospinal fluid microscopy as an index for predicting the prognosis of cryptococcal meningitis patients with and without HIV [J]. Future Microbiol, 2020, 15:1645-1652.

第六章　隐球菌性脑膜炎的实验室检查

一、脑脊液常规及生化检查

隐球菌性脑膜炎（cryptococcal meningitis，CM）的脑脊液常规、生化缺乏特异性。腰穿脑脊液压力常常增高，最高可达 900mmH_2O 以上，脑脊液外观无色透明，有大量隐球菌时可较黏稠；90% 以上的患者脑脊液常规白细胞计数均有增高，多在（100 ～ 500）×10^6/L，可见单核及多核细胞，免疫抑制者细胞数也可正常；脑脊液生化蛋白含量增高，通常不超过 2g/L，含量更高提示蛛网膜下腔梗阻；葡萄糖和氯化物降低，尤以糖的降低最为明显，严重者可降到零。

二、脑脊液细胞学和病原学筛查

针对 CM，脑脊液细胞学常用四种染色方法：迈 - 格 - 姬（May-Grunewald-Giemsa，MGG）染色、阿利新蓝染色、墨汁染色、PAS（periodic acid-Schiff，PAS）染色。

1. MGG 染色　MGG 染色是脑脊液细胞学常规染色法，细胞收集染色后形态保存完整，不易破坏，形象直观，分类准确，技术操作简便，易于观察，灵敏度可达 90% 以上。脑脊液经细胞玻片离心后，对所收集细胞进行 MGG 染色，早期可见成堆出现的隐球菌，菌体圆形，直径 5 ～ 20μm 不等，可于菌体上长出较小的芽孢而呈葫芦状或哑铃状，有时可见菌体周围呈针刺样辐射。菌体数量多时常成堆，成簇排列，为紫红色，无核，周边染色较深，由于菌体荚膜不着色，故大小不等的菌体间保持等距离分布（图 6-1），菌体数量少，单个散在分布时不易与小淋巴细胞区分（图 6-2），可进一步通过隐球菌菌体荚膜、淋巴细胞胞浆及胞核着色进行区分。首次检出阳性率为 84% ～ 100%。背景细胞多呈混合细胞学反应或以淋巴细胞反应为主的混合细胞学反应，少数可呈以嗜中性粒细胞反应为主的混合细胞学反应，积极治疗后，隐球菌数目减少，以单核 - 吞噬细胞反应为主，可见隐球菌吞噬细胞（图 6-3），说明治疗有效。

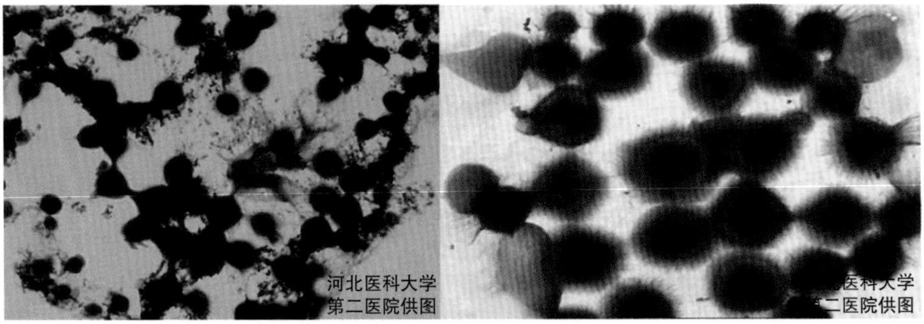

图 6-1　MGG 染色

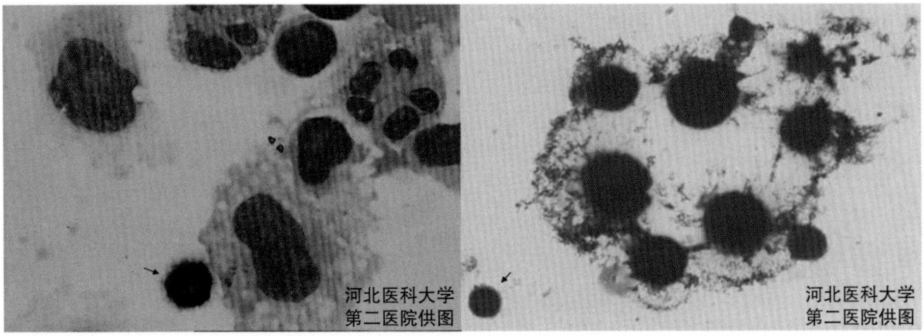

图 6-2　MGG 染色，菌体少时（见箭号）

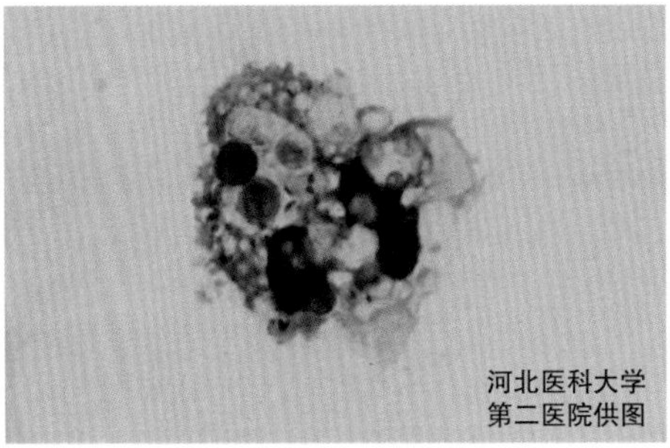

图 6-3　隐球菌吞噬细胞

具体染色方法：

（1）采用玻片离心法制成脑脊液细胞涂片，待玻片上的沉淀物自然干透后，将其置于水平位的染色架上。

（2）滴加 MGG 染色液数滴至标本完全被覆盖为止。

（3）静置 5 分钟后滴加缓冲液（染液与缓冲液的比例，冬季约为 1.5∶1，夏季约为 2∶1），用橡胶吹气球将染液与缓冲液吹匀，静置染色 10 分钟。

（4）弃去染液，用流水冲洗数秒钟。

（5）将玻片放于垂直部位，待完全干燥后拭去杂质，显微镜观察。

2. 阿利新蓝染色　这种染色对于隐球菌是特殊染色，由于隐球菌荚膜内含有大量的酸性黏多糖，可被染成深蓝色，菌体呈淡蓝色，而周围的炎性细胞不着色，因此染色对比清晰（图 6-4）。当隐球菌数目少时更容易观察，检出阳性率在 90% 以上。

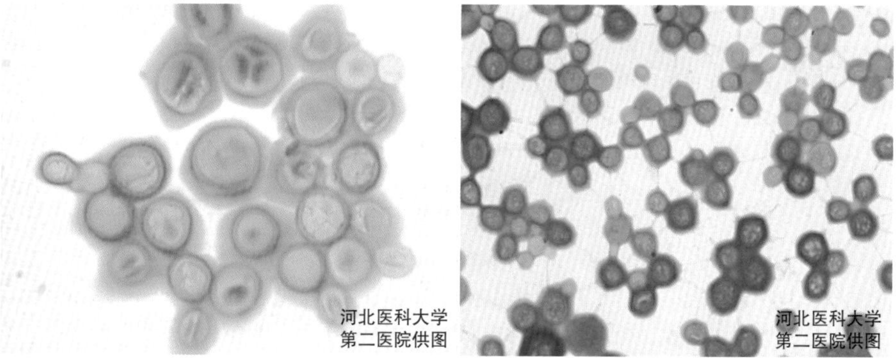

图 6-4　阿利新蓝染色

具体染色方法：采用玻片离心法制成脑脊液细胞涂片，待玻片上的沉淀物自然干透后滴加 1% 的阿利新蓝染液，染色 15 分钟，线样流水冲洗，晾干，甘油明胶封固。

3. 墨汁染色　一直被视为经典的检测隐球菌的方法，该法快速，简单易行，适合在基层医院推广应用。合并 HIV 感染的患者墨汁染色阳性率可高达 80%，HIV 阴性患者阳性率低于 HIV 阳性患者，国内文献报道墨汁染色的灵敏度为 40.00% ～ 66.67%，低于国外报道的 80.00% ～ 93.60%，这可能与 HIV 阴性患者脑脊液中隐球菌量较少有关，常需反复多次送检提高阳性检出率。光镜下可在黑色背景下发现圆形透亮的隐球菌，菌体周围可见宽大透明的荚膜，有的可见出芽菌体呈葫芦状或哑铃状，荚膜较宽（图 6-5）。

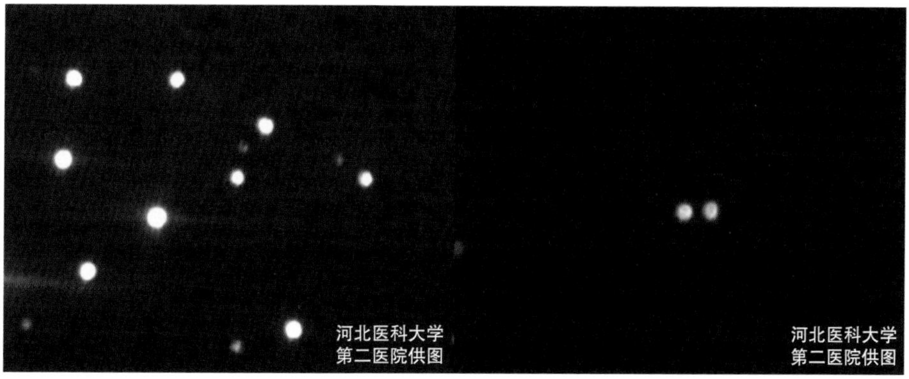

图 6-5　墨汁染色

具体染色方法:用干净的吸管取 1 滴脑脊液涂在洁净的载玻片上,然后再取 1 滴墨汁点在脑脊液上,轻轻盖上盖玻片,镜检查找隐球菌。

4. 改良墨汁染色　即用脑脊液玻片离心机制备脑脊液细胞涂片,待涂片未干燥前,立即点 1 滴墨汁镜检。该法既提高了阳性率,又避免了其他细胞的干扰,提高了诊断的准确性(图 6-6)。

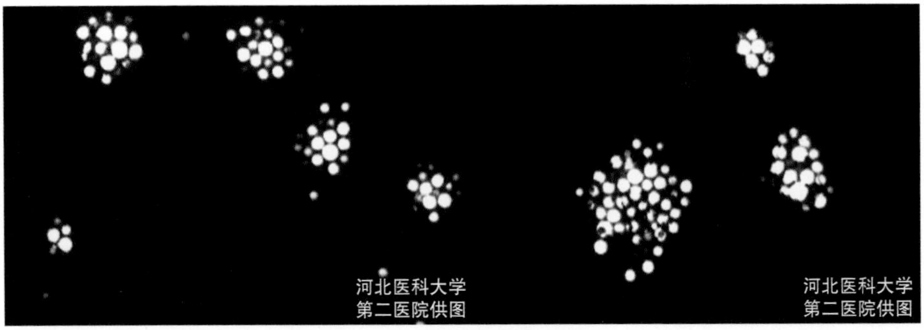

图 6-6　改良墨汁染色

5. PAS 染色　由于隐球菌菌壁含有多糖类物质,高碘酸能氧化真菌菌壁的多糖暴露出醛基,醛基与无色品红结合生成新的品红复合物,隐球菌通过新合成的品红复合物而清晰显示出鲜红色的形态和菌落,在较新鲜的标本,菌体大小不等,小的居多,易见到芽生菌,在较陈旧的标本,菌体较大,很少见芽生状态,背景由苏木素复染而显紫蓝色。

6. 脑脊液隐球菌培养　是诊断 CM 的金标准,但通常需要几日时间,培养基常规选用沙保弱葡萄糖琼脂斜面(SDA)无菌条件下接种 2 管,每管接种 0.5ml 脑脊液,分别置 25℃及 37℃培养 2 ～ 4 周。培养基中不应加放线菌酮,因其对隐球菌有抑制作用。一般未经抗真菌治疗的患者,其脑脊液中隐球菌在 37℃下 3 ～ 4 日开始生长,但经抗真菌治疗后的患者,最迟可在 3 周开始生长。少部分菌株在 37℃不生长,只能在 25℃生长,但并不代表其不具有侵袭力。隐球菌在 SDA 上 25℃及 37℃培养 2 ～ 4 周可见菌落生长,类似于细菌的菌落,湿润、透明,颜色由乳白、奶油逐渐变成橘黄色。文献报道脑脊液培养阳性率为 26.8% ～ 70.8%,HIV 阳性标本灵敏度明显高于 HIV 阴性标本,未使用抗真菌药物标本灵敏度远高于使用抗真菌药物标本,这表明抗真菌药物对脑脊液隐球菌培养的灵敏度有显著影响,因此建议临床怀疑 CM 的患者在使用抗真菌药物前进行脑脊液隐球菌培养。

7. FilmArray ME panel　是一款基于多重巢式聚合酶链反应(PCR)的

CSF 病原体检测体系，可对 200μl 脑脊液标本同时就 CNS 感染常见的 6 种细菌（大肠埃希菌、流感嗜血杆菌、单核细胞增生李斯特菌、脑膜炎奈瑟菌、无乳链球菌、肺炎球菌）和 7 种病毒（巨细胞病毒、肠道病毒、疱疹病毒 1 型、疱疹病毒 2 型、疱疹病毒 6 型、埃可病毒、水痘 - 带状疱疹病毒）以及新型隐球菌进行检测，并在 60 分钟内给出检测结果，整体灵敏度可达 94.2%，特异度可达 99.8%。文献报道，FilmArray ME panel 对 CM 的诊断灵敏度及特异度分别为 92.9% ～ 96.4% 和 99.6%，但目前认为 FilmArray ME panel 并不能取代脑脊液常规的微生物检测方法，但是可以作为诊断的重要补充实验。

8. 宏基因组二代测序技术（mNGS） mNGS 是一种很有潜力的病原体检测方法，目前已广泛应用于中枢神经系统感染性疾病的早期诊断及鉴别诊断，该技术一次性检测可以识别潜在的病因——病毒、细菌、真菌和寄生虫等。脑脊液 mNGS 技术可准确判断隐球菌感染，并在格特型隐球菌和新型隐球菌的鉴别上具有一定优势，有助于降低免疫功能正常人群 CM 的漏诊率，文献报道 mNGS 在我国 HIV 阴性 CM 患者中灵敏度达 93.5%，特异度为 96%。

三、隐球菌荚膜抗原检测

隐球菌荚膜抗原检测是临床上最常用的间接性检测实验，因其具有较高的灵敏度，目前已可作为 CM 确诊的依据。其方法有乳胶凝集试验（latex agglutination text，LA），侧流免疫层析法（lateral flow immunoassay，LFA）及酶联免疫吸附分析（enzyme immunoassay，ELISA）等。

1. 乳胶凝集试验（LA） 可以检测血清、脑脊液、胸腔积液及肺泡灌洗液等各种体液标本中的隐球菌荚膜多糖抗原，其灵敏度和特异度均高于墨汁染色和真菌培养，99% 中枢神经系统隐球菌感染者为阳性，90% 非中枢神经系统隐球菌感染者为阳性。类风湿因子阳性者、人类免疫缺陷病毒感染者、结核性脑膜炎及系统性红斑狼疮患者均可能出现假阳性反应。

2. 侧流免疫层析法（LFA） 又称“金标法”“胶体金免疫层析法”，是目前常用的方法，其可用于定性、半定量检测血清、脑脊液、中段尿中隐球菌荚膜多糖抗原，操作简单、报告快速，研究结果显示检测脑脊液标本灵敏度可达 97.4%，检测血液标本灵敏度可达 100%，检测尿液标本的灵敏度也可达 70.7% ～ 92.0%。

3. 酶联免疫吸附分析（ELISA） 可以检测血清、脑脊液等多种体液中隐球菌荚膜多糖抗原，据报道其在脑脊液中诊断 CM 灵敏度、特异度均可达 93% ～ 100%；国外也有报道显示 ELISA 检测 HIV 感染患者血清和脑脊液荚膜抗原对诊断隐球菌相关的感染性疾病有很好的灵敏度和特异度，与 LA 诊断效果类似，但由于 ELISA 法的最佳截断值不同，检出率也有所差异。

隐球菌荚膜多糖抗原阳性提示隐球菌感染，而格特型隐球菌荚膜多糖抗原灵敏度低于新型隐球菌，滴度的高低提示疾病的严重程度，未经抗真菌治疗的患者脑脊液或血清阳性滴度达 1∶4 往往提示隐球菌感染，当大于 1∶8 时提示其病情在发展或病情活动。值得注意的是，由于死亡的隐球菌菌体仍持续释放荚膜多糖抗原，而机体清除此类抗原相对较慢，即使在有效治疗数月后，患者体液多次脑脊液细胞学、培养转阴后，体液的抗原检测仍可呈阳性，因此抗原检测是否转阴不能作为隐球菌病是否治愈的指标。

（邹月丽　卜晖）

参考文献

[1] 何俊瑛，卜晖，邹月丽，等 . 临床脑脊液细胞诊断学 [M]. 石家庄：河北科学技术出版社，2018.

[2] 杨洋，曾静，画伟，等 . 中国隐球菌性脑膜炎诊疗现状 [J]. 中华传染病杂志，2019，37(11):4.

[3] 中华医学会感染病学分会 . 隐球菌性脑膜炎诊治专家共识 [J]. 中华传染病杂志，2018，36(4):193-199.

[4] GAN Z Q，LIU J，WANG Y J，et al. Performance of metagenomic next-gerneration sequencing for the diagnosis of Cryptococcal of meningitis in HIV-negative patients [J]. Front Cell Infect Microbiol，2022，15(79):1477-1488.

[5] VAN T T，KIM T H，BUTLER-WU S M. Evaluation of the Biofire FilmArray meningitis/encephalitis assay for the detection of Cryptococcus neoformans / gattii [J]. Clin Microbiol Infect，2020，26(10):1375-1379.

[6] ANTINORI S，CASALINI G，GIACOMELLI A. Cryptococcal meningitis: a review for emergency clinicians-comment [J].Intern Emerg Med，2022，17(2):599-600.

[7] 黄进宝，李红艳，兰长青，等 . 两种血清隐球菌荚膜多糖抗原检测方法在肺隐球菌病中的应用研究 [J]. 中国真菌学杂志，2019，5(14):264-269.

第七章　隐球菌性脑膜炎的影像学检查

一、头颅 CT、MRI 影像学检查

隐球菌性脑膜炎（cryptococcal meningitis，CM）是中枢神经系统（central nervous system，CNS）最常见的真菌性感染，它更易发生在合并 HIV 或其他免疫缺陷病的患者，但在 HIV 阴性的免疫功能正常患者中亦可见。CM 的影像学检查主要指头颅电子计算机断层扫描（computerised tomography，CT）和磁共振成像（magnetic resonance imaging，MRI）。

CM 的影像学表现与其病理特点密切相关。CM 有三种病理类型。第一，轻微炎症反应合并淋巴细胞和少量浆细胞浸润，可见于 70% 的 HIV 患者。第二，从脑膜感染沿着血管周围向血管周围间隙（Virchow–Robin spaces，VRS）及脑基底节邻近部位播散形成含有许多隐球菌的大量胶状假性囊肿。第三，隐球菌的脑实质受累也包括最小炎症反应和通过 VRS 连接到蛛网膜下腔或脑实质微血管在皮质或皮质下白质中大量真菌组织的聚集。所以 CM 相关的影像学可表现为脑膜强化、VRS 增宽、胶状假性囊肿、隐球菌瘤、脑积水等。HIV 阴性 CM 和 HIV 相关 CM 的 CT 和 MRI 表现具体也有不同。

（一）HIV 阴性 CM 的影像学表现

HIV 阴性 CM 患者头颅 CT 最常见表现为脑膜炎、脑积水及脑实质低密度灶。笔者所在医院的胡学强教授等报道的 101 例 CM 患者中，58 例行 CT 检查，其中 40 例（69.0%）发现异常，包括脑积水 21 例（36.2%）、脑实质低密度灶 7 例（12.1%），CT 增强见脑膜强化 15 例（25.9%）；CT 未见异常 18 例（31.0%）。该组病例中头颅 CT 和 MRI 结果阳性率分别为 69.0%（40/58）和 85.7%（6/7），且 2 例 CT 检查阴性患者行 MRI 检查均发现病灶，提示 MRI 阳性率较高。

HIV 阴性 CM 患者头颅 MRI 主要表现为脑膜强化、脑实质病变（多累及额叶、双侧基底节区及顶叶，包括 VRS 增宽、胶状假性囊肿及肉芽肿性变）、脑积水，也可见 CM 相关的脑萎缩、脑梗死（图 7-1）。在笔者报告的 126 例 HIV

阴性 CM 病例中，83 例(65.9%)患者在 3 周内初次 MRI 检查时出现 CM 相关影像学表现，其中仅有脑膜增强的有 43 例(34.%)；在脑实质病变中，VRS 增宽 22 例，累及额叶 17 例、基底节 13 例、顶叶 11 例、枕叶 4 例、中脑脑桥 4 例；脑积水 22 例(其中重度 4 例，并行引流术)；肉芽肿性变 8 例，呈 T_1WI 低信号，T_2WI 高信号，FLAIR 序列呈低或高信号，增强后可见强化；其他伴有脑水肿 2 例，形成胶状假性囊肿 2 例，伴有脊膜炎 3 例，合并有轻度脑萎缩 11 例。

中枢神经系统隐球菌感染的发病机制和影像学表现很大程度上取决于患者的免疫力，不同的免疫状态、感染部位和分期也可能导致不同的影像学表现。一项包含 19 例隐球菌性感染患者的研究显示，在免疫功能正常的患者中，软脑膜炎和脑室内囊性病变比累及脑实质病变更常见。但另一项类似的包含 18 例患者的研究显示，在免疫功能正常的患者中，脑实质受累、脑膜炎、VRS 增宽和脑室病变同样常见。此外，一项将 65 例 HIV 阴性 CM 患者分为免疫功能正常组(41 例)和有免疫基础疾病(如乙肝、高血压、糖尿病等)组(24 例)的研究发现，与免疫功能正常组相比，有免疫基础疾病的患者其病变多分布于基底节区，最常见的病变是 VRS 增宽，其他脑区(如顶叶和额叶、颞叶、枕叶、脑干和小脑)在两组中均有累及。两组患者的影像学病变均主要表现脑膜炎 / 脑炎，VRS 增宽和胶状假性囊肿，组间无明显差异。在有免疫基础疾病组的患者中，受累的脑区的数量与脑脊液细胞数量呈负相关，与脑脊液细胞压力呈正相关。

综上可见，HIV 阴性 CM 的影像学表现与病程相关，按病程和受累部位不同，CT 可表现脑膜强化、脑积水、脑实质低密度灶；MRI 可表现为脑膜强化、假性囊肿、脑实质病变、脑积水、慢性肉芽肿等。MRI 对软组织分辨能力高，早期诊断较 CT 成像更为清晰和敏感。

关于 CM 感染后炎症反应综合征(post-infectious inflammatory response syndrome，PIIRS)的影像学表现，Anjum 等提出的 PIIRS 诊断标准中就包括在 FLAIR 上对比后头颅 MRI 的异常表现(包括但不限于软脑膜强化、脉络膜炎、室管膜炎、脑实质病变及脑积水)，并建议根据增强后 T_1 和 FLAIR 图像对影像学表现进行评分：脑膜强化程度(1 分 = 轻度：单侧或双侧局灶性大脑或小脑受累；2 分 = 中度：双侧大脑或双侧小脑半球弥漫性受累；3 分 = 严重：幕下和幕上脑弥漫性受累)，异常实质强化病变的程度(与脑膜强化相同的评分)，脑积水(或脑室分流系统)1 分，经室管膜的 CSF 渗漏 1 分，基底节非强化病变 1 分，隐球菌瘤(基底节外非强化病变，伴或不伴局限性弥散)1 分，室管膜炎

1 分，脉络丛炎（如果单侧则与对侧对比出现脉络丛增大和异常强化，如果双侧则与先前或随访影像对比出现脉络丛增大和异常强化）1 分。按照以上评分规则计算每个患者的总得分，最小值为 0 分，最大值为 12 分。研究发现，诊断为 PIIRS 的患者在经过激素治疗后，其 MRI 评分可见明显降低。

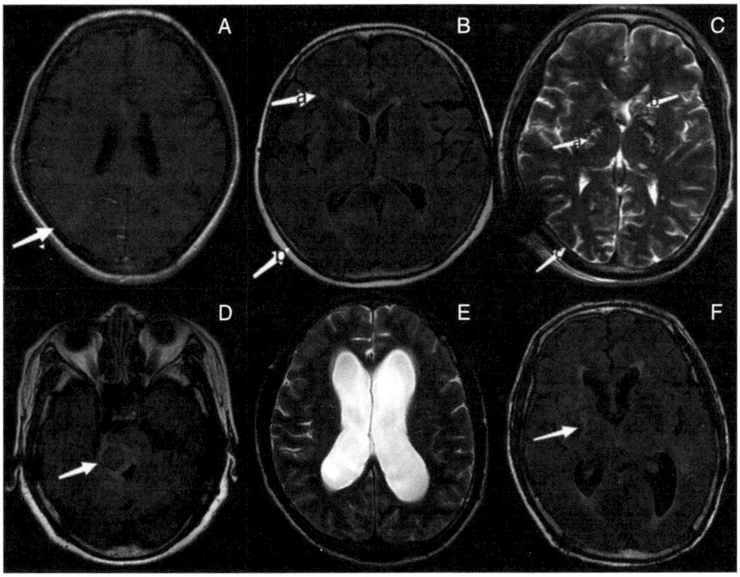

图 7-1　HIV 阴性 CM 患者头颅 MRI 主要表现

A. 箭头示线样脑膜增厚及强化；B. 箭头 a 示 VR 间隙增宽，箭头 b 示脑膜增厚；C. 箭头 a 示胶状假性囊肿，箭头 b 示肥皂泡样改变，箭头 c 示，脑膜增厚；D. 箭头示隐球菌性肉芽肿；E. 脑积水；F. 箭头示脑梗死。

此外，笔者近期也对 HIV 阴性的非移植状态的 CM 患者治疗后 1 年内 MRI 上脑容积（brain volume，BV）的变化进行了研究，发现在治疗后 1 年内 CM 患者脑容积减少（$-4.65cm^3$，$P=0.005$）。其中包括脑白质（$-2.86cm^3$，$P=0.031$）和基底神经节（$-0.25cm^3$，$P=0.007$）在内的局部脑组织容积减少，而脑脊液（cerebrospinal fluid，CSF）的容积却有增加（$3.58cm^3$，$P=0.013$）。行脑室腹腔分流术（VPS）患者的脑室容积小于未行 VPS 的患者（$-7.5cm^3$，$P=<0.05$）。发生 PIIRS 的患者脑室容积大于无 PIIRS 的患者（$7.1cm^3$，$P=0.01$）。此外，颞叶萎缩与皮质类固醇治疗相关（$-6.8cm^3$，$P=0.01$）。提示 HIV 阴性的非移植状态的 CM 患者在治疗后 1 年内可能会发生脑萎缩，特别存在局部 BV 减少。

（二）HIV 相关 CM 的影像学表现

HIV 相关 CM 患者的头颅 CT 常见表现为 VRS 增宽、胶状假性囊肿、脑积水、隐球菌瘤、肥皂泡样损害，但可反映机体免疫情况的脑膜炎表现较少见。Charlier 等人在 2008 年的回顾性研究中提到在 CM 的初期，与隐球菌感染相关的头颅 MRI 异常率为 92% 远高于 CT 的异常率 53%，所以在有条件且无禁忌的情况下，一般推荐头颅 MRI 检查。

HIV 相关 CM 患者在使用高效抗逆转录病毒治疗（highly active antiretroviral therapy，HAART）前的典型 MRI 表现是 VRS 增宽和隐球菌瘤，病灶多位于基底节、脑干，也可累及小脑。在这些报道中，如果在基底节、中脑脚、齿状核见到肥皂泡样变，则提示凝胶状假性囊肿形成。

HIV 相关 CM 患者在使用 HAART 后的 MRI 表现则尚未形成统一意见。有研究报道接受 HAART 的 CM 患者其典型 MRI 表现为大脑表面的软脑膜或脑膜脑炎，还可见脑实质水肿。Juri Katchanov 等报道了 8 例 HIV 相关 CM 患者的 MRI，其中 5 例未接受 HAART，3 例接受 HAART 并出现免疫重建综合征。两组患者的 MRI 表现有所不同：在未接受 HAART 患者中，假性囊肿 3 例，腔隙性脑缺血 2 例；接受 HAART 的患者都可检测到软脑膜炎或脑脊髓炎。在一项包含 62 例 HIV 相关 CM 患者的队列研究中发现，血清和 / 或脑脊液抗原滴度高与 MRI 异常表现相关，而有无 HAART 史与 MRI 异常没有关联性，这可能是此项研究的 MRI 数据不足而导致。这些提到的影像学表现都是基于小样本或个案报道，HIV 相关 CM 患者的 HAART 史与其 MRI 表现的相关性，还需要进一步扩大样本研究。

综上所述，HIV 相关 CM 患者在 CT 及 MRI 上可反映机体免疫情况的脑膜炎表现较少见，但在接受 HAART 后，CM 患者典型 MRI 则更多表现为大脑表面的软脑膜或脑膜脑炎，在既往接受 HAART 的 CM 患者中，应及时复查 MRI，以便发现对比增强的局灶性脑膜和 / 或实质病变，从而以便对免疫重建条件下 CM 病情变化进一步研究。

二、其他影像学检查

（一）新型隐球菌脑膜炎的胸部影像学检查

通常认为新型隐球菌通过呼吸进入肺部，再通过备注向大脑扩散传播，导致 CM，肺隐球菌病（pulmonary cryptococcosis，PC）应当早于或同时存在于大部分患者。然而，目前关于肺部和神经系统并存的隐球菌病研究较少，PC 识别困难或临床重视程度不足是主要原因，如 PC 的症状较轻（大部分患者无相关症状）、确诊困难（如需要活检或纤支镜检查）、抗真菌治疗简单（无论是抗真菌药物使用的强度还是疗程均小于 CM）。CM 患者合并 PC 的肺部 CT 常见的表现是肺结节。当临床影像发现 CM 患者出现肺部结节，是否需要进一步处理，以明确病变性质，目前仍缺乏研究和循证医学证据，由临床医生根据患者的情况及临床经验决定。

（二）格特型隐球菌脑膜炎的胸部影像学检查

格特型隐球菌脑膜炎患者约 77% 同时合并 PC。CT 表现上多为单发或多发的团块样阴影，直径从 1 ～ 7cm 不等，边界光滑或模糊不清，没有特定的好发肺叶。肺泡性和间质性肺部浸润占胸部影像学异常的 14% ～ 17%，且在免疫功能受损宿主中发生率更高（26% ～ 70%），但也可见于有肺隐球菌病的免疫功能正常者。而胸膜腔积液、空洞性病变和淋巴结肿大都不常见。CT 扫描对肺部异常的检测灵敏度优于胸片。在治疗后，尽管活检组织样本培养结果转变为阴性，但病灶可持续很长一段时间。值得注意的是，某些肺部病变（如大的隐球菌性肉芽肿）常貌似肿瘤性病变。

（李敏）

参考文献

[1] HU Z，CHEN J，WANG J，et al. Radiological characteristics of pulmonary cryptococcosis in HIV-infected patients [J]. PLoS ONE，2017，12(3):e173 858.

[2] ZHANG Y，LI N，ZHANG Y，et al. Clinical analysis of 76 patients pathologically diagnosed with pulmonary cryptococcosis [J].Eur Respir，2012，40(5):1191-1200.

[3] BADDLEY J W，CHEN S C，HUISINGH C，et al. MSG07: An international cohort study comparing epidemiology and outcomes of patients with Cryptococcus neoformans or Cryptococcus gattii infections [J]. Clin Infect Dis，2021，73(7):1133.

[4] CHOI H W，CHONG S，KIM M K，et al. Pulmonary cryptococcosis

manifesting as diffuse air-space consolidations in an immunocompetent patient [J]. J Thorac Dis, 2017, 9(2):E138.

[5] FANG W, FA Z, LIAO W. Epidemiology of Cryptococcus and cryptococcosis in China [J]. Fungal Genet Biol, 2015, 78:7-15.

[6] 李敏, 刘佳, 易寰, 等. 非 AIDS 相关新型隐球菌性脑膜脑炎的临床及头颅磁共振成像特点 [J]. 新医学, 2017, 48(3): 169-172.

[7] OFFIAH C E, NASEER A. Spectrum of imaging appearances of intracranial cryptococcal infection in HIV/AIDS patients in the anti-retroviral therapy era [J]. Clin Radiol, 2016, 71(1):9-17.

[8] ANJUM S, DEAN O, KOSA P, et al. Outcomes in previously healthy Cryptococcal meningoencephalitis patients treated with pulse taper corticosteroids for post-infectious inflammatory syndrome [J].Clin Infect Dis, 2021, 73(9):e2789-e2798.

[9] LOYSE A, MOODLEY A, RICH P, et al. Neurological, visual, and MRI brain scan findings in 87 South African patients with HIV-associated cryptococcal meningoencephalitis [J]. J Infect, 2015, 70(6):668-675.

[10] QIN B E, CHENG C, LUO C, et al. The effect on brain volume in HIV-negative and non-transplant cryptococcal meningitis [J]. Med Mycol, 2022, 60(9): myac068.

第八章　隐球菌性脑膜炎的诊断与鉴别诊断

一、诊断

如上章节所述，由于隐球菌性脑膜炎（cryptococcal meningitis，CM）临床表现、脑脊液（cerebrospinal fluid，CSF）和影像学的检查多无特异性，CM 的诊断常依赖病原学的实验室诊断，方法包括直接 CSF 镜检、病理学检查、真菌培养、荚膜抗原检测及分子生物学检测。

（一）CSF 镜检

CSF 显微镜检查出特征性的隐球菌，是确诊 CM 的最主要方法。常见使用墨汁染色，这一直是检测 CSF 中隐球菌的快速、有效、简便和低成本的方法。CM 患者的 CSF 在显微镜下，可看到由于荚膜负染而在黑染的背景下呈现出透明的光晕，犹如“繁星之夜”的表现，这是 CM 确诊的指标（图 8-1）。墨汁染色检查的最大局限性在于其灵敏度和特异度不一，常依赖于观察者的经验。报道显示，患者脑脊液的首次墨汁染色阳性率，即使在检验科专家的检查中也仅只有 86%。对于在菌数负荷较低的人，如当 CSF 隐球菌 <1 000CFU/ml 时，墨汁染色的灵敏度仅为 42%。CSF 离心和多次的反复检查可提高墨汁染色的阳性率。CSF 的其他的细胞学染色方法还包括迈 - 格 - 姬（May-Grunewald-Giemsa，MGG）染色和阿利新蓝染色。在 MGG 染色中，隐球菌在光镜呈团簇状分布，被染为紫红色，无胞核，周边染色较深，荚膜不着色，且能观察到典型的荚膜和毛刺结构（见图 6-1、图 6-2），因此能提高隐球菌检出的特异度和灵敏度，对诊断隐球菌阳性率达 95.8%。阿利新蓝染色是一种针对新型隐球菌的特殊染色，可将荚膜染成深蓝色，菌体呈浅蓝色，周围炎性细胞不着色，染色对比清晰（见图 6-4）。因此，阿利新蓝染色的灵敏度高，容易观察到真菌，报道阳性率也可达 80.6%。无论何种染色方法，CSF 镜检都存在一定的局限性，即不能对隐球菌进行分型。

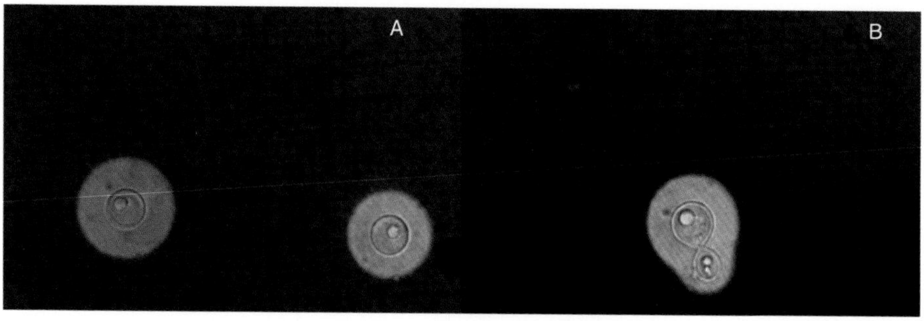

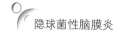

图 8-1 隐球菌墨汁染色

A. 可见隐球菌肥厚的荚膜；B. 可见正在出芽的隐球菌。

（二）病理学检查

如果取得了病理组织，如脑膜和/或脑组织活检，则通过组织病理学检查发现隐球菌也是确诊的方法之一。常规的苏木精-伊红染色（hematoxylin-eosin staining，H-E staining）对隐球菌显示不良，通常需要使用特殊的真菌染色，如六胺银特殊染色和PAS（periodic acid-Schiff stain）特殊染色。但临床上的辨认仍需要有经验的病理专业人员，同时，由于中枢神经隐球菌感染的病理活检在绝大多数情况下不是必需的，所以在此不展开赘述。

（三）CSF 真菌培养

CSF 真菌培养被认为是诊断 CM 的金标准，其阳性率为 35.3%～89%。将 CSF 标本接种于沙保弱葡萄糖琼脂，在需氧且适宜温度情况下，培养 48～72 小时，可形成不透明的白色至奶油色菌落（详见第二章）。隐球菌的培养受培养条件、培养时间、CSF 的真菌量和活性的限制，阳性率不高，早期诊断困难。但培养可以进一步行药敏试验，对临床用药指导有重大价值。连续腰椎穿刺获得的 CSF 行真菌培养其结果也可为临床医生提供关于 CSF 隐球菌活性及清除情况的宝贵动态观察资料。另外，隐球菌培养可以做血清型及基因型的鉴定（详见第二章），为临床的治疗及预后提供帮助。

（四）荚膜抗原检测

在血清、CSF 和尿液中查找隐球菌荚膜抗原（cryptococcal antigen，CrAg）是诊断隐球菌病有用和可靠的方法。CSF 中的 CrAg 如果是阳性，即可拟诊 CM，可在继续用其他方法确定病原体的基础上进行抢先的抗隐球菌治疗。

早期对 CrAg 检测可采用乳胶凝集试验、酶联免疫吸附分析进行检查，但检验要求高、过程繁琐、价格昂贵，并且特异度和灵敏度都比新出现的快速斑点免疫分析技术差。快速斑点免疫分析目前的主流方案是用胶体金标记的侧流免疫层析法。检测物为长条状的试纸条。样品加入样品垫后通过毛细管作用向结合垫方向侧向流动。结合垫上有标记的生物活性材料(如胶体金标记抗体),胶体金标记的抗体崩溶于液体中,并可与待检样品溶液里的检测靶标的结合。带有检测靶标的胶体金标记抗体可在层析膜中继续向吸水垫方向流动。层析膜大都为硝酸纤维素(nitrocellulose,NC)膜,其上固定有两条或多条不同生物活性的物质(如抗原或抗体),分别为"检测(test,T)线"和"质控(control,C)线",用于拦截带标记的免疫复合物,并通过标记材料显示检测结果。

2009年,CrAg的胶体金标记的侧流式免疫层析分析试纸(CrAg LFA)上市,并于2011年7月获得美国食品药品监督管理局的批准,并且还获得了在欧洲上市的CE标志。2011年,世界卫生组织(WHO)已将CrAg LFA作为筛查诊断隐球菌病的首选方法。经过评估,发现LFA满足WHO"ASSURED"(便宜的、敏感的、特定的、用户友好的、快速的、无设备的和可交付的)原则的床边检测(point-of-care testing,POCT)标准。

在南非和乌干达的一项大型验证研究中,832名HIV感染者接受了CM的诊断测试。CrAg LFA表现最好,对CSF标本的灵敏度为99.3%,特异度为99.1%。CrAg LFA应用场景更为广泛,还可应用到指尖血、血清、尿液标本中的CrAg检测。当被检测的样本进行梯度稀释时,CrAg LFA还可以得到半定量的滴度检测结果,但应该注意的是因为灵敏度不一样,不同厂家产品的滴度之间可能没有可比性。

尽管CrAg LFA检测具有巨大的优势,且对隐球菌感染的诊断具有极高的灵敏度与特异度,但临床工作中仍需要注意一些少见的假阳性和假阴性的情况。CrAg LFA检测出现假阳性的结果包括隐球菌荚膜抗原可能与毛孢子菌、黏滑口腔球菌、玉米黑粉菌等菌产生交叉反应。另外患有系统性红斑狼疮、类风湿因子阳性、结核性脑膜炎、HIV感染的患者也可能出现假阳性。导致脑脊液标本出现假阴性的最常见情况是荚膜抗原浓度过高,在CrAg LFA检测产生"前带现象",从而表现为假阴性,这时需要对标本稀释后再重新检测。另外,更少见的阴性检测结果是由于菌种变异,隐球菌的荚膜小或缺失,或病情早期,菌负荷量低,抗原浓度低于检测下限。

(五)分子生物学检测

通过引物扩增特殊序列的PCR技术早已在病原微生物的确认中得到广泛应用。在此基础上,更为复杂的分子生物学技术,如DNA指纹技术、多重PCR

技术、DNA 探针技术、环介导等温扩增技术等，除了可以辅助诊断 CM，还可以进行隐球菌分型。针对隐球菌保守序列的 PCR 是快速且特异度高的检测方法，据报道灵敏度也可达 95.6% 以上，但对临床标本处理及实验室要求较高，假阴性率及假阳性率较难控制。另外众多商品化的试剂盒也让结果难以相互比较。

近年来，宏基因组二代测序（metagenomic next-generation sequencing，mNGS）技术在中枢神经系统感染中的应用，对临床病原微生物的寻找提供了极大的帮助。与 PCR 只能利用有限的引物特异性扩增保守序列进行针对性地查找病原微生物不同，mNGS 可以无差别地扩增所有序列，并将这些序列与数据库比较，可筛查几乎所有潜在的中枢神经系统感染，并可识别新的或意外的病原微生物。有研究发现 mNGS 在 CM 中检测的灵敏度为 75%，并不理想，但其在菌种鉴定方面具有优势。笔者也对 mNGS 在 HIV 阴性患者 CM 诊断中的表现进行了相关研究，结果发现 mNGS 的灵敏度为 93.5%，特异度为 96.0%。这种差异可能在于该项技术对标本处理、数据分析要求较高，不同实验室结果差异较大。目前，mNGS 也可以用于区分隐球菌的菌种和基因类型。

综上所述，CSF 培养、镜检和中枢神经组织的病理检查发现隐球菌都是确诊 CM 的标准，但如果隐球菌数量较少、活力不够，或者检验者的经验不足时，可能出现假阴性或假阳性结果，并且除培养外，其余方法均不能对隐球菌进行分型。CrAg LFA 法有较高的灵敏度与特异度，尽管目前国内尚没形成共识，但 2020 年欧洲癌症研究和治疗组织 / 真菌病研究组教育与研究联盟（EORTC/MSG）在对侵袭性真菌病共识定义的修订和更新中，已接受隐球菌荚膜抗原特异性检测阳性可作为确诊隐球菌病的依据。PCR 和 mNGS 等分子生物学检测可作为支持 CM 诊断的重要补充。

二、筛查

随着 CrAg 检测技术的进展，CrAg LFA 对诊断隐球菌的感染具有高度灵敏度和特异度，且简洁、便宜，适合应用于各种场景，使得 CM 的筛查成为可能。

作为引起 HIV 死亡主要原因的 CM，世界卫生组织和许多国家的 HIV 指南建议，在 HIV 感染者发生脑膜炎之前应对血液中的 CrAg 进行筛查，并对 CrAg 阳性者进行抢先治疗。研究表明在脑膜炎症状发作前数周至数月，可在血液中检测到 CrAg，在晚期 HIV 感染者中，无症状隐球菌抗原血症的患病率从 1% ～ 15% 不等，无症状 CrAg 阳性是脑膜炎和死亡的独立预测因子。CrAg

筛查和抢先治疗可提高 28% 的生存率，世界卫生组织和许多国家 HIV 指南现在建议对 CD4$^+$T 淋巴细胞 <100 个 /μl 的 HIV 感染者在未启动抗病毒治疗前进行 CrAg 筛查，并用大剂量氟康唑抢先治疗 CrAg 阳性患者。有一项纳入 5 461 例患者的回顾性研究发现，在 CD4$^+$T 淋巴细胞为 100 ～ 200 个 /μl 的患者中阳性预测价值高达 100%，如仅对 CD4$^+$T 淋巴细胞 <100 个 /μl 的患者进行隐球菌抗原筛查存在较高的漏检率，因此也建议 CD4$^+$T 淋巴细胞为 100 ～ 200 个 /μl 的患者进行常规的隐球菌抗原筛查。

CrAg 滴度可预测脑膜炎和死亡率。CrAg LFA 检测血浆的 CrAg 滴度 ≤ 1∶80 者，其脑膜炎发生概率极低。随着血浆 CrAg 滴度从 1∶160 上升到 1∶320，中枢神经系统受累及的可能性增加。当血浆 CrAg 滴度≥ 1∶1 280 时，几乎均有中枢神经系统的感染。在国外一项无症状 CrAg 阳性人群队列研究中，患者被分为三组，即低滴度（CrAg<1∶160）组、中滴度（CrAg1∶160 ～ 1∶2 560）组和高滴度（CrAg>1∶2 560）组，结果显示随着血浆 CrAg 滴度的增高，患者的存活率下降。

当 HIV 患者出现血隐球菌抗原阳性时，需要仔细询问病史，并根据临床表现确定下一步检查，以及时发现隐球菌感染和累及的部位，通常腰椎穿刺和肺部影像学是必需的检查。对 CSF 进行 CrAg LFA 快速筛查、墨汁染色及隐球菌培养，必要时分子生物学检查，通常可快速明确诊断。

在我国，HIV 阴性 CM 患者占大多数，这些患者多数有器官移植、恶性肿瘤、糖尿病、风湿性疾病，或其他免疫抑制疾病和免疫抑制剂使用的危险因素。尽管这些危险因素常见，但考虑到 CM 是相对少见的并发症，国内外暂无对无脑膜炎表现的这些患者进行常规 CrAg LFA 检测的推荐。如果在临床中患者出现中枢神经系统感染的表现，和 / 或查体提示脑膜刺激征阳性，尤其是当存在上述危险因素时，应常规进行血 CrAg 检测。2020 年复旦大学附属华山医院的回顾性研究显示，即使血浆 CrAg 为低滴度（≤ 1∶10），仍有可能是 CM 患者，考虑到 CM 与肺隐球菌病的治疗难度和预后相差巨大，早期诊断和及时治疗会极大降低患者的死亡率和治疗费用，因此建议无论血浆中的 CrAg 滴度如何，均建议常规行腰椎穿刺，以明确是否存在 CM。

三、鉴别诊断

引起脑膜炎的原因有许多，常见的有感染性、肿瘤性、免疫性、化学 / 物理性等。CM 的临床表现及辅助检查没有特异性，容易被漏诊或误诊，主要的原因包括：①临床表现不典型，轻症时，只表现为轻度头痛，伴或不伴发热而被忽视，或容易归因于感冒或呼吸道的感染；②患者在出现脑膜或脑炎的临床表现时，因 CM 常伴发免疫基础疾病或肿瘤，从而错误地归因为免疫相关脑炎或肿瘤颅内转移等；③在隐球菌负荷或活性较低时，即使做了腰椎穿刺，常规的涂片或培养不能发现阳性结果；④医生临床经验不足，未能考虑到本病的可能，从而未做特异性的检查。

1. 与结核性脑膜炎的鉴别　最容易与 CM 相混淆的是结核性脑膜炎。二者的易感人群、临床表现、CSF 检查及影像学都有高度的相似性。在病原体未能确认时，国内外有研究根据患者的临床表现及初步的检查结果建立了鉴别诊断的模型，总的来说，结核性脑膜炎更易出现发热的症状，CSF 蛋白及白细胞计数更高，CSF 氯含量更低，而 CM 患者年龄更大，更易合并自身免疫性疾病，CSF 初压更高。但这些模型的灵敏度和特异度均不强（均不超 85%）。所以，CSF 病原学检测才是鉴别诊断最有效的方法。

2. 与脑膜癌病的鉴别　脑膜癌病又称癌性脑膜炎，指各种恶性肿瘤转移至软脑脊膜与蛛网膜下腔而引起的疾病。患者常有恶性肿瘤病史，大多数患者已知有转移性。但少部分患者脑膜癌病的症状同时或先于原发肿瘤症状出现，这时应与 CM 相鉴别。脑膜癌病临床主要表现为脑膜炎的症状，腰椎穿刺的常规检查发现颅内压升高，CSF 白细胞轻度升高或者正常，蛋白含量升高，葡萄糖含量降低，有时也可与 CM 的表现极为相似。CSF 细胞学是诊断脑膜癌病的金标准，其特异度为 100%，灵敏度为 45% ～ 90%。近年来循环肿瘤 DNA（circulating tumor DNA，ctDNA）技术在 CSF 中得到开展，它可以通过二代测序的方式分析肿瘤的突变谱，灵敏度约为 70%，可以用来诊断和指导脑膜癌病。

3. 与细菌性脑膜炎的鉴别　典型的细菌性脑膜炎起病急骤，常表现为发热，伴剧烈头痛、呕吐、抽搐、意识障碍、颈项强直、皮肤瘀点瘀斑等，CSF 为化脓性改变，白细胞明显增高，一般 $>1\,000 \times 10^6$/L，以中性粒细胞为主，蛋白会明显增高，糖和氯化物明显减低。涂片、培养和 mNGS 较容易得到阳性的病原体结果，鉴别并不困难。但有一种比较特殊的情况需要注意，就是治疗不彻底的化脓性脑膜炎，即虽然经过有效的抗生素治疗，但治疗时间不够，导致颅内感染经久不愈，也称为断头化脑。这时 CSF 的表现并不典型，与 CM 较为相似。详细询问诊治经过及反复进行病原学检查，尤其是 mNGS 和荚膜抗原的检测，可以帮助完成快速的诊断与鉴别。

4. 与病毒性脑膜炎的鉴别　病毒性脑膜炎一般为急性的自限性疾病，起病前常有感冒症状，伴全身肌肉酸痛，临床表现为剧烈头痛、发热、呕吐、颈项强直。腰椎穿刺 CSF 的白细胞在数十至数百个，以单核细胞为主，与 CM 有一定的相似性，但其 CSF 的糖与氯等通常在正常值范围。本病大多数一般情况好，预后良好，而未经治疗的 CM 则表现为进展和恶化。能引起病毒性脑膜炎的病毒种类众多，既往难以确认，但近年 mNGS 的应用使得部分病毒可以被发现，从而更好地与 CM 相鉴别。

如前所述，在临床工作中，尽管各种原因导致的脑膜炎的临床表现有相似性，关注患者的临床特点，结合 CSF 的变化，和反复的病原学和细胞学检查，CM 的诊断与鉴别诊断应该尽早完成。近年来随着病原学检查技术的进步，尤其是 CrAg LFA 的出现，由于其操作简单、价格适宜，具有高度的特异度和灵敏度，从而改变了隐球菌诊断的策略，极大地减少了漏诊、误诊的可能。对 CSF 进行 CrAg LFA 快速检测再结合上述的针对隐球菌的病原体检查，目前 CM 可以作出快速的确定或排除性的诊断。

（徐晓峰）

参考文献

[1] BOULWARE D R，ROLFES M A，RAJASINGHAM R，et al. Multisite validation of cryptococcal antigen lateral flow assay and quantification by laser thermal contrast [J]. Emerging infectious diseases，2014，20(1):45-53.

[2] CAZORLA A，ALANIO A，BRETGNE S，et al. Cryptococcus where they are not expected: Five case reports of extra-cerebral and extra-pulmonary cryptococcosis [J]. Ann Pathol，2015，35(6):479-485.

[3] CHEN M，ZHOU J，LI J，et al. Evaluation of five conventional and molecular approaches for diagnosis of cryptococcal meningitis in non-HIV-infected patients [J]. Mycoses，2016，59(8):494-502.

[4] XING X，ZHANG J，MA Y，et al. Apparent performance of metagenomic next-generation sequencing in the diagnosis of cryptococcal meningitis: A descriptive study [J]. J Med Microbiol，2019，68(8):1204-1210.

[5] GAN Z，LIU J，WANG Y，et al. Performance of metagenomic next-

generation sequencing for the diagnosis of Cryptococcal meningitis in HIV-negative patients [J]. Front Cell Infect Microbiol, 2022, 12:831959.

[6] DONNELLY J P, CHEN S C, KAUFFMAN C A, et al. Revision and update of the consensus definitions of invasive fungal disease from the European Organization for Research and Treatment of Cancer and the Mycoses Study Group Education and Research Consortium [J]. Clin Infect Dis, 2020, 71(6):1367-1376.

[7] GREENE G, LAWRENCE D S, JORDAN A, et al. Cryptococcal meningitis: A review of cryptococcal antigen screening programs in Africa [J]. Expert Rev Anti Infect Ther, 2021, 19(2):233-244.

[8] RAJASINGHAM R, SMITH R M, PARK B J, et al. Global burden of disease of HIV-associated cryptococcal meningitis: an updated analysis [J]. Lancet Infect Dis, 2017, 17(8):873-881.

[9] LETANG E, MULLER M C, NTAMATUNGIRO A J, et al. Cryptococcal antigenemia in immunocompromised human immunodeficiency virus patients in rural Tanzania: A preventable cause of early mortality [J]. Open Forum Infect Dis, 2015, 2(2):ofv046.

[10] BEYENE T, ZEWDE A G, BALCHA A, et al. Inadequacy of high-dose fluconazole monotherapy among cerebrospinal fluid cryptococcal antigen (CrAg)-positive human immunodeficiency virus-infected persons in an Ethiopian CrAg Screening Program [J]. Clin Infect Dis, 2017, 65(12):2126-2129.

[11] WANG X, CHENG J, ZHOU L, et al. Evaluation of low cryptococcal antigen titer as determined by the lateral flow assay in serum and cerebrospinal fluid among HIV-negative patients: A retrospective diagnostic accuracy study [J]. IMA Fungus, 2020, 11:6.

[12] 中华医学会神经病学分会感染性疾病与脑脊液细胞学学组 . 脑膜癌病诊断专家共识 [J]. 中华医学杂志, 2021, 101(11):755-758.

[13] BALE T A, YANG S R, SOLOMON J P, et al. Clinical experience of cerebrospinal fluid-based liquid biopsy demonstrates superiority of cell-free DNA over cell pellet genomic DNA for molecular profiling [J]. J Mol Diagn, 2021, 23(6):742-752.

第九章 隐球菌性脑膜炎的药物治疗

隐球菌性脑膜炎治疗的药物选择，需要从多方面进行综合考虑，如药物特性、作用机制、不良反应、毒副作用，等等。隐球菌性脑膜炎常用的治疗药物包括多烯类的两性霉素 B，三唑类的氟康唑、伏立康唑、伊曲康唑，以及 5- 氟胞嘧啶。下文就各个常见的隐球菌性脑膜炎治疗药物展开介绍，为临床医生正确选择治疗药物提供参考。

一、抗隐球菌药物概述

人们对于隐球菌及隐球菌性脑膜炎的认识，可以追溯至距今约 100 年前，但真正现代意义上的抗隐球菌治疗直到约 50 多年前两性霉素 B 的出现才建立。随着 20 世纪 90 年代后多种新型的抗真菌药物的问世，隐球菌性脑膜炎的治疗得到长足的发展，以下本文将对此进行概述。

（一）抗隐球菌的基础药——两性霉素 B

在 20 世纪 60 年代，人们对于隐球菌引起的中枢神经系统感染缺乏系统性的认知，临床治疗经验较少，对并发症的管理经验不足，导致隐球菌性脑膜炎往往预后较差。在两性霉素 B 出现之前，曾经出现过使用制霉素、磺胺类抗生素和羟基二苯乙烯胺治疗隐球菌感染，但疗效总体上是“令人失望”的。1955 年一名肯尼亚医师 O’ Neill 尝试用环己酰亚胺和多黏菌素治疗新型隐球菌感染的脑膜炎，数月后脑脊液培养转阴，但该患者未进行跟踪随访，预后不得而知。直到 1958 年，用于隐球菌治疗的特效抗真菌药两性霉素 B（amphotericin B）被发现（图 9-1），此后越来越多的抗真菌制剂入选隐球菌性脑膜炎的治疗指南。临床医生们在考虑抗真菌治疗的同时，也逐渐开始关注隐球菌性脑膜炎的并发症、合并症和抗真菌药的副作用。治疗手段在不断更新，治疗方案也随之不断优化。

1956 年，Squibb 实验室的科研人员 Gold 等人，从来源于土壤中的链球菌培养物里首次分离出两性霉素 B。很快，这种强大的抗真菌物质被临床医师们用于治疗隐球菌感染，但这一过程并非一帆风顺。

在 20 世纪 60 年代人们应用两性霉素 B 治疗之初，大多数人认为两性霉

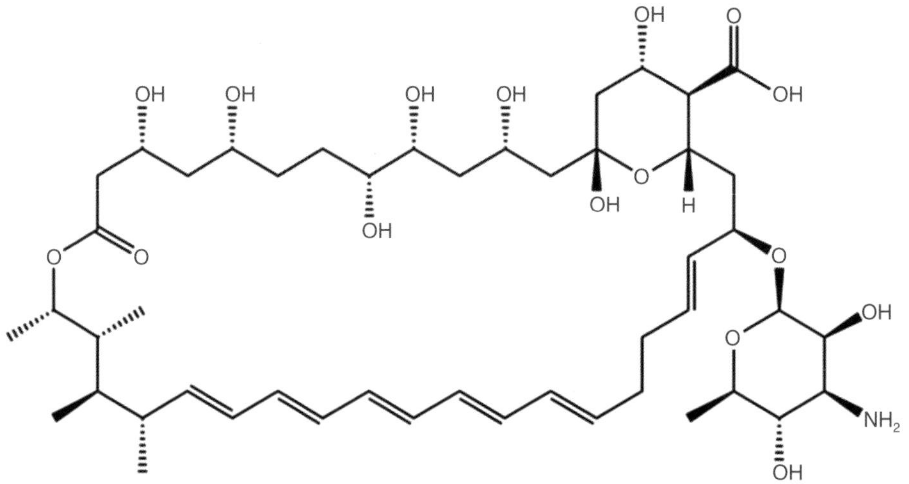

图 9-1 首款特效抗隐球菌药物——两性霉素 B

素 B 是一种高效的抑菌剂而非杀菌剂，且在临床上口服用于治疗隐球菌性脑膜炎，虽然经治疗后脑脊液培养转阴但出现经常性的复发。Biddle 和 Koenig 发现相对于口服而言，两性霉素 B 静脉途径给药使得感染更不易复发，此后人们才发现静脉注射两性霉素 B 是唯一可靠的给药方式。很快，两性霉素 B 被公认为抗深部隐球菌感染的最佳选择。但在应用过程中人们也逐渐认识到它对骨骼、骨髓、肝脏和肾脏的毒性作用。

在分离之初，两性霉素 B 的药理作用及机制已被彻底阐明，它是一种大环多烯类抗生素，其单体可特异地与隐球菌细胞膜上的麦角固醇结合，影响真菌细胞膜的稳定性从而达到有效抗真菌作用。最早用于静脉注射的两性霉素 B 注射制剂是两性霉素 B 脱氧胆酸盐（amphotericin B deoxycholate），也就是我们临床常说的普通两性霉素 B，这是由于单纯的两性霉素 B 单体化合物不溶于水也难溶于脂质，因此需要脱氧胆酸盐作为助溶剂。

1991 年在欧洲上市了两性霉素 B 脂质体（liposomal amphotericin B，L-AmB）。这种脂质体是一种双层磷脂结构，由磷脂酰胆碱、胆固醇和二硬脂酰磷脂酰甘油组成，具有较高的稳定性。这种构造在保证两性霉素 B 靶向结合细胞膜麦角固醇的同时，还可以减缓两性霉素 B 向各组织的释放速度，因此在临床上 L-AmB 的副作用显著低于脱氧胆酸盐制剂。而且，相对于脱氧胆酸盐制剂，L-AmB 似乎能够更好地渗透进脑组织，具有更好的生物利用度。

为了追求更具优势的组织器官利用率、更好的疗效、更低的剂量需求以及更低的毒性，后续又开发了长循环脂质体、胶体分散剂、脂质复合物，甚至纳米粒载药系统，他们各有优势而且具有较好的应用前景。目前已上市的另外两种脂质体制剂包括两性霉素 B 脂质复合物（amphotericin B lipid complex，ABLC）和两性霉素 B 胶体分散剂（amphotericin B colloidal dispersion，ABCD）。ABLC 由于特殊的交织型构造，可以迅速地被网状内皮细胞摄取而减少与蛋白质的结合，增强药效，提高生物利用度，减少不良反应，此类药物较多的形式为磷脂复合物以及胆固醇复合物；而 ABCD 是利用胆固醇硫酸酯和两性霉素 B 以摩尔 1∶1 混合包裹而成，其稳定性良好，便于保存，在人体内 ABCD 被肝脏迅速摄取，后会持续缓慢地低浓度释放入血，因此连续注射血药浓度波动小，便于剂量控制。

（二）抗隐球菌的主力军——三唑类药物

三唑类药物通常是指那些以三个氮原子的五元芳香杂环为结构特征的一类抗生素，普遍具有高效、低毒、广谱的抗真菌活性，其中，氟康唑、伏立康唑、伊曲康唑、艾沙康唑、泊沙康唑常用于隐球菌性脑膜炎等深部真菌感染。

1. 氟康唑　20 世纪 50—60 年代，对于深部隐球菌感染的治疗药物面临着只有两性霉素 B 可供选择的局面，直到 1981 年 Richardson 博士领导的 Pfizer 研究小组研发了氟康唑（fluconazol），才使得深部真菌病的治疗有了新的选择。氟康唑通过抑制真菌细胞膜麦角甾醇生物合成途径中的 CYP51 去甲基化，从而影响细胞膜上的麦角固醇代谢，破坏细胞膜导致真菌死亡。相对于两性霉素 B，氟康唑的肝肾毒性等副作用很小，既可以口服又能用于静脉注射。在 1981 年末，氟康唑作为候选化合物经历了一系列临床前及人体试验，结果均是“令人鼓舞”的。组织 - 体液的渗透研究显示，氟康唑可以轻易地透过血脑屏障，在脑膜炎患者中，脑脊液药物浓度可达到血药浓度的 54% ～ 85%[单次口服氟康唑 100mg，平均药峰浓度（peak concentration，C_{max}）为 4.5 ～ 8mg/L]。

2. 伏立康唑（voriconazole）　是继氟康唑发明后的第二代三唑类抗真菌药，它在氟康唑的基础上进行了结构改造，于 2002 年在美国上市。多项药理试验表明，伏立康唑有着良好的体内外抗隐球菌药理活性，且抗菌谱与两性霉素 B 相似。其抗真菌的直接作用机制是抑制真菌中细胞色素 P450 介导的 14α- 甾醇去甲基化过程，阻止细胞膜重要成分麦角甾醇的生物合成，进而使真菌细胞膜合成受阻。药代动力学研究显示，伏立康唑生物利用度高，在血药浓度 1 ～ 5.5mg/L 时，脑脊液浓度最高可达 15.3mg/L，相对于氟康唑更易穿过血脑屏障。

3. 伊曲康唑　是新一代三唑类广谱抗真菌药，作用机制是高选择性地抑制真菌细胞色素P450依赖的羊毛甾醇14-脱甲基酶的活性，阻止细胞膜麦角固醇的合成。研究表明伊曲康唑的血浆蛋白结合率高达99.8%，但是高度的亲脂性使得其具有一定的透血脑屏障能力，尽管相对于氟康唑、伏立康唑，其脑脊液的含量较低，仅0.2%的游离型单体在脑脊液中基本测不出，但在脑膜等感染位点有浓度聚集现象，因此对于隐球菌性脑膜炎仍有疗效。由于作用机制的协同，一般伊曲康唑与5-氟胞嘧啶联用疗效较显著，两药与两性霉素B的联合多用于早期诱导方案，以及“两性霉素B+5-氟胞嘧啶+氟康唑”三联疗效欠佳的难治性隐球菌性脑膜炎。

4. 艾沙康唑（isavuconazole）　是目前最新型的三唑类抗真菌药物。艾沙康唑胶囊在我国的上市时间为2021年12月，注射剂型上市时间为2022年6月。艾沙康唑与以前的三唑类抗真菌药物在作用机制和广谱性上有相似之处，用于治疗多种真菌感染。它们都能够抑制真菌细胞膜的麦角固醇合成，破坏真菌细胞壁，进而抑制其生长和繁殖。不同之处在于艾沙康唑在一些方面展现出优势，比如其对抗念珠菌、曲霉菌、隐球菌等感染的有效性更强，覆盖面更广。此外，相较于其他三唑类药物，艾沙康唑的毒副作用较低，临床使用时引发不良反应的概率相对较小。这使得艾沙康唑在一定情况下成为治疗侵袭性真菌感染的首选药物之一，尤其是对于某些特定患者或有其他药物使用限制的情况。

5. 泊沙康唑（posaconazole）　是一种新三唑类抗真菌药物，用于治疗多种真菌感染。它于21世纪初进入临床应用，作为口服抗真菌药物，在对抗难治性真菌感染方面显示出良好的疗效。泊沙康唑具有较广泛的抗真菌活性，对耐药菌株也显示出一定的效果。常见于治疗侵袭性真菌感染、曲霉菌病等。尽管有一些基础研究表明鞘内两性霉素B脂质体联合口服泊沙康唑可改善小鼠脑隐球菌感染，也有关于泊沙康唑联合两性霉素B脂质体、氟胞嘧啶成功治疗隐球菌性脑膜炎的临床个案报道，但如上所述，大部分证据均为实验室结果，临床只有个案的报道，使得泊沙康唑联用其他抗真菌剂治疗隐球菌性脑膜炎的仍缺乏有力的循证医学证据。

（三）“老药新用”的抗真菌药——5-氟胞嘧啶

5-氟胞嘧啶（5-fluorocytosine）是一种核苷类似物，最初在1957年作为抗代谢药诞生，是肿瘤化疗的辅助用药，后来人们发现其具有显著的抗真菌效果。它的抗真菌机制是通过干扰真菌 DNA 和蛋白质的合成来发挥作用。在药敏试验中，5- 氟胞嘧啶对于隐球菌具有低浓度抑菌、高浓度杀菌的效应，同时也是一种时间依赖性的抗真菌药，撤药后具有较长时间的抗真菌后效应。值得注意的是，新型隐球菌分离株对 5- 氟胞嘧啶有大约 1% ～ 25% 概率表现为原发性耐药，因此临床上多推荐联合其他抗真菌药使用。

5- 氟胞嘧啶有较为明显的剂量依赖的肝肾毒性和血液毒性，应用于肝肾功能异常的患者时建议监测血药浓度，尤其是与两性霉素 B 合用时，可能会影响 5- 氟胞嘧啶的清除，增强肾毒性。此外，对于正在使用如齐多夫定、更昔洛韦、复方磺胺甲基异噁唑等有血液系统毒性药物的 HIV 阳性的患者，应该谨慎使用 5- 氟胞嘧啶。

（四）其他有潜力的治疗药物

其他已知具有抗隐球菌活性的药物包括他莫昔芬、干扰素 -γ、粒细胞 - 巨噬细胞集落刺激因子（GM-CSF），以及四氮唑 Viamet-1129 等。研究表明这些药物可通过不同的途径诱导抗真菌效应。例如他莫昔芬可以靶向诱导隐球菌钙调蛋白增加体内外杀菌活性；GM-CSF 同样可以直接刺激并诱导巨噬细胞对隐球菌的杀伤；干扰素 -γ 可以强化 Th1 反应，增加巨噬细胞经典活化诱导真菌清除；四氮唑 Viamet-1129 作为新型的高度选择性靶向真菌 CYP51 酶的抗生素，据报道对氟康唑耐药菌有活性，目前已进入Ⅱ期临床研究。

（五）展望

隐球菌性脑膜炎的治疗任重而道远，由于临床表现的复杂性，且经常合并免疫功能低下等情况，因此不同的联合用药抗真菌方案在实际运用选择中仍存在一定的困难。个体化治疗对于患者是非常必要的。对于隐球菌性脑膜炎来说，临床证据充分且被指南所认可的药物主要包括多烯类的两性霉素 B，三唑类的氟康唑及伏立康唑，以及 5- 氟胞嘧啶，大部分的证据均表明应用二联甚至三联的抗真菌治疗方案，其临床疗效及长期的结局预后远远优于单用某一种药物。

尽管在隐球菌性脑膜炎的临床风险管理中，HIV 感染、器官移植是常见的高危人群，但也应重视 HIV 阴性和非器官移植的健康人群的感染风险，尤其是儿童、孕妇或暴露于格特型隐球菌环境中的人群。在 CM 的治疗中，建议无论是否具有这些感染风险或基础疾病，多烯类的两性霉素 B 在诱导治疗方案中都是必不可少的，而以三唑类药物为主的方案多用于抑制治疗（巩固期和维持期）。对于有肾脏基础病或两性霉素 B 引发肾功能损害者，建议更换为以两性霉素 B 脂质体为主的治疗方案。而对于有症状的颅内压升高和 IRIS/PIIRS 事件需要早期积极地识别、治疗和监测。同时对于治疗期间或治疗后的复发和持续感染应进行仔细甄别，排除临床上抗真菌药耐药或依从性问题。隐球菌性脑膜炎的治疗与临床管理仍然是一个具有挑战性的工作，对于临床医生来说，及早明确诊断、坚持治疗、个体化灵活用药是基本原则。如果感染得到有效控制，那么对于绝大多数隐球菌性脑膜炎患者，临床管理将是成功的。

（王翼洁）

二、两性霉素 B

两性霉素 B（amphotericin B，AmB）是结节性链丝菌产生的一种大环多烯类抗生素，分子式为 $C_{46}H_{73}NO_{20}$。它是浓度依赖性药物，其用法为每日或者隔 1 ～ 2 日进行一次用药，抗菌后效应（postantibiotic effect，PAE，指血药浓度低于最低杀菌浓度与最小抑菌浓度之后仍然对细菌产生抑制作用时的效应，是药物抑菌作用时间长短的直接反映）较长，主要应用静脉滴注。对两性霉素 B 敏感的真菌有新型隐球菌、皮炎芽生菌、组织胞浆菌、球孢子菌属、孢子丝菌属、念珠菌属等，部分曲菌属对两性霉素 B 耐药；皮肤和毛发癣菌则大多耐药。两性霉素 B 对细菌、立克次体、病毒等无抗微生物活性。常用治疗量所达到的药物浓度对隐球菌仅具抑菌作用（最低抑菌浓度是 15.6 ～ 8 000ng/ml）。

（一）性状

两性霉素是从链丝菌培养液中分离得到的多烯类抗生素。两性霉素含 A、B 两种成分，其中 B 成分的抗菌作用较强，故常用两性霉素 B。为黄色或橙黄色粉末，无臭或几乎无臭，无味；有引湿性，日光下易被破坏失效。溶于二甲亚砜，在二甲基甲酰胺中微溶，不溶于水、无水乙醇、氯仿和乙醚。临床常应用其脱氧胆酸钠复盐，为淡黄色粉末，可溶于水（须用注射用水溶解），但遇无机盐溶液则易析出沉淀，故不可用生理盐水稀释。溶液在室温下不稳定，应于 4℃冰箱中保存，抗菌效价可保持 6 周。抗真菌作用在 pH6.0 ～ 7.5 时最强，在低 pH 时减弱。

（二）药理学

两性霉素 B 口服后自胃肠道吸收少且不稳定。成人每日口服 1.6 ～ 5g，连续 2 日后血药浓度也仅有微量，约为 0.04 ～ 0.5μg/ml，脑脊液中不能测到。

每日静脉滴注 1 ～ 5mg，以后逐渐增至每日 0.65mg/kg 时的血药峰浓度约为 2 ～ 4μg/ml。两性霉素 B 表观分布容积为 4L/kg，在体液（除血液外）中浓度甚低，腹水、胸腔积液和滑膜液中药物浓度通常低于同期血药浓度的一半，支气管分泌物中药物浓度亦低。氚标记两性霉素 B 应用于灵长类动物试验结果显示药物组织浓度最高者为肾，其余依次递减为肝、脾、肾上腺、肺、甲状腺、心、骨骼肌、胰腺、脑和骨。在脑脊液中的浓度约为血药浓度的 2% ～ 4%。蛋白结合率为 91% ～ 95%。两性霉素 B 的半衰期约为 24 小时，在体内经肾缓慢排出，每日约有给药量的 2% ～ 5% 以药物的活性形式排出，7 日内通过尿液可排出约给药量的 40%，停药后药物通过尿液排泄至少将持续 7 周，在碱性尿中药物排泄增多，不易被透析所清除。

（三）两性霉素 B 的制剂特点

传统的普通两性霉素 B 制剂是含 37 个碳原子组成的大环内酯乳糖七烯类的抗生素，在其 C-18 上带有一羧基基团。两性霉素 B 与细胞膜上固醇的相互作用主要与其分子结构有关，包括：①氢键，是通过 H∶O 分子在固醇的 3 位羟基与两性霉素 B 的 C-18 位上的羧基形成的，其作用因乳糖中含有氨基基团而加强。有实验表明，若使该处的氨基乙酰化则两性霉素 B 的抗真菌及破坏红细胞的能力均下降，而实际上氨基基团也参与形成氢键。②范德华力：具有由 7 个共轭双键组成其刚性结构的两性霉素 B 与固醇分子间存在范德华力的作用；实验表明，两性霉素 B 对含麦角固醇膜的敏感性较含胆固醇膜的敏感性高，这与在 C-22 处有双键结构的麦角固醇的碱性侧链有关。范德华力的强弱与相互作用的 2 个分子间的距离长短有关。从麦角固醇及胆固醇的化学结构分析可见绝大部分麦角固醇的整个分子为平板状结构，由于胆固醇分子在 C-22 处缺乏双键，平板状结构仅为其多种结构中的一种。有学者认为麦角固醇的平板状结构使其与两性霉素 B 的分子间的接触更容易，即可产生更强的范德华力。因此，范德华力在决定两性霉素 B 与麦角固醇抑或胆固醇间的特异性中起更为重要的作用。固醇分子对调节膜的流动性，维持膜的正常功能起着非常重要的作用；两性霉素 B 与麦角固醇结合，从而使麦角固醇与两性霉素 B 在细胞膜亲脂层中形成二聚体结构，这些二聚体聚集在一起，形成中间为亲水性而外侧为疏水性的孔状结构，且中间亲阳离子，直径约为 0.4nm。但两性霉素 B 与胆固醇作用的结构使其与两性霉素 B 之间的作用较弱，结合在仅含有胆固醇的膜上的两性霉素 B 自身经过头 - 尾聚合形成二聚体结构，而胆固醇并不参与该二聚体结构仍留在膜的亲脂层中，仍起调节膜流动性的作用。

两性霉素 B 与膜上固醇分子的相互作用结果不但使膜的通透性增高，引起细胞代谢紊乱，而且还与两性霉素 B 的氧化作用有关。有实验表明，两性霉素 B 破坏细胞的能力可被胞外自由基清除剂、低氧状态等所抑制，而胞外强氧化剂等的存在能提高其杀灭白念珠菌及原生质体的能力。该实验表明可能是由于膜的通透性增高而自由基等更易渗入细胞内所致。另外，结合在膜上的两性霉素 B 分子可自身氧化形成自由基。

为了减少普通两性霉素 B 制剂的毒性及改善其体内分布特性，人们发明了多种两性霉素 B 脂质制剂（lipid formulations of amphotencin B，LFAmB），主要有如下几种：①两性霉素 B 脂质体（liposomal amphotericin B，L-AmB），是将两性霉素 B 包裹在含带饱和脂肪酸侧链的磷脂和胆固醇的稳定的单层球形结构中；②两性霉素 B 脂质复合物（amphotericin B lipid complex，ABLC），即两性霉素 B 与磷脂复合物构成带状结构；③两性霉素 B 胶体分散剂（amphotericin B colloidal dispersion，ABCD），即两性霉素 B 与胆固醇硫酸酯结合形成小脂质片状物；④国产仿制注射用两性霉素 B 脂质体，需要注意的是，名字虽然极度相似，此脂质体与 L-AmB 工艺并不相同，其内容的脂质体结构有别于 L-AmB，并且使用时的剂量标准 [说明书标注 1 ～ 3mg/（kg · d）] 明显小于上述三种脂质体 [3 ～ 5mg/（kg · d）]。

目前，国际指南推荐在医疗资源丰富地区（欧美等发达国家）使用 L-AmB 作为治疗隐球菌性脑膜炎的首选两性霉素 B 制剂。它的生物学机制较普通两性霉素 B 制剂更为完善。由于改变了药理学的分布而比通常应用的两性霉素 B 胶质颗粒悬液不良反应作用小，稳定性高。因此，临床上将越来越常用 L-AmB。L-AmB 是用双嗜性（亲水性及亲脂性）的氢化大豆磷脂酰胆碱（HSPC）、双脂醇磷酸甘油（DSPG）及胆固醇分子等组成双层结构的脂质体，中央为亲水性，因而两性霉素 B 可存在于其中央。由于两性霉素 B 具有亲脂性，所以它可以与磷脂及胆固醇通过非共价结合于脂质体的疏水层中。两性霉素 B 还可通过电荷间的作用而与脂质体连接，如两性霉素 B 氨基基团与 DSPG 的磷酸根及两性霉素 B 的多烯结构与 DSPG 的氯喹残基等；HSPC 及 DSPG 可增高脂质体的稳定和坚固性，而胆固醇主要用于稳定脂质体并使两性霉素 B 相关的副作用减少，胆固醇的作用与其浓度有关。

（四）两性霉素 B 的作用机制

两性霉素 B 的抗真菌作用机制主要由于两性霉素 B 与真菌细胞膜上的麦角固醇结合，导致真菌细胞膜通透性增高，并产生氧化作用，从而引起真菌死亡。而两性霉素 B 和哺乳动物的细胞的细胞膜中的固醇结合度较低，从而能耐受治疗浓度的两性霉素 B。

有学者根据两性霉素 B 与 L 型细胞的相互作用，将两性霉素 B 的作用分为剂量依赖性的三个阶段：①刺激性阶段。在此阶段，两性霉素 B 对所有类型的细胞，如 L 型细胞、巨噬细胞等的作用效应均为双相性，即在刺激的浓度下（此浓度要比后 2 个阶段所需的浓度低），随着两性霉素 B 的浓度升高，细胞内的 DNA 或 RNA 的产量先增强，随后下降。因此，此阶段不反映细胞的损伤程度。AKR 小鼠的巨噬细胞较 C57BL/6 小鼠的巨噬细胞具有更强的抵抗两性霉素 B 的能力，而两性霉素 B 能刺激前者产生更强的呼吸，这说明细胞的反应受其内源性抗氧化应激能力的影响。对于新型隐球菌，这种影响可能与菌体产生的黑素有关。②穿孔化阶段。当两性霉素 B 浓度增高时，就在真菌细胞膜上与麦角固醇形成二聚体，多个二聚体聚集形成“孔道”结构，从而导致真菌细胞膜的通透性增高，阳离子外漏等。③致死性阶段。当两性霉素 B 浓度进一步增高时，两性霉素 B 可杀死真菌细胞。有学者认为两性霉素 B 使细胞死亡并非单纯由于膜通透性增高所致，可能是由于膜通透性增高引起胞内离子紊乱及其他成分丢失等因素的影响，导致细胞代谢紊乱；且胞外自由基的进入还可进一步加剧细胞内的代谢紊乱，并可使细胞内结构破坏。

L-AmB 除了包含基础的两性霉素 B 外，还有多种形式和化学成分的脂质体。体内及体外研究均表明两性霉素 B 脂质体可在真菌感染部位聚集并发挥抗真菌作用；体外研究表明不含两性霉素 B 的脂质体对真菌无效。总之，两性霉素 B 脂质体的主要有效的抗真菌成分还是两性霉素 B；其抗真菌的机制与两性霉素 B 相关。除了上一段所述的两性霉素 B 作用机制外，两性霉素 B 脂质体的作用机制还包括以下几个方面：①两性霉素 B 结合于两性霉素 B 脂质体内，所以其不易扩散入水溶性介质中；②可以以两性霉素 B 脂质球形态在血液中存在较长的时间；避免了单体导致的肾脏毒性。③两性霉素 B 脂质体主要聚集于感染的组织及细胞；④真菌细胞膜上的麦角固醇等结构与两性霉素 B 亲和力较人体胆固醇高，脂质体中的两性霉素 B 能直接转移至真菌细胞膜上，发挥抗真菌作用。此外避免了更多人体胆固醇和单体的接触导致的肾脏不良反应。

（五）普通两性霉素 B 及其脂质制剂的临床应用

1. 普通两性霉素 B　普通两性霉素 B 的临床注射制剂为两性霉素 B 脱氧胆酸（amphotericin B deoxycholate，AmBd），国外推荐静脉给药的剂量为

0.5 ～ 1.0mg/（kg·d），但由于两性霉素的毒副作用，国内数据显示我国人群更适合低剂量[0.5 ～ 0.7mg/（kg·d）]AmBd。国际常用的AmBd加量方法为：先于30分钟内使用1mg AmBd，若无过敏反应发生，即刻予以输注0.2mg/kg AmBd，后以0.1 ～ 0.2mg/（kg·d）的增量逐日加量至0.5 ～ 1mg/kg。而既往认为我国人群对于AmBd的耐受性普遍较差，故而临床常采取更为谨慎的加量方式和更为保守的维持剂量，因此在我国将AmBd加量至习惯使用的有效剂量（0.5 ～ 0.7mg/kg）常需10日以上，但这样的方式具有一定的局限性。2021年笔者的一项关于AmBd快速加量的研究表明较之传统的AmBd加量方法，应用AmBd快速加量方法治疗隐球菌性脑膜炎可使患者脑脊液隐球菌清除速度更快，住院时间更短，且两组患者发生肝功能异常、肾功能异常、低钾的概率均无显著差异。因此，在一定程度上证明国外的加量方式更为恰当。这可能与普通两性霉素B的制备工艺改进相关，以前的两性霉素B使用时，患者基本都会出现寒战、发热等不良反应，故加量时较为谨慎，而现在制备工艺改良后，国产两性霉素B可以迅速加到治疗量，而不会产生寒战、发热等现象。

关于两性霉素B的使用疗程，国内外均推荐在无不良反应的情况下，至少应用4周。不过2010年美国感染病学会也提到对于治疗失败风险较低的患者（即这些患者确诊较早，不存在未控制的基础疾病或免疫抑制状态，初始2周的抗真菌联合治疗可达到很好的临床疗效），可考虑AmBd联合5-氟胞嘧啶诱导治疗，2周。当使用4周之后患者脑脊液真菌培养仍未呈阴性，则应考虑持续感染的存在，需进一步明确诊断，并进行更大药物剂量和更长时间的再诱导治疗。

此外，AmBd在配制和使用过程中需注意以下事项。该药物几乎不溶于水，脂溶性也不好，口服吸收差，肌内注射对局部的刺激大，所以临床上多采用经静脉缓慢滴注，在静脉滴注过程中还可能会导致静脉炎，要注意相关并发症的防治。为了避免发生沉淀，通常使用葡萄糖配制；为避免氧化，应用时需新鲜配制，24小时内使用，避光、避热保存。

因为AmBd很难通过血脑脊液屏障，脑脊液内的药物浓度较低，所以部分专家推荐鞘内注射两性霉素B，该方法可使脑脊液直接达到较高的抑菌浓度。国内外的相关研究报道，两性霉素B鞘内给药疗效优于静脉给药，并且并发症及不良反应相对较少，可有效清除致病菌。但是也有一些研究报道显示，鞘内注射两性霉素B可能出现化学性脑膜炎、大小便困难、蛛网膜粘连、休克等较严重的不良反应。2018 年我国隐球菌性脑膜炎诊治专家共识指出，鞘内注射不作为常规推荐使用，针对难治性病例，在全身静脉抗真菌治疗失败时，鞘内或脑室内注射可用于补救治疗，但需注意避免并发症的发生。

目前，AmBd 联合 5- 氟胞嘧啶（5-fluorocytosine，5-FC）是治疗隐球菌性脑膜炎诱导期的金标准。5-FC 进入真菌细胞后，可发挥抑制真菌生长的作用（具体内容见下文相关章节）。两性霉素 B 联合 5-FC 治疗隐球菌性脑膜炎可起到协同作用，原因为两性霉素 B 破坏隐球菌细胞膜，有利于 5-FC 深入真菌菌体，减少 5-FC 耐药性的产生，而联合 5-FC 亦可降低两性霉素 B 的使用剂量，进而减轻两性霉素 B 毒性及不良反应。AmBd 也可以和三唑类药物联合使用。既往认为，从药理角度来看，AmBd 作用靶点为真菌细胞膜上的麦角固醇，而唑类药物均是通过抑制麦角固醇的合成发挥抗真菌作用，理论上与 AmBd 联用可能产生拮抗作用。但临床实践上并非如此，与此相反，目前有不少临床证据发现，两者联合使用有更强的抗隐球菌作用。在一项包含 143 例患者的随机研究中，AmBd 与氟康唑联合使用较单用 AmBd 可获得更满意的结果。这可能的解释是，三唑类固然可减少麦角固醇的生成，真菌的细胞膜结构已经有缺陷，但麦角固醇作为真菌细胞膜的重要组成成分不可能被完全抑制，剩余的麦角固醇与 AmBd 结合，形成孔道，对已缺陷的真菌的细胞膜形成更加致命的损害，从而引起真菌的崩解死亡。

2. LFAmB　是指脂质体包被两性霉素 B，这既保留了两性霉素 B 的抗真菌活性，又显著减少了其毒性。如上文所述常见脂质制剂包括：L-AmB、ABCD、ABLC、仿制两性霉素 B 脂质体。

其中 L-AmB 和 ABLC 国际上应用更加广泛，但原研和仿制的 ABLC 目前未在我国上市。L-AmB 于 2023 年 6 月在我国上市。对于 HIV 阴性非移植的 CM 患者，美国传染病协会（Infectious Diseases Society of America，IDSA）推荐无法耐受普通两性霉素 B 的患者，可选择 L-AmB（每日 3 ～ 5mg/kg，静脉给药）或 ABLC（每日 5mg/kg，静脉给药），并且对于治疗失败或高真菌负荷疾病的患者，L-AmB 每日静脉使用剂量可达 6mg/kg。L-AmB 在 3 ～ 5mg/kg 剂量下的抗真菌活性与 AmBd 0.6 ～ 1.0mg/kg 相当。并且在这些标准剂量下，L-AmB 配方比 AmBd 毒性小。考虑到在接受 ABCD 的患者中，输液相关不良事件，如发热、寒战，比接受其他脂质体两性霉素 B 或 AmBd 更常见，因此 ABCD 给药剂量不应超过 3 ～ 4mg/（kg · d）。2016 年德国血液病学会表示，对于血液系统疾病并发隐球菌性脑膜炎患者建议首选 L-AmB，可明显减少不良反应。2013 年的一篇比较两性霉素 B 不同制剂疗效和毒性的综述提到，L-AmB 比常规两性霉素 B 更安全，且疗效至少相当。此外，在 2022 年 6 月 27 日，世界卫生组织（WHO）更新了《成年人、青少年和儿童 HIV 感染者隐球菌病的诊断、预防和管理指南》，此次更新中强烈建议将单次高剂量 L-AmB 作为 HIV 感染者治疗隐球菌脑膜炎的首选诱导方案（L-AmB 10mg/kg+5-FC 100mg/（kg·d）× 14 日 + 氟康唑 1 200mg/d × 14 日）。但 HIV 阴性患者暂无此方案的推荐。

在国内上市的 LFAmB 还包括仿制两性霉素脂质体、ABCD。仿制两性霉素 B 脂质体的用法说明书中推荐为：第 1 日给予仿制两性霉素脂质体 0.1mg/kg，用 5% 葡萄糖液 500ml 稀释后缓慢静脉滴注（滴速 <30 滴 /min），如无毒性反应，剂量逐日递增至维持量 1 ～ 3mg/kg。笔者经验，国人亦难以耐受大于 1mg/（kg·d）的药量，如确要较大剂量使用，务必注意其毒副作用。2004 年，国内学者对仿制两性霉素 B 脂质体的疗效和安全性进行评估，发现仿制两性霉素 B 脂质体和普通两性霉素 B 治疗深部真菌的疗效无明显差异，并且其安全性优于普通的两性霉素 B，不良反应更少。2013 年石松菁等研究验证了小剂量仿制两性霉素脂质体（0.6 ～ 0.8mg/kg）治疗血液系统真菌感染的有效性及安全性。2022 年，笔者对注射用两性霉素 B 脂质体在 CM 中的疗效进行了相关研究，证实仿制两性霉素脂质体治疗中枢神经系统真菌感染的有效性及其可能存在的提高药物血脑屏障透过性的优势。由此可见，对于肾功能较差，而无法价格上无法接受 L-AmB 时，仿制两性霉素脂质体不失为另外一种合适的选择，但目前关于仿制两性霉素脂质体在 HIV 阴性的 CM 患者中的研究还比较少，仍需要更多的数据来验证其抗真菌能力和保护肾功能的优越性。

另外一种国产的 LFAmB 为注射用 ABCD，中文名称为两性霉素 B 胆固醇硫酸酯复合物。2000 年，有文章对 ABCD 的临床疗效和毒性进行综述，指出对于侵袭性曲菌病患者，ABCD 是 AmBd 的有效替代品，并且与 AmBd 相比，其具有更小的肾毒性。近期，国内发表了关于 ABCD 的用药指导原则，指出 ABCD 具有很广的抗菌谱，可用于侵袭性念珠菌病、曲霉菌病和毛霉菌病等，相比普通制剂提高了两性霉素 B 的给药剂量，且具有更好的肾脏安全性和较低的低钾血症发生率。关于 ABCD 有一个不可忽视的问题，就是初期使用 ABCD 时，更常出现以发热、寒战为特点的输液反应。依据笔者的经验，使用 ABCD 注射前使用小剂量激素（如 3 ～ 5mg 的地塞米松静脉滴注），可有效减少输液反应的发生。由于目前关于 ABCD 在 CM 中使用的经验较少，仍需要更多的临床资料来验证。

基于目前 HIV 阴性的 CM 患者的 LFAmB 的治疗数据较少，很难决策哪一种 LFAmB 对治疗 HIV 阴性的 CM 患者更具优越性。并且有研究表明，即使是相同成分的 LFAmB 产品，由于其生产方法不一样，毒性及临床疗效也可能不一样。临床工作中，应根据患者的病情、经济情况、医生的经验、可选择的制剂类型等综合考虑，个体化选择不同的两性霉素 B 制剂。不同两性霉素 B 剂型的简单区分见表 9-1。

表 9-1　不同两性霉素 B 剂型的简单区分表

区分点	传统两性霉素 B	两性霉素 B 脂质制剂		
		ABCD	ABLC	L-AmB
分子结构	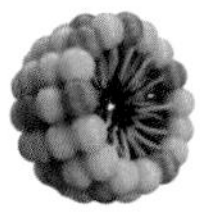 胶束结构； AmB 与脱氧胆酸盐在葡萄糖水溶液中的胶体分散剂型	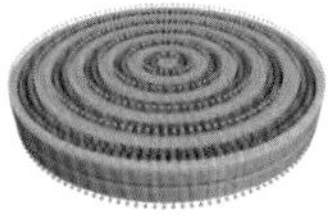 盘状结构； AmB 与胆固醇硫酸酯结合形成	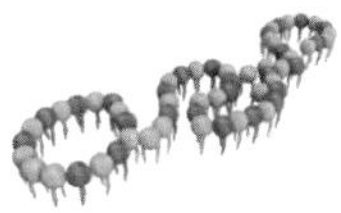 多层带状复合体； AmB 与 DMPC 和 DMPG 悬浮复合体	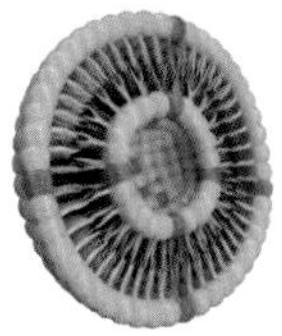 单层球形脂质体； AmB 包裹在由氢化大豆磷脂酰胆碱、胆固醇和 DMPG 组成的脂质体
分子大小 /nm	0.035	122 × 4	1 600 ～ 11 000	80
药理学特性	胶束结构，分子量 <25； 标准给药剂量和半数致死剂量分别为：0.25 ～ 1.0mg/kg 和 2mg/kg； 生物膜形成导致敏感率降低	两性霉素 B 与胆固醇硫酸酯结合形成小脂质片状物	多层带状复合体，分子量 1 600 ～ 11 000； 高分子体积导致血药浓度降低； 治疗及毒性剂量范围广：标准给药剂量和半数致死剂量分别为 1.0 ～ 5.0mg/kg 和 40mg/kg； 脂质结构保留了对生物被膜的抗真菌活性	小球形单层脂质体，分子量 <100；小分子量显著提高药物的血药浓度； 治疗及毒性剂量范围广：标准给药剂量和半数致死剂量分别为 3.0 ～ 5.0mg/kg 和 175mg/kg； 脂质结构保留了对生物被膜的抗真菌活性

续表

区分点	传统两性霉素 B	两性霉素 B 脂质制剂		
		ABCD	ABLC	L-AmB
组织分布	肾 > 肝 > 脾 > 肺；1 周后 20.6% 的药物以原形随尿液排泄，尿路感染优选	肝 ≈ 脾 > 肾 ≈ 肺	脾 > 肝 ≈ 肺 >> 肾	脾 > 肝 >> 肾 ≈ 肺；1 周后 4.5% 的药物以原形随尿液排泄，不用于尿路感染
肾毒性	与肾脏 LDL 受体结合，肾损害大	主要分布在吞噬细胞内，游离药物浓度低，肾毒性小	同 ABCD	与脂质体形成稳定结构，游离浓度低，肾毒性小
输液反应	++	+++	++	+
血钾影响	+++	++	++	+
静脉刺激	易发生	1% ～ 5%	5%	< 1%
剂量爬坡	先以 1 ～ 5mg 或按体重一次 0.02 ～ 0.1mg/kg 静脉给药，以后根据患者耐受情况每日或隔日加 5mg，当增至一次 0.6 ～ 0.7mg/kg 时即可暂停增加剂量，此为一般治疗量，成人最高一日剂量不超过 1mg/kg	第 1 日 50mg，第 2 日 100mg，第 3 日及以后按 3 ～ 4mg/kg 使用，均用 500ml 葡萄糖稀释。静脉滴注第 1 周控制 7 小时以上，第 1 小时 30ml，第 2 小时 45ml，第 3 小时 60ml，第 4 小时达维持量 80ml 至滴完，大概总输液 7.5 小时，1 周后可视情况以缩短输液时间	国内无此药物	原研药：无需爬坡。国产制剂：起始剂量 0.1mg/（kg · d）静脉滴注，第 2 日开始剂量增加 0.25 ～ 0.50mg/（kg · d），剂量逐日递增至维持剂量：1 ～ 3mg/（kg · d）。输液浓度以不大于 0.15mg/ml 为宜

注：+、++、+++ 示反应 / 影响逐渐增强。

（六）两性霉素 B 的副作用及其处理

应用两性霉素 B 制剂时，需要注意其两个突出的副作用：肾毒性和低钾血症。应定期监测患者的肝肾功能及电解质等（笔者的经验：正常者每 3 日检测 1 次，如有异常应每日检测），同时应尽量避免合并应用有肝、肾毒性的药物。氨基糖苷类、抗肿瘤药物、卷曲霉素、多黏菌素类、万古霉素等具有肾毒性药物在与两性霉素 B 同用时可增强其肾毒性。两性霉素 B 容易造成低血钾，使其与其他药物合并使用时可能增加低血钾的风险。与洋地黄苷合用可增强潜在的洋地黄毒性，两者同用时应严密监测血钾浓度和心脏功能。两性霉素 B 诱发的低钾血症可加强神经肌肉阻断药的作用，故合用有神经肌肉阻断药作用的药，如氨基糖苷类、克林霉素、维库溴铵、琥珀酰胆碱等，需监测血钾浓度，密切观察患者肌无力情况。由于可加重两性霉素 B 诱发的低钾血症，一般不推荐肾上腺皮质激素与两性霉素 B 合用，但在出现两性霉素 B 不良反应或免疫重建、患者病情危重时可合用，需监测患者的血钾浓度和心脏功能。

常见的副作用的处理：

1. 肾功能损害　由于两性霉素 B 损害的主要是远端小管，因此可以预计药物浓度在该处是最高的，所以在治疗开始时应该鼓励患者每日饮水 2 000ml 以上，并在每 1 000ml 静脉注射剂中加入 44ml 碳酸氢钠溶液，以维持治疗期间尿液呈碱性，减轻两性霉素 B 对远端肾小管的损伤。国外研究阐明在两性霉素 B 治疗期间，静脉注射生理盐水能够安全有效地阻止其致肾损伤。国外的文献报道两性霉素 B 致肾损伤的治疗药物有保钾利尿药和噻嗪类利尿药。此外，有研究证实两性霉素 B 脂质制剂能够减轻对肾的损害。因此，对于病史中有轻度肾功能不全并发隐球菌性脑膜炎患者，可以根据患者优先选择两性霉素 B 脂质体制剂，并在治疗期间密切观测肾功能的各项指标。

2. 低钾血症　两性霉素 B 引起的低血钾大多因为肾小管酸中毒，而肾小管酸中毒使 K^+ 排泄增多引起低血钾，一般常发生在治疗过程中。有国外文献报道低血钾的发生率为 75% ～ 90%，被认为是剂量依赖性反应。国内有研究表明 L-AmB 致低血钾发生率，明显低于普通两性霉素 B 致低血钾的发生率。L-AmB 在体内各脏器中的浓度分布特点是可能的原因。L-AmB 在体内的浓度依次为脾 > 肝 >> 肾 ≈ 肺，与普通两性霉素 B 的分布（肾 > 肝 > 脾 > 肺）有明显差异。与相同剂量的普通两性霉素 B 相比，L-AmB 在肾内浓度降低约 86%，从而降低对肾脏的不良反应，减少低血钾的发生。即使如此，无论使用何种两性霉素 B 制剂，其使用过程中，都应注意监测血钾水平，每日需静脉或口服补钾 3 ～ 4g。有报道指出停药 5 日后仍可发生严重的低血钾，虽然这种情况极为罕见，但应提醒临床医师在停药后的相当一段时间内，仍应积极观察血钾水平。

3. 肝功能损害　亦不少见，应密切定期监测。在用药过程中，可应用 B 族维生素及维生素 C、肌苷片口服并大量补液，可降低肝功能损害的发生率，减轻肝功能损害的程度。如发生肝功能损伤，可加用护肝药物，通常经过积极处理后，肝功能损害可以被控制在可接受范围内，不需要调整两性霉素 B 的药量。

4. 循环系统不良反应　在临床上应用该药物时应该严密监测心脏的各项指标，控制静滴速度，必要时可加用小剂量血管活性药物。

5. 静脉炎　两性霉素 B 制剂，尤其是普通两性霉素 B，对静脉刺激性较大，外周静脉输注，极容易导致药物相关性静脉炎。为避免此现象的发生，静脉滴注时宜选择深静脉穿刺留置导管，其中推荐使用经外周穿刺中心静脉置管（peripherally inserted central catheter，PICC）。PICC 的特点是使用舒适、可留置时间长、感染概率低。PICC 需要注意的是部分患者置管后静脉血栓形成，应定期检查，及时处理。

（刘君宇　徐晓峰）

三、5- 氟胞嘧啶

5- 氟胞嘧啶（5-fluorocytosine，5-FC）作为抗真菌药物，其发现历史承载着科学探索的精彩历程。这种药物最初是在 1957 年被发现的，当时科学家对抗肿瘤药物 5- 氟尿嘧啶进行了化学转化，意外发现了 5-FC 具有抗真菌活性。5-FC 的化学结构中包含胞嘧啶环和一个氟原子，这种结构使其与真菌细胞内的核酸合成相关酶发生相互作用，从而干扰了真菌细胞的核酸合成。

该药物的作用机制非常精巧而独特。一旦 5-FC 进入真菌细胞内，它被特定酶类催化转化为活性代谢产物。这些代谢产物干扰了胞嘧啶合成的关键步骤，特别是嘧啶核苷酸的生物合成，从而阻碍了真菌的 DNA 和 RNA 的制备和修复。因为只有真菌细胞内含有能将其转化为活性代谢产物的特定酶，所以 5-FC 主要对真菌细胞产生选择性毒性。这种特殊的作用机制赋予了 5-FC 在治疗真菌感染方面独特的优势。5-FC 对隐球菌属和念珠菌属等具有较高抗菌活性，对着色真菌、少数曲霉属有一定抗菌活性，而对其他真菌的抗菌作用均差。5-FC 为抑菌剂，高浓度时具有杀菌作用。它通常被用于对隐球菌病的治疗。由于对 5-FC 原发耐药或继发耐药很普遍，因此，临床上 5-FC 通常与其他抗真菌药合用（常与两性霉素 B 合用）。

5-FC 可通过口服或静脉注射的方式给药（国内多为口服片剂），它是时间依赖性药物，主要的用药方法为每日 4 次口服，或者是每日 2 ～ 3 次的静脉滴注，具有较高的生物利用度。然而，使用 5-FC 可能会引发一些副作用，如恶心、呕吐、腹泻、头痛、皮疹等。个体对药物的耐受性也可能存在差异，部分患者可能对药物产生过敏反应或出现严重的不良反应，需要密切关注。

（一）性状

5-FC 通常呈白色结晶性粉末或结晶固体。它在常温下是稳定的，具有较强的化学稳定性，不易受光、热、湿影响而分解。其溶解性在水中较低，但可以溶于一些有机溶剂如乙醇、甲醇等。这种物理性状使得 5-FC 在药物制备和存储过程中相对稳定，便于制剂制备和药品储存。

（二）药物动力及代谢学

5-FC 在人体内的药物动力学和代谢学涉及其在治疗真菌感染中的吸收、代谢、分布和排泄过程。一旦 5-FC 口服或静脉注射，其快速吸收进入血液循环，快速分布到全身各个组织中，尤其是真菌感染的部位。它与血清蛋白很少结合，加上其分子量低，这可能是其具有优异的渗透性的原因。5-FC 的药代动力学表现为较短的半衰期，大约为 2 ～ 5 小时，但因个体差异而有所不同。药物主要通过肾脏排泄，约 90% 的给药量未经改变便从尿液排出，故其代谢受肾功能影响较大。隐球菌性脑膜炎患者 5-FC 的脑脊液浓度平均为同期血清浓度的 74%。血液透析期间，5-FC 的清除率接近于肌酐。腹膜透析也可清除大量药物。肝功能减退不会影响药物排泄，但肾功能下降可能会对药物排泄产生深远的影响。因此，针对患者的个体差异和身体状况，需要进行剂量调整和监测，以确保 5-FC 在治疗真菌感染时的有效性和安全性。

（三）作用机制

5-FC 的抗真菌作用机制主要涉及药物代谢和活性代谢产物在真菌细胞内的影响。这种药物在治疗真菌感染中发挥作用的方式非常独特，是通过影响真菌细胞内的核酸合成来产生其抗真菌效果。

5-FC 进入真菌细胞后，通过与真菌特有的胞嘧啶脱氨酶作用，转化为其活性代谢产物 5- 氟脱氧尿嘧啶。5- 氟脱氧尿嘧啶发挥其抗真菌活性有两种机制。第一种机制：5-氟脱氧尿嘧啶通过5-氟尿苷一磷酸（FUMP）和5-氟尿苷二磷酸（FUDP）转化为5-氟尿苷三磷酸（FUTP）。FUTP取代尿苷酸被纳入真菌RNA中，这改变了真菌细胞tRNA的氨基酰化，扰乱氨基酸池，抑制了蛋白质合成。第二种机制：5-氟脱氧尿嘧啶的代谢产物磷酸氟代脱氧尿苷是一种有效的竞争性胸腺嘧啶合成酶的抑制剂，这种胸苷酸酯合成酶是DNA生物合成的关键酶，因为胸腺嘧啶合成酶是胸苷酸的关键来源。5-FC通过这两种机制影响干扰了真菌细胞内DNA和RNA的合成与修复。在真菌细胞中，核酸合成是维持生命和繁殖所必需的关键过程。随着DNA和RNA合成受阻，真菌细胞逐渐失去了正常的生物学活性，最终导致了细胞死亡。

（四）剂量和给药

5-FC的给药方式通常为口服或静脉注射。口服给药是最常见的方式，因为5-FC具有较高的口服生物利用度。5-FC的口服制剂，目前在国内市场上可买到主要是500mg的片剂。静脉注射用1%溶液和外用乳膏在文献中有描述。目前，肾功能正常患者的推荐剂量为每6小时25mg/kg。一些病例每日接受的剂量高达200mg/kg。当肌酐清除率为10～50ml/min时，推荐剂量为每12小时25mg/kg；当肌酐清除率小于10ml/min时，推荐剂量是每日25mg/kg。接受血液透析的患者推荐剂量是每日25mg/kg。

（五）血脑屏障通透性

研究表明，口服或静脉注射后，5-FC能够穿过血脑屏障，进入脑脊液，并在脑脊液中形成一定的浓度，为血药浓度的65%～90%。然而，其浓度可能受到多种因素的影响，如药物剂量、给药频率、患者的肝肾功能状态等。

（六）在隐球菌性脑膜炎中的应用

在隐球菌性脑膜炎的治疗中，5-FC单用时容易出现耐药，常被用作联合治疗的一部分。5-FC与其他抗真菌药物的联合应用可产生协同作用，增强疗效，减少治疗过程中产生耐药性的风险。联合使用不同机制的药物可以在多个方面攻击真菌，提高治疗效果。

在国内外指南推荐的隐球菌性脑膜炎治疗方案中，诱导期的经典方案均为两性霉素B联合5-FC，此外5-FC联合其他三唑类药物也可以作为诱导期替代治疗方案。5-FC可抑制真菌嘧啶代谢，抑制核糖核酸、蛋白质合成，与两性霉素B联用时，两性霉素B破坏隐球菌细胞膜，使得5-FC能更多更快地渗入真菌细胞内发挥作用，加速菌体的死亡，从而表现为协同或相加作用。

（七）5-FC 的副作用及其处理

5-FC 最常见的副作用之一是消化系统反应，约 6% 的患者出现胃肠道不耐受，较严重的病例可出现恶心、呕吐、腹泻或腹痛。这些消化道反应通常在治疗早期出现，但随着治疗的持续，这些症状通常会减轻或缓解。然而，某些患者可能会出现严重的消化系统不良反应，包括严重的胃肠道炎症或溃疡，这些情况需要及时处理。另外，5-FC 也可能影响造血系统，约 5% 的患者出现白细胞减少或血小板减少，这可能会增加患者感染和出血的风险，因此治疗期间需要监测血象，及时发现并处理可能的异常情况。另外，有约 5% 的患者报告肝功能异常，表现为肝酶和或胆红素水平升高等症状，尤其对存在肝脏基础疾病的患者，使用 5-FC 期间需特别小心。除了这些常见的副作用之外，还有一些更罕见但严重的副作用需要警惕，例如过敏反应或药物相关性皮疹。过敏反应可能表现为皮疹、荨麻疹、呼吸困难、胸闷等症状，若出现这些情况应立即处理。药物相关性皮疹可能是严重的副作用之一，可能进展为严重的皮肤疾病，例如中毒性表皮坏死松解症或药物斑疹性皮炎，这些情况需要紧急的医疗干预和治疗。本药对肾功能的损害较为少见，但由于其主要通过肾代谢，需要根据肾功能调整用药量，以减少副作用的发生。

常见副作用及其处理：

1. 胃肠道反应　对于 5-FC 引起的轻度消化不适，调整饮食是缓解症状的一种方法。建议患者选择易消化、清淡的食物，并在饭后再服用 5-FC，有助于减少胃肠道不适。若症状较为严重，必要时进行对症支持性治疗，一方面加用药物保护胃黏膜、止吐、解痉等对症治疗，另一方面静脉加强对患者的营养支持治疗。

2. 血液系统　可致白细胞或血小板减少，偶可发生全血细胞减少，骨髓抑制和再生障碍性贫血。5-FC 诱导的个体患者的白细胞减少和血小板减少是剂量依赖性的。每周必须监测 2 次血常规，当白细胞计数或血小板计数趋势低于正常水平时，必须减少剂量。在白细胞减少的情况下，避免接触可能导致感染的环境和人群密集地区。

3. 肾功能损害　肾小球滤过率 > 40ml/（min · 1.73m^2）时，用正常剂量，即 100 ～ 150mg/（kg · d）口服，分 4 次服用；肾小球滤过率在 20 ～ 40ml/（min · 1.73m^2）时，剂量为 50 ～ 100mg/（kg · d）口服，分 2 次服用；肾小球滤过率在 10 ～ < 20ml/（min · 1.73m^2）时，剂量为 25 ～ 50mg/（kg · d）口服，1 次服用；肾小球滤过率 < 10ml/（min · 1.73m^2）时，剂量为 25mg/（kg · 48h）。

4. 肝功能异常　若出现肝酶水平升高，可使用护肝药物，对症处理，必要时可能需要暂停 5-FC，并进行进一步的肝功能监测。生活上，如适当的休息和富含维生素的饮食，也非常重要。

5. 过敏反应和药物相关性皮疹　出现过敏反应或药物相关性皮疹时，需要立即停止 5-FC 的使用，建议使用抗过敏药物，以缓解症状和避免进一步恶化。

（刘君宇　徐晓峰）

四、氟康唑

氟康唑（fluconazole）是一种广谱抗真菌药物，属于三唑类抗真菌药物，被广泛应用于治疗各种真菌感染症。氟康唑为时间依赖性药物，其主要的用法是每日 1 次口服或者进行静脉滴注。用于治疗成年患者的隐球菌性脑膜炎、球孢子菌病、侵袭性念珠菌病、黏膜念珠菌病、口腔卫生或局部治疗效果不佳的慢性萎缩型口腔念珠菌病等，也用于预防免疫受损患者的念珠菌感染，以及预防复发风险高的儿童患者隐球菌性脑膜炎复发。

（一）性状

氟康唑是一种白色至微黄色的结晶性粉末或晶体，无臭或微带特异臭，味苦。氟康唑在甲醇中易溶，在乙醇中溶解，在二氯甲烷、水或醋酸中微溶，在乙醚中不溶。熔点为 137 ～ 141℃。这种药物在水中的溶解度较低，通常需要在生理条件下的酸性环境下进行服用，以提高其溶解度和吸收效率。氟康唑的化学性质使其在不同的制剂中具有一定的特殊性，例如可口服的片剂、口服悬浮液、静脉注射剂等，以适应不同患者和治疗需求。

氟康唑的稳定性较高，但在高温、阳光直射或潮湿环境下容易降解。因此，存储时需要避免这些不利条件。通常建议将氟康唑保存在阴凉干燥处，远离阳光直射，避免暴露于潮湿环境，以确保药物的稳定性和有效性。

（二）作用机制

氟康唑是一种三唑类抗真菌药物，其抗真菌作用机制主要通过抑制真菌细胞色素 P450 依赖的 14-α- 脱甲基化酶而实现。这个酶是合成麦角固醇（一种重要的真菌细胞膜组分）的关键酶。氟康唑结合并抑制了这个酶的活性，干扰了麦角固醇的合成过程，导致真菌细胞膜内麦角固醇含量下降。麦角固醇是真菌细胞膜的重要组成部分，其稳定性对维持细胞膜结构和功能至关重要。因此，麦角固醇合成的干扰导致真菌细胞膜的变化，增加了细胞膜通透性和脆弱性，最终导致真菌死亡。与哺乳动物酶相比，该药物对真菌 P450 去甲基酶的亲和力更高，从而使氟康唑对真菌的杀伤具有相对特异性。氟康唑的抗真菌机制不仅局限于麦角固醇合成的抑制，还可能与直接增强真菌的脂质过氧化作用，导致细胞壁损伤，从而导致了真菌的生长受到抑制和死亡。

（三）药代动力学和代谢学

氟康唑是口服或静脉注射的抗真菌药物，其在人体内的药物动力学和代谢学特性涉及吸收、分布、代谢和排泄过程。口服给药后，氟康唑在胃肠道被吸收，但其生物利用度（即进入循环系统的比例）尚可，约为 80%。进食对其吸收有一定影响，餐后服用可提高其生物利用度，因为食物可提高胃内 pH，提高氟康唑的溶解度。而静脉注射可绕过消化道吸收，直接进入循环系统，达到更高的药物浓度。口服药物时，血浆浓度峰值出现在服用药物 1.5 ～ 2 小时后，药物在服用 7 日后达到稳定状态水平。稳定给药 50mg/d 后，血清浓度峰值达到 2.5mg/L。血清浓度与剂量成比例和线性关系。氟康唑的半衰期为 30 小时，大部分药物经尿液排出。

氟康唑在体内的分布广泛，可以进入组织和体液。氟康唑在痰液中的水平与在血浆中的相当。在尿液浓度约为甚至血浆浓度的 10 倍，因此它是泌尿道真菌感染的有效治疗药物。在脑脊液中，由于血脑屏障的存在，其水平为血浆浓度的 50% ～ 90%，通常可得到满意的中枢神经系统抗真菌治疗效果。

氟康唑在体内主要经肝脏代谢，通过细胞色素 P450 酶系统，特别是 CYP3A4 参与了氟康唑的代谢过程。在肝脏中，氟康唑代谢为多种代谢产物，其中包括代谢活性较强的转化产物。这些代谢产物可能具有不同的抗真菌活性和药理特性，部分代谢产物也可能参与药效作用。另外，氟康唑还可发生肠道代谢，部分经粪便排泄。氟康唑的排泄主要通过肾脏，大约有一半的药物经过尿液排出，其中约 10% ～ 20% 是未代谢的原药物。药物的排泄过程中可能会有少量分子内转化或转运，这些因素都可能影响药物的半衰期。

（四）药物相互作用

在临床上，由于氟康唑代谢受到 CYP450 酶的影响，可能与其他药物发生相互作用，导致药物浓度升高或降低，增加了不良反应的风险。利福平可加速氟康唑的消除，这可能是导致抗真菌药物临床失败的原因之一。氟康唑可增加利福布丁、齐多夫定和环孢霉素的血浆浓度。有研究显示，氟康唑还可增加华法林的半衰期，以及苯妥英和磺脲类药物的血浆浓度，并在某些病例中产生临床后果（分别增加出血、中枢神经系统毒性和低血糖）。因此，在使用氟康唑时，需要慎重考虑患者正在使用的其他药物，避免可能的相互作用。

（五）在隐球菌性脑膜炎中的应用

氟康唑是治疗真菌感染的临床一线用药，具有有效性高、可获得性强和低成本等优点，其被广泛用于治疗隐球菌性脑膜炎。氟康唑可口服或静脉滴注给药。2010 年 IDSA 推荐氟康唑每日 400 ～ 800mg 作为巩固期治疗，继予维持期治疗每日 200mg。另外，因两性霉素 B 缺乏或因药物毒副作用等原因，也可使用氟康唑联合 5-FC 进行诱导期治疗。

对于 HIV 阳性的隐球菌性脑膜炎患者，单用氟康唑进行诱导期治疗，其效果十分不理想，如果可获得多烯类药物，无使用禁忌，且能够进行监测，则不推荐单用氟康唑进行初始治疗。如果单独使用氟康唑，那么应该增加每日剂量。国外一项研究显示氟康唑 1 200mg/d 比 800mg/d 具有更快的杀菌作用，倾向于选择 1 200mg/d 作为起始剂量。

近年来我国 HIV 阴性隐球菌性脑膜炎治疗经验也显示，高剂量氟康唑（600 ～ 800mg/d）具有较好疗效，还可以联合氟胞嘧啶治疗；肾功能不全患者，氟康唑推荐剂量为 400mg/d。国内针对 HIV 阴性及非器官移植的研究表明，当患者病情较重，或二联治疗失败时，应当尽早考虑两性霉素 B+ 氟康唑 + 5-FC 三者的联合治疗。但是当使用大剂量氟康唑治疗时，应当注意其可引起 QT 间期延长，所以这类患者就当进行心电监测，必要时进一步处理。

随着氟康唑的广泛使用，近年来其耐药性不断增加，是复发和持续性感染的主要原因之一。建议在服用氟康唑过程中应当测定最小抑菌浓度（minimal inhibitory concentration，MIC），如果氟康唑 MIC ≥ 16mg/L，或者治疗过程出现 MIC 较前升高至少 3 倍，则需考虑更换其他药物治疗。

（六）氟康唑的副作用及其处理

氟康唑在抗真菌药物中其最重要的优势之一是毒副作用较少。只有在约少数（>10%）的人群中见到轻度至中度的副作用，常见的症状是恶心、呕吐、腹泻、头痛、皮疹、胃部不适等。通常这些副作用在治疗初期出现，并随着治疗的进行逐渐减轻或消失。但对于少数患者，可能会出现更严重的副作用，如肝酶升高、白细胞减少，需要及时处理或调整药物。

常见副作用的处理：

1. 胃肠道不适　若出现恶心、呕吐或腹泻等症状，可以考虑在饭后服药，或者食用易消化的食物，以减轻不适感。如果症状严重，需要减量用药，并采取药物对症治疗，如抗呕吐、止泻药物。

2. 皮肤反应　如出现轻度皮疹或过敏反应，建议使用抗过敏药物来缓解症状。对于严重的皮肤反应，如疹子、瘙痒或水肿，应立即停药并对症处理。

3. 严重副作用的处理

（1）肝功能异常：氟康唑可能导致肝酶水平升高，引起肝功能异常。患者在用药期间应定期监测肝功能指标。如出现明显的肝功能异常，如黄疸、腹部肿胀或血尿等症状，应立即停止用药，并加用护肝药物。

（2）白细胞减少：极少数患者可能出现白细胞减少的情况。对于白细胞减少，建议定期监测血象，如出现可暂停或减少氟康唑的剂量。

（刘君宇　徐晓峰）

五、伏立康唑

伏立康唑（voriconazole）作为新型的抗真菌药物，于 20 世纪 90 年代初由科学家团队在氟康唑的基础上进行结构改造而合成出来，并于 2002 年在美国获得批准上市。相对于氟康唑的窄谱抗真菌作用（主要对念珠菌及隐球菌有效），伏立康唑是一种广谱抗真菌药物，被广泛应用于治疗多种真菌感染。

（一）性状

伏立康唑一般为白色至类白色的晶体粉末或结晶固体。它在常温下是稳定的，在干燥处保存时具有较长的稳定性。化学上，伏立康唑的化学结构包含二氮杂三环核心，结合有多个氟原子。这些结构特征赋予了它抗真菌活性，且使其在体内产生特定的药理学作用。

伏立康唑在常温下是可溶于二甲基亚砜和甲醇的，稍微溶于乙醇，但不溶于水。它的化学性质使得在口服给药时，其生物利用度相对较高，使得伏立康唑可采用口服或静脉注射的方式进行应用。

另外，伏立康唑在储存和使用过程中需要避免光线和高温，因为暴露在光线下可能导致药物的降解，降低其药效。因此，储存时一般选择密封、避光的容器，存放在阴凉干燥处。药物的稳定性也需要在制剂和配制过程中得到充分考虑，以保证药物在有效期内维持良好的药效。

（二）作用机制

伏立康唑是一种二氮杂三环类抗真菌药物，其作用机制主要涉及对真菌细胞膜中麦角固醇的合成抑制。麦角固醇是真菌细胞膜的重要组成成分，而其合成过程依赖于细胞内酶的调控。伏立康唑抑制了真菌中细胞色素 P450 介导的 14-α- 甾醇去甲基化过程，阻止细胞膜重要组成成分麦角固醇的生物合成，从而导致真菌细胞膜内麦角固醇含量降低。这种干预使得真菌细胞膜结构发生变化，增加了细胞膜的通透性和流动性，最终导致了真菌细胞的死亡。

伏立康唑的作用机制不仅仅局限于麦角固醇合成的干扰，有研究报道其可诱导机体产生核因子 κB、Toll 样受体 2 及肿瘤坏死因子 α 等，起到间接调节免疫的作用，但具体机制目前尚不清楚。

（三）药代动力学和代谢学

伏立康唑的药代动力学因患者自身病理特点、基因多态性以及联合用药情况的不同而存在一定的个体差异。一般健康受试者口服后，伏立康唑可被迅速吸收，约 1 ～ 2 小时药物达到峰浓度，药物清除半衰期为 6 小时。该药的药代动力学呈非线性，研究显示与食物同服时，其生物利用度下降，一般推荐伏立康唑在餐前或餐后 1 小时服用。本药的生物利用度较高，相对生物利用度可达 90%；主要在肝脏代谢，经由细胞色素 P450 同工酶清除。经过代谢后，形成两种主要的代谢产物，即 N- 氧化物和 N- 甲基代谢物。这些代谢产物不具备抗真菌活性。由于伏立康唑在体内经历较为显著的一级代谢，它的生物利用度受到肝脏代谢的影响较大，因此在药物的代谢动力学中，肝脏状况和细胞色素 450 酶的活性水平可能对伏立康唑的药效和安全性产生重要影响。儿童及青少年的清除率较成年人高。代谢物主要经尿液排出，少于 2% 药物以原型排出。

需要注意的是，伏立康唑的药代动力学表现出一定的非线性特征。在常规的剂量下，伏立康唑的血药浓度和给药剂量就可表现为非线性相关。这意味着当剂量增加时，药物在体内的浓度并不按比例增加。通常情况下，随着给药剂量的增加，伏立康唑的血浆浓度升高得相对较少。

这种非线性特征可能归因于伏立康唑在体内经历的饱和效应。在给药剂量较大或连续给药时，肝脏的代谢酶系统可能会饱和，导致药物代谢速率的不再线性增加。由于伏立康唑的非线性药代动力学，个体患者对于相同剂量的反应可能存在差异。这也表明在治疗中需要考虑到个体化的剂量调整，以达到更好的治疗效果，并尽量避免药物浓度过高或过低导致的不良反应或治疗效果不佳的情况。

由于伏立康唑的非线性特征，药物浓度监测（therapeutic drug monitoring，TDM）对于一些情况下的临床应用非常重要。TDM 可以帮助评估患者体内的伏立康唑浓度，确保在治疗过程中维持在有效的治疗范围内。这对于需要更精确调整剂量的特殊患者群体、存在肝功能异常、需要联合用药或存在药物相互作用的患者尤其重要。通过定期监测血药浓度，医生可以根据个体患者的情况调整伏立康唑的剂量，以保证治疗效果的最大化，并减少不良反应的发生。

（四）药物相互作用

伏立康唑通过细胞色素 P450 同工酶代谢，包括 CYP2C19 和 CYP3A4，因此这些同工酶的抑制剂或诱导剂可以分别增高或降低伏立康唑的血药浓度。与此同时，伏立康唑也可通过竞争抑制 CYP2C19 和 CYP3A4 等酶的活性，改变其他药物的血药浓度。例如，许多降压药（如地高辛、氨氯地平等）、抗癫痫药物（如卡马西平、苯妥英等）、免疫抑制剂（如环孢素、他克莫司等）由于也依赖于 P450 同工酶代谢，在与伏立康唑合用时，血药浓度可能会增加，由此可能导致药物毒性作用增加，增加不良反应的风险。另外，伏立康唑也可能与其他药物发生相互作用，导致其代谢或排泄发生改变。例如，苯妥英、环孢素等药物可能增加伏立康唑的血浆浓度，而利福平等可能降低伏立康唑的血浆浓度。这些相互作用可能导致治疗效果降低或不良反应的风险增加。

因此，在伏立康唑治疗期间，特别是对于正在接受其他药物治疗的患者，应慎重考虑药物相互作用的可能性。在决定联合用药时，需要谨慎评估风险和益处，并根据患者的具体情况调整剂量或选择其他治疗方案。在可能发生相互作用的情况下，监测药物的血浆浓度，可以帮助评估治疗效果和不良反应风险，有助于调整治疗方案。

（五）体内分布

伏立康唑在人体内的分布受到其药理学特性的影响，其中包括药物的蛋白结合率、组织亲和性等因素。

首先，伏立康唑在与血液中血浆蛋白结合率约 58%，稳态浓度下伏立康唑的分布容积为 4.6L/kg，提示本品在组织中广泛分布。其次，伏立康唑在体内的分布也受到组织对药物的亲和性影响。伏立康唑在组织中的分布相对广泛，尤其是在肝、肺、肾、脾等组织中存在较高的药物浓度。这可能与药物在这些组织中的亲和性、脂溶性等因素有关。特别值得注意的是，伏立康唑可分布于中枢神经系统。多项药代动力学研究表明，伏立康唑在脑脊液和脑组织中有很好的穿透力，中位穿透率为 46% ～ 64%。

（六）在隐球菌性脑膜炎中的应用

研究表明，伏立康唑与氟康唑相比有更高的亲脂性，并与外排转运蛋白相互作用，有助于伏立康唑在大脑等组织中的分布。已在体外试验和动物试验中证实，伏立康唑有抗隐球菌分离菌株的活性。不少研究发现，伏立康唑对氟康唑耐药的菌株也有良好的抑制作用。有研究用伊曲康唑和伏立康唑对 50 株临床分离的氟康唑敏感或耐药的新型隐球菌进行体外药敏试验。结果显示，与伊曲康唑相比，伏立康唑对于氟康唑易感剂量依赖性菌株和氟康唑耐药菌株更有效。来自美国及非洲国家临床株的体外药敏试验显示，对氟康唑 MIC_{90}>16mg/L 的临床株，几乎全部（99%）对伏立康唑敏感，且 MIC_{90} 均≤ 1mg/L。在一项动物研究中，给予隐球菌感染小鼠模型伏立康唑后，小鼠存活时间显著延长。在另一项动物研究中，与单纯两性霉素脂质体对照组相比，试验组应用两性霉素 B 脂质体联合伏立康唑可更好地减轻小鼠脑内的真菌负担。

综上所述，隐球菌对伏立康唑敏感，暂无耐伏立康唑的报道，另外伏立康唑与氟康唑无交叉耐药，临床上耐氟康唑或标准化治疗失败或难治性隐球菌性脑膜炎患者，伏立康唑可作为较好的替代氟康唑的方案。

（七）毒副作用及其处理

伏立康唑相对氟康唑，副作用更常见，但大都在可接受的范围，是一种相对安全的抗真菌药物。常见不良反应主要包括视觉障碍、皮肤反应、肝肾功能损害及神经系统症状等。

1. 视觉障碍　临床试验中，大约 30% 的患者曾出现过视物模糊、畏光、绿视症、色视症、色盲、蓝视症、黄视症、虹视、夜盲、振动幻觉、闪光幻觉、闪光暗点、视觉灵敏度减退、视野缺损、玻璃体飞蛾症。视觉障碍呈一过性，可以完全恢复。大多数在 60 分钟内自行缓解，未见有临床意义的长期视觉反应。视觉障碍可能与较高的血药浓度和 / 或剂量有关。伏立康唑所导致的视觉障碍不会破坏视网膜和视觉皮质，这种不良反应通常是可逆的，症状一般出现在初始用药 1 周内，随着改变用法和用量（停药、静脉给药更换为口服给药、降低剂量等），症状可减轻或者消失；同时联用氟喹诺酮类药物时，视觉幻觉易发，应避免联合应用。

2. 皮肤反应　伏立康唑治疗组发生皮肤反应者也较为常见。这些皮肤不良事件的发生机制仍不清楚。但通常这些患者还患有其他严重的基础疾病，需要同时接受多种治疗。临床试验中，与伏立康唑有关的皮疹发生率为 6%（86/1 493）。大多数的皮疹为轻到中度，对症处理即可。也有极少数患者出现严重皮肤不良反应，包括 Stevens-Johnson 综合征、中毒性表皮溶解坏死和多形红斑。一旦患者出现皮疹，必须进行严密观察，若皮损加重，则必须停药，请皮肤专科进一步处理。亦有光过敏的报道，光敏反应在长期治疗的患者中较为多见，表现为接触阳光较多的地方，如面、颈部皮肤黝黑。建议伏立康唑治疗期间避免强烈的日光直射。

3. 肾功能损害　静脉用伏立康唑中含有磺丁倍他环湖精钠，研究显示此物质的堆积可引起尿道上皮细胞空泡变性，造成肾脏损害；当中度到重度肾功能损害（肌清除率 <50ml/min）时，磺丁倍他环湖精钠更容易蓄积，此时不能选择静脉制剂，可以选择口服制剂。除非应用静脉制剂的利大于弊，这些患者静脉给药时必须密切监测血清肌酐水平，如有异常增高应考虑改为口服制剂给药，伏立康唑可通过血液透析而被清除，但一般接受血液透析的患者无须调整剂量。

4. 肝功能损害　建议在临床使用伏立康唑治疗时应注意监测患者肝功能，以防发生更严重的肝脏损害。如果临床症状体征与肝病发展相一致，应考虑停药。急性肝功能不全患者无须调整用药，但轻到中度肝硬化（肝功能 Child-Pugh 分级为 A 级或 B 级）患者在接受伏立康唑治疗时，维持剂量应减半；有严重肝病的患者不宜使用伏立康唑。

5. 神经系统的不良事件　表现为急性脑综合征、激动、静坐不能、健忘，对症处理即可。

（刘君宇　徐晓峰）

六、伊曲康唑

伊曲康唑（itraconazole）是一种广谱抗真菌药物，其发现与开发始于 20 世纪 80 年代，为首次合成的三环酮类抗真菌药，于 1992 年获得美国 FDA 批准上市。伊曲康唑的研发旨在提供更广泛的抗真菌谱，尤其是对其他药物产生耐药性的真菌。伊曲康唑展现出广谱的抗真菌活性，包括对多种真菌和酵母感染的有效控制。它对一些常见的念珠菌科和皮肤癣菌科等真菌表现出显著的抑制作用。此外，伊曲康唑还对一些严重的真菌感染，如曲霉菌属和组织胞浆菌属等引起的疾病有较好的疗效。

（一）性状和物化特性

伊曲康唑呈白色至类白色的结晶性粉末，通常在常温下为固体，分子式为 $C_{35}H_{38}Cl_{2}N_{8}O_{4}$，它包含一个氮杂环戊二烯酮环和多个环结构，这些结构为其抗真菌活性提供了基础。伊曲康唑在水中的溶解度较低，因此口服剂型通常采用胶囊的形式，以确保药物在胃肠道中的适当溶解和吸收。此外，伊曲康唑在一些有机溶剂中溶解性较好，这为其在制备注射剂等制剂时提供了可能性。伊曲康唑在避光、干燥的条件下相对稳定，但在高温、湿度等不良储存条件下容易分解。因此，生产、储存和使用时需要注意避免不适当的环境条件，以确保药物的稳定性和有效性。

（二）药物代谢学和动力学

伊曲康唑的药物代谢主要发生在肝脏。它通过细胞色素 P450（CYP450）酶系统代谢，特别是 CYP3A4 同工酶。伊曲康唑在体内经历多种代谢反应，其中包括氧化、去甲基化、羟基化等。其中一个主要的代谢产物是羟基伊曲康唑，这个代谢产物的抗真菌活性也被认为对伊曲康唑的整体抗真菌效果起到了一定的贡献。其终末半衰期 1 ～ 1.5 日，主要在肝脏代谢，代谢产物主要从胆汁和尿液中排出。由于伊曲康唑的代谢主要发生在肝脏，因此有肝脏疾病的患者可能需要调整药物剂量，以避免药物在体内积聚或过快代谢，从而影响疗效或增加副作用的风险。

伊曲康唑是新一代三唑类广谱抗真菌药物，口服后在正常胃酸环境中吸收良好，尤其在就餐时或餐后短期内服用可达最佳生物利用度，不宜空腹或伴随抗酸药或 H2 受体拮抗药服用。口服 3 ～ 4 小时后血药浓度达高峰。在体内分布广泛，脂溶性强，在脂肪组织、皮肤、指（趾）甲、子宫内膜、宫颈与阴道黏膜、肺、肾、肝、脾、骨骼、肌肉中浓度比血浆中高出数倍。近年来国外还开发了口服溶液剂和静脉注射剂，进一步提高了其吸收度和生物利用度。该药的血浆蛋白结合率高达 99.8%，仅 0.2% 以游离形式存在，故脑脊液中含量低。

（三）作用机制

伊曲康唑的作用机制是高选择性地抑制真菌细胞色素 P450 依赖的羊毛甾醇 14- 脱甲基酶的活性，造成 14- 甲基甾醇的聚积，使真菌细胞内的麦角固醇的合成受阻，导致真菌细胞膜损伤进而死亡。虽然伊曲康唑难以通过血脑屏障，在脑脊液中的浓度较低，脑脊液浓度小于或等于血浆浓度的 0.2%。但临床观察伊曲康唑治疗隐球菌性脑膜炎确实有效，这与伊曲康唑具有高度亲脂性，易于在脑膜中聚集并穿透脑膜从而抑制脑膜本身的真菌性炎症有关。隐球菌性脑膜炎治疗成功的关键在于感染位置的药物浓度，虽然脑脊液中伊曲康唑含量低，但在脑膜浓度较高，足以起到治疗作用。

（四）药物相互作用

伊曲康唑通过 CYP450 酶系统，特别是 CYP3A4 同工酶代谢，与其他药物之间可能发生相互作用，这些相互作用可能对药物的代谢、疗效或不良反应产生影响。以下是伊曲康唑常见的药物相互作用：

1. CYP3A4 代谢酶抑制剂　伊曲康唑是 CYP3A4 的强力抑制剂，与其他药物共同使用时可能增加这些药物在体内的浓度，从而增加其毒性或不良反应的风险。与西咪替丁、氯硝西泮、环孢素等药物共用时，需要谨慎监测药物浓度，并考虑调整剂量。

2. CYP3A4 代谢酶诱导剂　与 CYP3A4 诱导剂（如利福平、利巴韦林等）共同使用可能减少伊曲康唑在体内的浓度，降低药效，因此在联合使用时需要考虑调整伊曲康唑的剂量。

3. 心血管药物　伊曲康唑可能增强多巴胺、氨苯蝶啶等心血管药物的药效，导致心律失常等不良反应。与此类药物共同使用时需要密切监测心血管效应。

4. 抗癫痫药物　伊曲康唑可能减少卡马西平等抗癫痫药物的代谢，增加其在体内的浓度，提高毒性风险。

5. 其他药物　伊曲康唑也可能与许多其他药物发生相互作用，例如华法林、苯妥英钠、地高辛等，影响其在体内的代谢或效果，因此在联合使用时需慎重考虑。

（五）在隐球菌性脑膜炎中的应用

综合国外文献及国内临床用药经验，伊曲康唑不仅可防止隐球菌性脑膜炎复发，而且可用于隐球菌性脑膜炎的早期治疗及难治性隐球菌性脑膜炎治疗。单用伊曲康唑的疗效并不优于两性霉素 B+5- 氟胞嘧啶方案；伊曲康唑 +5- 氟胞嘧啶联用方案疗效也不优于两性霉素 B+5- 氟胞嘧啶方案，但其依从性甚佳，并有协同性，可在患者无法耐受两性霉素 B 的情况下应用。而两性霉素 B+5- 氟胞嘧啶 + 伊曲康唑三药联用则疗效较两性霉素 B+5- 氟胞嘧啶方案好，不仅可明显缩短治疗的总疗程，减少两性霉素 B 的用量，降低低血钾，肝、肾功能损害，发热，贫血，静脉炎等不良反应的发生率，患者治疗的顺从性大为增加,还可缩短脑脊液转阴的时间,提高治愈率,防止复发。伊曲康唑费用相对低廉,口服方便,有利于患者出院后在家继续用药以巩固疗效。对于伊曲康唑应用时间的长短应视患者病情轻重及机体免疫力而定,国外目前也未有关于伊曲康唑治疗的明确方案。

(六)毒副作用

伊曲康唑在临床应用中表现出良好的安全性,临床上常见的不良反应为恶心、上腹疼等消化道症状,多为一过性,在停药或对症治疗后能够缓解。对伊曲康唑过敏的患者禁用,对于肝病患者应慎重用药。伊曲康唑对肝酶的影响较轻,但仍应警惕发生肝损害,已有发生肝衰竭死亡病例的报道。还可出现恶心及其他胃肠道反应、低钾血症和水肿。此外,伊曲康唑有一定的心脏毒性,已有发生充血性心力衰竭甚至死亡的报道。

伊曲康唑的不良反应发生率一般随剂量的增加和疗程的延长而增加。因此,临床应严格按规定剂量和疗程用药。对于在正常剂量时出现的不良反应须权衡利弊后决定是否继续用药,如患者能耐受则可继续用药,并同时采取对症保护性治疗措施。若出现不能耐受的不良反应则立即停药,患者出现神经系统不良反应时也应终止治疗。伊曲康唑大剂量或长期治疗时应定期进行肝功能检查,一旦出现异常应进行对症及保肝治疗(如使用葡萄糖醛酸内酯、多种维生素及皮质激素等)。对于治疗期间出现的低钾血症、水肿和高血压等可以使用钾盐、利尿剂和抗高血压药对症治疗或减少剂量。

(刘君宇　徐晓峰)

七、艾沙康唑

艾沙康唑(isavuconazonium)是广谱三唑类药物,具有抗酵母菌、二态真菌和霉菌的活性,具有良好的安全性和可预测的药代动力学。患者通常对艾沙康唑的耐受性良好,药物间相互作用较少。临床试验发现,它在侵袭性曲霉病方面不劣于伏立康唑,是毛霉菌病挽救治疗的替代疗法,适用于侵袭性念珠菌病的降级治疗。艾沙康唑因兼顾良好的疗效和安全性、口服剂型生物利用度高、药物相互作用少以及良好的中枢穿透率等一系列优点,有望成为侵袭性真菌病的治疗与预防的新的替代选择,尤其适合免疫功能低下患者及脏器功能不全的患者。

（一）性状

本品为白色至黄色块状物。化学上，艾沙康唑特殊的侧臂结构，[N-（3-乙酰氧基丙基）-N-甲基氨基]-羧甲基基团侧链，可使三唑环定向与真菌 CYP51 蛋白的结合袋接合，从而赋予其较广的抗真菌谱，包括对唑类（如伊曲康唑、伏立康唑和泊沙康唑）耐药的真菌等均具有良好的抗菌活性。艾沙康唑是一种水溶性前药，可通过静脉滴注给药或作为胶囊口服给药。

（二）作用机制

艾沙康唑通过抑制细胞色素 P450 依赖性酶羊毛甾醇 14-α-脱甲基酶（该酶负责将羊毛甾醇转变为麦角固醇）来阻断真菌细胞膜关键成分麦角固醇的合成。这导致细胞膜中甲基化甾醇前体累积和麦角固醇损耗，进而弱化真菌细胞膜的结构和功能。哺乳动物细胞的去甲基化对艾沙康唑的抑制作用较不敏感。

艾沙康唑具有潜在的耐药性。与其他唑类抗真菌药一样，艾沙康唑的耐药机制可能是多种机制所致，其中包括靶基因 *CYP51* 的突变。观察到耐药真菌固醇曲线变化和外排泵活性提高，但尚不清楚这些结果与临床的相关性。体外和动物研究显示：艾沙康唑和其他唑类具有交叉耐药性。交叉耐药与临床结果的相关性尚未得到充分证实，但是以往接受过唑类药物治疗的患者可能需要采用其他抗真菌治疗。

（三）药代动力学和药效学

艾沙康唑是硫酸艾沙康唑铵的活性成分，硫酸艾沙康唑是一种水溶性三唑类前体，可口服或静脉注射。该药物分布量大，大部分（约 98%）与蛋白质结合。生物利用度很高，接近 98%，口服和静脉内给药可使用相同剂量。与其他三唑类药物不同，艾沙康唑的吸收不受食物摄入、胃酸抑制药物或黏膜炎的影响。既往研究证明，艾沙康唑静脉注射或口服制剂的药代动力学遵循剂量依赖性药代动力学，在健康受试者中变异性最小。静脉注射或口服制剂最大血浆浓度分别出现在给药后 1 小时和 2 ～ 3 小时。艾沙康唑可广泛分布于大多数组织，包括脑、肝、肺和骨骼。支持人类脑渗透的临床数据有限，仅有艾沙康唑成功治疗真菌性中枢神经系统感染的病例报告。在大鼠模型中研究了单剂量和每日剂量艾沙康唑的组织分布，发现可组织快速渗透。VITAL 和 SECURE 试验显示，在确诊的侵袭性真菌病患者中，药代动力学相似，受试者内变异性小，谷水平分布窄。肾衰竭患者的谷水平也是类似的结果。目前，欧洲白血病感染会议指南和美国传染病协会曲霉病指南均指出艾沙康唑不需要常规治疗药物监测。但也有研究指出，肥胖、<18 岁或中度肝衰竭患者可能需要进行治疗药物监测。临床上需要根据患者的个体情况而定。

（四）药物相互作用和不良事件

总体而言，与唑类其他药物相比，艾沙康唑耐受性良好，具有良好的耐受性。最常报告的副作用包括恶心、呕吐和腹泻。症状通常不严重，达不到需要停止治疗的程度。艾沙康唑可发生肝毒性，治疗期间应监测肝酶。总体而言，与其他常用的三唑类药物相比，这种情况的发生概率较小及程度较轻。在 SECURE 试验中，艾沙康唑组的药物相关肝毒性发生率低于伏立康唑组（2% *vs.* 10%）。

与其他三唑类药物可导致 QT 间期延长相比，艾沙康唑可导致剂量依赖性 QT 缩短。一篇评估 26 例成年患者 QT 间期变化的论文发现，24 例患者的平均 QT 间期减少 7.4% ± 5.8%。除了家族性 QT 缩短综合征患者应避免使用艾沙康唑外，QT 间期缩短的临床意义尚不清楚。

艾沙康唑是 CYP3A4 的底物，应避免与其他抑制或诱导该酶的药物合用。可导致艾沙康唑水平升高的抑制剂包括酮康唑和大剂量利托那韦，可导致艾沙康唑水平降低的诱导剂包括长效巴比妥类药物、利福平和卡马西平。艾沙康唑作为底物可竞争性抑制 CYP3A4，是其中度抑制剂，由此可使同样需要经过 CYP3A4 代谢的药物，如西罗莫司、他克莫司、环孢素和地高辛等的血药浓度升高。Van Kieu 等人评估了接受艾沙康唑的造血干细胞移植中他克莫司 / 西罗莫司的水平，发现浓度 / 剂量比适度增加。如果与艾沙康唑同时使用，应监测这些药物的血清水平。

因此，在艾沙康唑治疗期间，特别是对于正在接受其他药物治疗的患者，应慎重考虑药物相互作用的可能性。在决定联合用药时，需要谨慎评估风险和益处，并根据患者的具体情况调整剂量或选择其他治疗方案。在可能发生相互作用的情况下，监测药物的血浆浓度，可以帮助评估治疗效果和不良反应风险，有助于调整治疗方案。

（五）体内分布

艾沙康唑在人体内的分布受到其药理学特性的影响，其中包括药物的蛋白结合率、组织亲和性等因素。艾沙康唑在体内分布广泛，平均稳态分布容积约为 450L。艾沙康唑与人血浆蛋白高度结合（> 99%），其中主要与白蛋白结合。艾沙康唑广泛分布在几乎所有组织中，尤其是在脑组织、肺、肝、肾等组织中存在较高的药物浓度。特别值得注意的是，多项药代动力学研究表明，艾沙康唑在中枢神经系统中对脑脊液和脑组织中有很好的穿透力。

（六）在隐球菌性脑膜炎中的应用

研究表明艾沙康唑在多种中枢神经系统真菌感染中表现出临床疗效，艾沙康唑耐受性良好，其安全性高。体内外临床研究验证了其广谱和高效的抗真菌活性，并表明它可能是目前难治性侵袭性真菌病的升级、补救、替代治疗的三唑类药物。由于其上市时间过短，目前在 CM 的治疗中仍缺乏大规模高证据级别的研究，需要进一步研究总结其在 CM 中的应用。

（徐晓峰）

八、其他治疗隐球菌性脑膜炎的药物

（一）泊沙康唑

泊沙康唑（posaconazole）是一种广谱抗真菌药物，属于三唑酮类抑制剂，于 2006 年获得美国 FDA 批准上市。泊沙康唑的诞生源于对三唑酮类抗真菌药物的深入研究，旨在提供更有效、更广泛的抗真菌治疗选择。

通过深入了解真菌细胞壁的生物合成途径，科学家们设计并合成了泊沙康唑，它包括一个含有氮杂环的五唑环，这是其抗真菌活性的基础。药物的主要作用机制是通过抑制真菌的细胞壁麦角酮合成途径，干扰真菌细胞膜的构建，最终导致真菌的生长受阻。

泊沙康唑的吸收受到食物摄入的影响，最好与高脂餐一同服用以提高生物利用度。药物主要经过肝脏代谢，主要通过 UDP 葡萄糖醛酸转移酶代谢，并且是 P- 糖蛋白的底物和抑制剂。如需与该代谢途径的抑制剂或诱导剂联用，应加强泊沙康唑血药浓度监测。泊沙康唑对 CYP3A4 同工酶有抑制作用，建议尽量避免泊沙康唑与经 CYP3A4 代谢的药物联用，无法避免联用时，应减少联用药物剂量，并严密监测联用药物血药浓度和不良反应。

泊沙康唑的抗菌谱较伊曲康唑和伏立康唑更广，对曲霉属真菌、毛霉目真菌、念珠菌、隐球菌及一些少见真菌均有较好抗菌活性，主要用于治疗对其他抗真菌药物产生耐药性的真菌感染。

泊沙康唑一般来说是相对安全的，但在使用过程中仍可能出现一些副作用。常见的包括恶心、呕吐、腹泻、水电解质紊乱、粒细胞减少。少数患者可出现过敏反应、心律失常（QT 间期延长）、肝毒性，需要严密观察，减量或停药，积极对症处理。

目前国内的泊沙康唑有口服混悬剂、片剂和注射剂等三种剂型。其中混悬液的使用受到可饱和吸收的限制，导致高度可变的生物利用度和药物暴露。生物利用度还受到食物、胃酸和胃肠运动的影响。使用口服混悬液时，建议与高脂膳食（牛奶、肉类）或酸性碳酸饮料同服，以促进泊沙康唑的吸收。片剂显著改善了药代动力学，在临床上不受这些因素的影响。泊沙康唑也有注射剂型。使用针剂时，建议尽量使用经外周静脉穿刺中心静脉置管给药。需要注意的是，泊沙康唑注射液辅料中也如伏立康唑一样，含有磺丁基倍他环糊精钠，中度或重度肾功能不全患者使用时，可能会进一步加重肾功能损伤。

有动物实验的结果显示，泊沙康唑与两性霉素 B 联用，可以促进两性霉素 B 在脑组织中的分布，从而改善对隐球菌性脑膜炎的治疗效果。潜在的机制可能与泊沙康唑竞争性结合血浆蛋白使游离两性霉素 B 增加有关。在隐球菌性脑膜炎的治疗中，诱导期或巩固期，泊沙康唑通常以 400mg 口服剂型的方式每日 2 次给药。在维持治疗，剂量可能会减少到每日 200mg，以预防隐球菌性脑膜炎的复发。

（二）特比萘芬

特比萘芬（terbinafine）是一种广谱抗真菌药物，属于酮类抑制剂，广泛用于治疗真菌感染，尤其是皮肤、指甲和趾甲等部位的真菌感染。特比萘芬最早于 20 世纪 80 年代研发，并于 1991 年获得美国 FDA 批准上市。它的分子结构包括一个脂溶性的萘环和一个酮基。药物主要通过干扰真菌的细胞膜麦角酮的合成来发挥作用。特比萘芬通过抑制麦角酮合成酶，阻断了麦角酮的合成，导致真菌细胞膜的不稳定性和死亡。

特比萘芬主要用于治疗由皮肤真菌引起的感染，包括白念珠菌感染、皮肤念珠菌感染、指 / 趾甲真菌感染等。它也被广泛应用于治疗足癣、体癣等表浅真菌感染。特比萘芬治疗甲真菌病的真菌治愈率优于伊曲康唑，且肝功能异常的发生率低于伊曲康唑。有研究发现特比萘芬与氟康唑联用时，对烟曲霉菌、土曲霉菌和黄曲霉菌表现协同作用。此外，唑类药物还能增加特比萘芬胞浆内浓度，延迟代谢，体外实验未发现其拮抗作用，故这两类药合用有良好的临床治疗价值，特别是可用于耐药菌感染的治疗。特比萘芬的局部制剂适用于一些浅表真菌感染，而口服制剂则用于更严重的感染或涉及深层组织的病例。有个案报道特比萘芬可以用于肺隐球菌病的治疗。但目前尚无临床应用的文献报道。但其在隐球菌性脑膜炎的应用有待继续深入研究和考证。

（三）其他有争议药物

此外，最近有报道，抗抑郁药舍曲林有增强抑菌的作用，但2019年发表的一项在HIV相关隐球菌性脑膜炎患者中开展的临床试验表明，舍曲林作为辅助抗真菌治疗，并没有改善生存或微生物预后。

棘白菌素类抗真菌药可阻断真菌细胞壁中β-d-葡聚糖的合成，从而起到杀菌的作用。有许多体外实验证实氟康唑与棘白菌素类药物联用，可增强抗真菌活性，但棘白菌素类药物对隐球菌没有体内活性，并且目前尚无临床应用的文献报道。

（刘君宇　徐晓峰）

九、隐球菌性脑膜炎的治疗方案

患者免疫的状态、感染部位、抗真菌药物的毒性和基础疾病均是影响隐球菌病治疗成功的关键因素，因此对于隐球菌性脑膜炎（cryptococcal meningitis，CM）患者来说，考虑宿主的免疫状态、病程、颅内压、药物的资源及耐受性、致病菌种等因素，从而进行分型分期治疗是一件十分必要的事情。在国外，CM主要与人类免疫缺陷病毒（human immunodeficiency virus，HIV）感染相关，而在我国，约2/3的CM是HIV阴性感染的患者。因此，本部分重点讨论综合国内外指南的意见，结合笔者用药经验推荐的治疗方案（表9-2），治疗流程见图9-2。

新型隐球菌和格特型隐球菌是引起人类感染的两种主要致病性隐球菌。新型隐球菌被认为是HIV感染者的条件致病菌，其宿主的免疫功能缺陷，常易引起致命的暴发型脑膜脑炎，尤其在HIV阳性患者中；而格特型隐球菌被认为是原发致病菌，宿主的免疫功能正常，多发生于HIV阴性患者中。与世界上其他地区不同，我国报道的新型隐球菌感染病例绝大多数发生于HIV阴性患者，所以新型隐球菌性脑膜炎是临床关注的重点。

表 9-2　HIV 阴性患者新型隐球菌性脑膜炎抗真菌药物治疗方案*

病程	抗真菌药物		疗程
	首选	替代	
诱导期	两性霉素 B [0.5 ～ 0.7mg/(kg·d)]+ 5- 氟胞嘧啶 [100mg/(kg·d)]	两性霉素 B 脂质体 [3 ～ 5mg/(kg·d)]+ 5- 氟胞嘧啶 [100mg/(kg·d)] 两性霉素 B[0.5 ～ 0.7mg/(kg·d)]+ 氟康唑(400mg/d) 氟康唑(600 ～ 800mg/d),或联合 5- 氟胞嘧啶 [100mg/(kg·d)] 伏立康唑(第 1 日负荷剂量 6mg/kg,每 12 小时 1 次;第 2 日 4mg/kg,每 12 小时 1 次),或联合 5- 氟胞嘧啶 [100mg/(kg·d)]	≥ 4 周
巩固期	氟康唑(600 ～ 800mg/d),或联合 5- 氟胞嘧啶 [100mg/(kg·d)]	伏立康唑片(200mg,每 12 小时 1 次),或联合 5- 氟胞嘧啶 [100mg/(kg·d)]	6 ～ 8 周
维持期	氟康唑(200mg/d)	伏立康唑片(200mg/d)	6 ～ 12 个月

注:* 本表为综合国内外指南的意见,结合笔者科室用药经验推荐的方案。

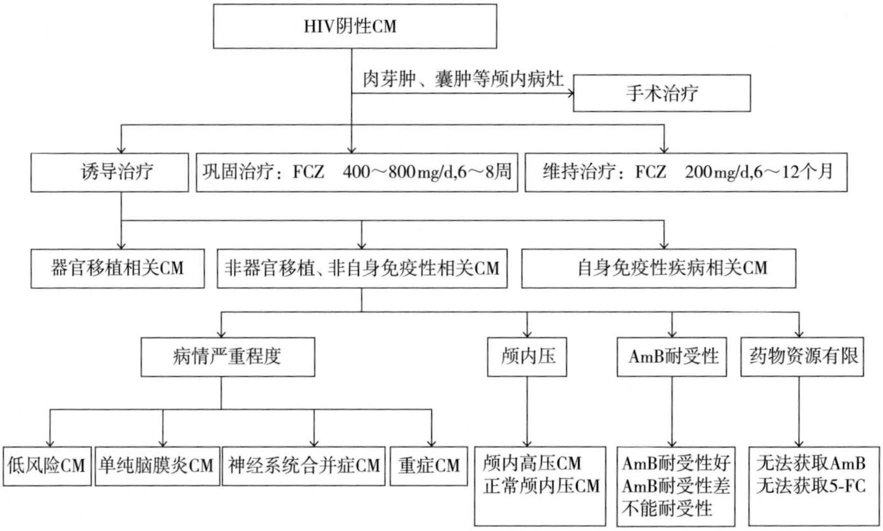

图 9-2　HIV 阴性 CM 的临床治疗流程

FCZ,氟康唑;AmB,两性霉素 B;5-FC,5- 氟胞嘧啶。

（一）HIV 阴性患者的新型隐球菌性脑膜炎治疗方案

1. 诱导期治疗　对于非器官移植、非自身免疫性相关的 CM 患者诱导期的治疗，2010 年美国感染病学会（Infectious Diseases Society of America，IDSA）和 2018 年我国《隐球菌性脑膜炎诊治专家共识》推荐，首选两性霉素 B+5- 氟胞嘧啶 [100mg/（kg·d）] 治疗，但在两性霉素 B 的剂量和疗程上，两者存在部分差异。这里所指的两性霉素 B 是普通剂型的两性霉素 B 脱氧胆酸盐（AmB deoxycholate，AmBd）。IDSA 推荐 AmBd[0.7 ～ 1.0mg/（kg·d）] 至少 4 周，而对于治疗失败风险较低的患者（即这些患者确诊较早，没有未控制的基础疾病或免疫抑制状态，初始 2 周的抗真菌联合治疗的临床疗效很好），考虑 AmBd 联合 5- 氟胞嘧啶诱导治疗仅 2 周，而国内则建议低剂量 AmBd[0.5 ～ 0.7mg/（kg·d）] 无论治疗风险程度如何均要求疗程至少 4 周。在 2001 年开展的一项大规模多中心的回顾性研究中，绝大多数 HIV 阴性隐球菌性脑膜炎患者采用低剂量 AmBd[<0.7mg/（kg·d）] 联合 5- 氟胞嘧啶治疗 2 周，继而进入巩固期治疗，其有效率高达 84%。还有些国内外研究认为，降低 CM 诱导期 AmBd 的使用剂量不但不降低其疗效，且临床使用的安全性可能更高。在不影响疗效的情况下，考虑到 AmBd 慢性剂量累积相关不良反应，主要包括肝功能不全、肾功能不全及水电解质紊乱等，低剂量 AmBd（0.5 ～ 0.7mg/kg）似乎更加适合国人的体质。而关于诱导期疗程上的差异，部分原因是多数医疗机构有个 AmBd 逐渐加量至有效剂量的爬坡过程，长者需 10 日以上，这可能是不恰当的，因为两性霉素 B 的杀菌作用，呈浓度依赖性，爬坡过程效果差，延误治疗。当然这有历史的原因，早期的 AmBd 杂质较多，极易发生输液反应。现在，随着生产工艺的改进，AmBd 的输液反应极大地减少了。笔者的经验是首日即可使用到 0.5mg/kg，视患者反应可再加量至 0.7mg/kg，这使得患者脑脊液（cerebrospinal fluid，CSF）隐球菌清除速度更快，住院时间更短，且患者发生肝功能异常、肾功能异常、低钾的概率与逐渐加量比无明显差异。在达到足量的两性霉素 B（0.5 ～ 0.7mg/kg）的情况下，应当结合患者临床症状和体征，CSF 隐球菌涂片和培养，头部 MR 以及对两性霉素 B 的耐受情况，对患者进行风险评估选择合适的诱导期疗程。

对于无法耐受两性霉素 B，且易发生肾功能受损的患者，2010 年 IDSA 推荐将 AmBd 逐更换为脂质制剂，目前已获批并应用于临床的脂质制剂包括：两性霉素 B 脂质体（liposomal amphotericin B，L-AmB）、两性霉素 B 脂质复合物（amphotericin B lipid complex，ABLC）、两性霉素 B 胶体分散体（amphotericin

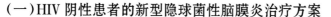

B colloidal dispersion，ABCD）和仿制两性霉素 B 脂质体。L-AmB 也存在一定肾毒性，患者在用药过程中仍需要注意发生急性肾损伤（acute kidney injury，AKI）的风险。

如果 AmBd 及其脂质制剂不能获得或仍有禁忌，替代方案是将两性霉素 B 更换为唑类药物。由于氟康唑具有有效性高、可获得性好和成本低等优点，被广泛用于治疗 CM。对于无法获取两性霉素 B 的地区来说，氟康唑是一种合适的选择。国内指南建议采用高剂量氟康唑（600 ～ 800mg/d）+5- 氟胞嘧啶 [100mg/（kg·d）] 治疗作为首选的唑类联合方案。但氟康唑的广泛使用导致耐药菌的数量不断增加，可导致持续感染或复发。伏立康唑是一种较新的广谱唑类，具有良好的 CSF 穿透性，可作为氟康唑的替代治疗方案，特别是氟康唑治疗失败的患者。伏立康唑可选择静脉滴注（第 1 日负荷剂量每次 6mg/kg，每 12 小时 1 次；第 2 日起维持剂量每次 4mg/kg，每 12 小时 1 次），但对于肾功能不全患者（内生肌酐清除率 <50ml/min）不推荐使用静脉滴注，因其佐剂中存在损害肾功能的成分，这时可使用口服剂型。另外伊曲康唑也可选择，但伊曲康唑在 CSF 中浓度很低，其作为隐球菌性脑膜脑炎初始治疗药物的经验非常有限，仅用于其他药物缺乏或治疗失败时。

在 5- 氟胞嘧啶缺乏或存在禁忌的情况下，两性霉素 B+ 氟康唑联合使用较单用两性霉素 B 的治疗效果更好，这在一项包含 143 例 CM 的随机试验中得到验证。有国外研究提出，两性霉素 B+ 高剂量氟康唑联用（600 ～ 800mg/d），效果优于两性霉素 B 单用或两性霉素 B+ 低剂量氟康唑联用（400mg/d），且 3 组在毒性反应和不良反应方面均无显著差异。但国内外相关指南尚未纳入该方案。

国内外除了对首选方案两性霉素 B（普通剂型 AmBd）+5- 氟胞嘧啶的疗程存在争议外，其他诱导期方案都是至少 4 周。当 4 周的诱导期结束时，应根据患者的症状及体征、头部影像学、腰穿压力及 CSF 生化常规、真菌负荷，特别是 CSF 中真菌的培养结果等进行综合评估，以指导下一步治疗。对于合并神经系统并发症的患者，考虑延长诱导治疗时间至 6 周，而对于真菌培养阳性者应区分是复发还是持续感染，需进行时间更长、药物剂量更大的再诱导治疗。近年来，国内针对 HIV 阴性及非器官移植的研究表明，当患者病情较重，或二联治疗失败时，应当尽早考虑 AmBd+ 氟康唑 +5- 氟胞嘧啶三者的联合治疗，或将 AmBd 换用效能更高的 L-AmB。有文献报道鞘内或脑室内注射两性霉素 B 联合静脉抗真菌疗效高于仅用静脉治疗，但考虑到可能发生的严重并发症，鞘内或脑室内注射这一给药方式需谨慎。

对于器官移植相关 CM，考虑到 AmBd 存在肾毒性风险，故在肾移植受者中应谨慎使用，不推荐 AmBd 作为肾移植患者的一线治疗。一级推荐是 L-AmB（3 ～ 4mg/kg）或 ABLC（5mg/kg）+5- 氟胞嘧啶（每日 100mg/kg，分 4 次给药）诱导治疗至少 2 周。此外，当确诊 CM 时，免疫抑制剂应在临床症状许可的情况下序贯或逐步减量，并且应优先考虑减少皮质类固醇的剂量。在一项关于器官移植相关 CM 的研究中提到，在治疗严重隐球菌病期间应谨慎减少免疫抑制剂的剂量，先进行皮质类固醇减量，再进行钙调磷酸酶抑制剂减量（如环孢素 A、他克莫司），可能是更合适的，因为停用后者可能会导致免疫重建炎性样综合征的发生。另外，系统性红斑狼疮或其他自身免疫性患者由于遗传和内在免疫异常，或使用糖皮质激素和免疫抑制剂，对常见和机会性感染的易感性增加，罹患 CM 并不是一件罕见的事情。国内外的指南均未专门提及自身免疫性疾病相关 CM 的抗真菌治疗方案，在无药物禁忌证的条件下可参照非器官移植、非自身免疫性相关 CM 患者的方案，但对于服用免疫制剂的患者，对免疫抑制剂的管理也应在临床条件许可的情况下逐步减少免疫抑制剂的量，并且也应首先考虑减少皮质类固醇的剂量。

在诱导期治疗期间，除了有效的抗菌药物外，CM 并发症或者合并症的防治、药物副反应监测、重症患者的护理等都是 CM 患者治疗成功的关键。在治疗早期，许多 CM 患者 CSF 压力明显增高，而且部分患者表现为持续性和无法控制的颅内高压（定义为 CSF 开放压力 >250mmH_2O），这可能与 CSF 中的高真菌负荷有关，CSF 压力升高与发病率和死亡率增加有关，因此及时有效控制颅内压，改善临床症状，可为抗真菌治疗的成功赢得足够的时间。即使是在有效的抗真菌治疗的情况下，也要警惕免疫重建炎性综合征（包括免疫重建炎性样综合征和感染后炎性反应综合征）、复发和持续感染等并发症的发生。另外，在诱导期用药物期间，由于两性霉素 B 和 5- 氟胞嘧啶的不良反应相对较多，尤其是肾毒性和肝毒性，且应注意到两性霉素 B 不良反应与累积剂量相关，应当密切监测血常规、肾功能、电解质。同时还应每周至少进行 1 次腰椎穿刺术，以明确患者的真菌负荷。最后，大部分 CM 患者呈慢性发病，在诊断前症状可长达数月，并且抗真菌治疗疗程长，部分中枢神经系统感染可同时伴发肺部或其他部位播散性感染，因此需要重视 CM 患者合并症的管理、营养支持和重症患者的护理等。

2. 巩固期治疗　IDSA（2010 年）和我国专家共识（2018 年）均推荐氟康

唑作为巩固期治疗的方案。IDSA 推荐氟康唑的剂量范围为 600 ～ 800mg/d，若患者肾功能正常，推荐剂量为 800mg/d；我国专家共识同样指出高剂量氟康唑（600 ～ 800mg/d）具有较好疗效，此外氟康唑还可以联合 5- 氟胞嘧啶治疗；肾功能不全患者，氟康唑推荐剂量为 400mg/d。疗程方面，IDSA 推荐治疗 8 周后即可将氟康唑减量至 200mg/d，从而进入维持期。我国专家共识推荐巩固期疗程≥ 6 周，无明确的巩固期结束时间，且后未续以维持期。

3. 维持期治疗　我国专家共识没有推荐 HIV 阴性患者继续维持期的治疗，但是提到有免疫功能低下、基础疾病、CSF 隐球菌涂片持续阳性、隐球菌荚膜抗原检测持续高滴度，以及磁共振成像显示脑实质有异常病灶者，疗程均宜相应延长。总疗程通常 10 周以上，长者可达 1 ～ 2 年，甚至更长。而结合国内外文献报道，CM 患者的治疗周期通常较长。且复发多是由于抗真菌治疗（剂量和 / 或时间）不充分，复发出现时间较晚，可晚至 165 日后。所以笔者建议更倾向于遵循 2010 年 IDSA 的推荐方案，诱导和巩固治疗后继以维持期治疗，即使用氟康唑 [每日 200mg（3mg/kg），口服] 治疗 6 ～ 12 个月。

4. 其他治疗　在上述诱导期治疗时，应强调 CM 并发症或者合并症的防治、药物副反应监测、重症患者的护理等。这种情况其实是贯彻整个 CM 治疗周期，只是相较于诱导期，巩固期和维持期患者的病情相对稳定，但对相关的监测和防治仍不可掉以轻心。对患者进行 CM 相关的健康宣教，定期返院复查，以及定期进行 CSF 隐球菌的监测，非常重要。同时应注意药物使用过程中的毒副作用及用药相关并发症，定期进行必要的检验和影像学检查，发现异常及时处理。

（二）HIV 阴性患者的格特型隐球菌性脑膜炎治疗方案

我国 2018 年的专家共识并没有专门提及格特型隐球菌性脑膜炎的治疗方案，但实际上，格特型隐球菌性脑膜炎的治疗方案与新型隐球菌性脑膜炎是有所区别的。在 HIV 阴性个体中，与新型隐球菌感染相比，格特型隐球菌颅内感染可导致更多的神经系统并发症，对治疗的反应延迟，以及需要更多的神经外科干预。因此，格特型隐球菌引起的 CNS 隐球菌病的治疗应根据脑部 CT 的表现来决定，CT 表现可分为无异常（仅有脑膜炎；仍然是最常见的表现）；脑膜炎伴有多个环状增强病灶；与急性脓肿类似的单个团块病变（CSF 可能正常）；或伴有脑室扩张的脑积水和脑膜炎。大的单个团块病变的格特型隐球菌性脑膜炎，常常因疑似脓肿而行外科手术切除后再被确诊，这些患者对短期抗真菌治疗的反应较未行外科手术切除的患者好。2022 年，笔者对格特型隐球菌性脑膜炎和新型隐球菌性脑膜炎患者的特征及预后进行比较，同样验证了格特型隐球菌性脑膜炎合并神经系统并发症更为常见，但目前关于HIV阴性格特型隐球菌性脑膜炎治疗方法的数据仍欠缺。IDSA指出在抗真菌药物的选择上，格特型隐球菌性脑膜炎诱导期、巩固期和抑制期治疗的方案与新型隐球菌治疗方案相似。

（覃榜娥　江滢　彭福华）

十、激素在隐球菌性脑膜炎中的应用

（一）临床实践指南对激素应用的提示

目前隐球菌病患者，主要包括：新诊断的HIV感染患者；不断增长的、接受大剂量皮质类固醇或单克隆抗体和/或其他免疫抑制剂治疗的患者；以及其他方面"正常"的患者。激素的应用已明确是隐球菌病的高危因素之一。在当前的器官移植时代，80%～90%的患者在发生隐球菌病时正在接受皮质类固醇治疗。此外，绝大部分合并隐球菌病的移植受者所使用的免疫抑制方案包括钙调磷酸酶抑制剂（如他克莫司、环孢素和西罗莫司），因此需要考虑药物与药物之间的相互作用。对于器官移植的隐球菌病患者，应序贯或逐步减少免疫抑制剂的使用，早期先谨慎地减少皮质类固醇，并在考虑减少钙调神经磷酸酶抑制剂之前先停用麦考酚酯，因为钙调神经磷酸酶抑制剂具有直接的抗隐球菌活性。

在治疗隐球菌性脑膜炎引起的一系列并发症时，激素也发挥着不可替代的作用。当严重的免疫重建炎症反应综合征（IRIS）或感染后炎症反应综合征（PIIRS）发生时，需要使用抗炎药物治疗以防止进一步的损伤。研究证实，即使在HIV感染的患者中，只要病毒载量得到控制，皮质类固醇可在有限的时期内安全使用。同时，对于隐球菌瘤伴周围明显水肿的患者，尤其是存在神经系统症状的患者，可考虑试用皮质类固醇治疗。如果皮质类固醇应用的过程中，尤其是对于隐球菌瘤对抗真菌治疗反应不佳的患者，应逐渐减少剂量，避免因类固醇撤除过快而引起的"反跳性"IRIS或PIIRS现象。此外，指南认为对于颅内高压的患者，激素对于降低颅内压无明显作用，应当避免使用。

（二）HIV阳性患者激素的应用

HIV阳性隐球菌性脑膜炎患者发生IRIS时，可使用皮质类固醇以减轻体内过度的炎症反应，理论上糖皮质激素仅在培养确定阴性的患者中使用，但是在某些临床上高度怀疑 IRIS 且严重危及生命的患者可以立即使用。如果对治疗性腰穿没有好的疗效反应，就需要考虑应用糖皮质激素 [泼尼松 1mg/(kg·d) 口服，或地塞米松静脉注射] 治疗。

长程递减剂量的糖皮质激素疗法可用来治疗隐球菌病相关的 IRIS。根据一些初步数据，在出现严重器官功能障碍、其他危及生命的情况或中枢神经系统表现的 T 细胞重建相关 IRIS 时，6 ～ 8 周内使用递减剂量的糖皮质类固醇是一个合理的选择。目前对 IRIS 疑似患者的做法是在等待真菌培养结果的同时，给予止痛药并在腰椎穿刺术（LP）后增加氟康唑的剂量。当脑脊液培养阳性时，两性霉素 B 再诱导至少 5 ～ 7 日和随后应用氟康唑 8 周的巩固期及后面的维持期治疗。对于培养阴性的疑似 IRIS 患者，给予止痛药并控制颅内高压（intracranial hypertension，ICH）。如果脑脊液有炎症性改变，并且患者的病情没有通过上述所有措施得到改善，或者在危及生命的情况下，可以使用反复的腰穿及应用类固醇来治疗 ICH。

在隐球菌性脑膜炎发病的初始治疗中，大剂量使用皮质类固醇与真菌清除率下降、临床治疗失败和早期死亡密切相关。一项泰国的随机试验发现，初始治疗期间在 110 例 HIV 感染患者中有 41 例使用了大剂量皮质类固醇，所有接受大剂量类固醇治疗的患者，未观察到明显获益，事实上，死亡和病情恶化更多见于使用皮质类固醇的患者。一项 2016 年发表在《新英格兰医学杂志》的临床试验发现，相比于安慰剂组，接受了地塞米松治疗的患者 10 周死亡率和 6 个月死亡率更高，脑脊液真菌清除更慢，功能障碍患者的百分比更高且临床不良事件更为常见。这种现象可能被感染的病理过程所解释。在高效抗逆转录病毒治疗（HAART）出现之前，在尸检时对这些患者进行了许多神经病理学检查并且在蛛网膜下腔和血管周围腔隙，特别是基底节中发现了大量微生物，而在这些部位或大脑其他部位没有任何炎症反应，“脑膜炎”可能实际上是一个误称。这些观察结果在当时其他中心的许多描述中也得到了证实，因此，糖皮质激素对急性细菌性脑膜炎患者的有益作用，而在隐球菌性脑膜炎没有炎症的情况下，糖皮质激素并没有靶点。

（三）HIV 阴性患者激素的应用

皮质类固醇治疗 HIV 阴性患者 IRIS 样综合征或 PIIRS 的疗效是较为肯定的。一项美国的研究发现，一名有 PIIRS 的 HIV 阴性患者在接受皮质类固醇治疗后，MRI 扫描显示脑水肿有所减轻。笔者报道了一例 HIV 阴性老年男性患者，在抗真菌治疗 4 个月后出现了 PIIRS，予以皮质类固醇治疗 2 个月其临床症状得到缓解，而在去除皮质类固醇治疗的第 2 日该患者病情再次恶化，再次应用皮质类固醇后症状得以完全缓解。因此，应用皮质类固醇持续 2 个月可能还不足以治疗 PIIRS。在另一项研究中，研究者对 8 位 HIV 阴性的 PIIRS 患者采用皮质类固醇挽救治疗（CST）——即使用泼尼松（60 ～ 90mg/d）或甲泼尼龙（1g/d）或地塞米松（12 ～ 15mg/d）诱导，然后使用口服泼尼松（20mg/d）维持治疗。CST 持续时间为 1 ～ 27 个月（中位数为 8 个月），在最后一次随访时有两名患者仍在治疗中。在 CST 治疗过程中或结束后，患者的神经功能、mRS 评分、GCS 评分以及颅内压均得到明显改善。当出现持续恶化的异常精神状态和 / 或大脑成像显示炎症性病灶时开始使用地塞米松治疗，地塞米松的平均初始每日剂量为 12mg，随后递减，在平均约 2 日（1 ～ 14 日）时间后就可观察到地塞米松相关的临床反应。此外，皮质类固醇还能降低 PIIRS 患者发热的发生率，且在治疗 1 个月后 PIIRS 患者有更好的 mRS 评分。

综上所述，激素在隐球菌性脑膜炎治疗中是非常重要的一种辅助药物。对于 IRIS、PIIRS 和隐球菌瘤伴周围明显水肿的患者，应当考虑使用激素治疗。

（袁大森　江滢）

十一、隐球菌性脑膜炎的中药治疗

中药作为我国传统医学的一部分，有着悠久的研究历史。现代药理学研究表明，多种中药具有广泛的生物活性，其中不乏有抗真菌活性较强的中药。利用中药中的有效抗真菌活性成分，制成抗真菌制剂，或者通过多味中药的配伍协同作用治疗隐球菌性脑膜炎，成为可行性措施。

（一）抗隐球菌中药

抗真菌药物的发展比较缓慢，类别少，随着真菌耐药性的出现，可选择的余地就更少。中药具有来源广、多靶点、较少出现耐药性等优点，因此寻找发现潜在的抗真菌中药是非常具有现实意义的。

大多数中药抗真菌效应的发现多是来源于体外真菌药敏试验，评定指标为最小抑菌浓度（MIC）。研究表明，五倍子和诃子乙醇提取物具有很好的体外抗隐球菌作用，MIC 为 3.9μg/ml，黄连和月季花体外抗隐球菌的 MIC 为

7.8μg/ml，效果较前两者稍弱。博落回的 MIC 为 15.625μg/ml，丁香、羊蹄的 MIC 为 31.25μg/ml，黎芦和粉萆薢为 62.5μg/ml。也有其他研究表明知母、七叶一枝花、黄芩、大黄显示出较强的体外抑菌作用，但不同的研究结果出入较大，需要进一步确认。

中药的这些抗真菌活性主要源自其含有抗真菌作用的有效化合物，且对于隐球菌的抑制作用具有不同的药理机制。如厚朴酚是通过阻断菌体的氧化磷酸化途径实现抗真菌作用，而双酚化合物松果醇可以直接导致真菌的质膜损伤，促使其形成巨型单层囊泡。芒果中提取的马格诺洛尔通过诱导脂肪酸β氧化激活 MAPK 信号，达到抑制真菌生长的目的。此外，还有诸多研究传统植物有效的抗真菌单体，有着各种各样的抗真菌机制，但绝大多数均是通过体外实验得出的结论，目前可研发为药物的产品多为外用药膏，用于治疗隐球菌引起的皮肤感染。

遗憾的是，较少有研究证实抗隐球菌活性的中药及其单体在体内同样具有抗隐球菌的作用，且无单味中药治疗隐球菌性脑膜炎的相关基础及临床研究的报道。

（二）中药复方在隐球菌性脑膜炎治疗中的应用

江西省胸科医院神经内科在应用常规的隐球菌抗真菌治疗方案［两性霉素 B 联合 5- 氟胞嘧啶诱导治疗至少 4 ～ 8 周，氟康唑（400 ～ 800mg/d）巩固治疗 8 ～ 10 周，氟康唑（200mg/d）维持治疗 12 个月］的同时，使用中药参芪合剂（金银花 20g、黄芩 15g、黄芪 30g、苦参 15g、蛇床子 30g）口服辅助治疗 HIV 阴性的隐球菌性脑膜炎患者，同时注意对症处理颅内高压及防止低钾，结果发现与无中药组（单纯抗真菌组）相比，中药组在治疗 60 日后脑脊液内的隐球菌计数更低，Th1 相关的细胞因子水平更高，具有较好的疗效。参芪合剂可以辅助抗真菌药清除隐球菌的机制被认为与增强保护性的细胞免疫如 Th1 及 Th17 的免疫反应，促进免疫系统抗真菌能力有关，而不是直接在体内抑制真菌的繁殖。但此观点缺乏更多的实验证据的支持。

另外有个案报道，醒脑静注射液（30ml/d）和脉络宁注射液（4ml/d）可用于隐球菌性脑膜炎的辅助治疗，醒脑静具有开窍醒神，熄风止痉；脉络宁具有补益肝肾，增强免疫功能，减轻氟康唑不良反应的作用。由于是个案报道，并无多方证据支持，因此仅供参考。

中药抗隐球菌是一个尚未涉深且有待开拓的治疗领域和研究方向，大部分对于中药粗提取物和单体化合物的研究均基于体外实验，并发现了一些具有抗真菌治疗潜力的药物，但对于药效如何在体内起效，以及如何透过血脑屏障干预中枢神经系统的真菌感染，则缺乏相关的实验证据。对于中药治疗中枢神经系统隐球菌感染，未来更多的挑战则是倾向于全面的药效学、新型制剂、微生物毒理学、提高脑生物利用度方面的研究，新的药理技术如分子对接预测药物新的作用靶点，小分子化合物的结构修饰用以提高药效和生物利用度，药物 - 微生物 - 蛋白代谢组学分析药物如何干预宿主与微生物之间的免疫互作，各种前沿技术将会在该领域得到更广泛的应用，从而大大提升抗隐球菌中药新药诞生的可能性。此外，基于辨证论治的中药传统复方对于深部真菌感染的辅助治疗，尤其是在调节免疫、缓解炎症反应、防治并发症方面，也有相当大的挖掘空间。

（王翼洁）

参考文献

[1] 杨露，刘君宇，徐晓峰，等．两性霉素 B 脂质体治疗隐球菌性脑膜炎药物浓度及其与疗效关系的研究 [J]. 热带医学杂志，2022，22(3):312-316、321.

[2] 李航，李小静，潘炜华，等．伏立康唑在新型隐球菌性脑膜炎的应用进展 [J]. 世界临床药物，2020，41(5):338-341.

[3] HOUST J，SPIZEK J，HAVLICEK V. Antifungal drugs [J]. Metabolites，2020，10(3):106.

[4] VERMES A，GUCHELAAR H J，DANKERT J. Flucytosine: A review of its pharmacology，clinical indications，pharmacokinetics，toxicity and drug interactions [J].J Antimicrob Chemother，2000，46(2): 171-179.

[5] FIRACATIVE C.Invasive fungal disease in humans: are we aware of the real impact? [J].Mem Inst Oswaldo Cruz，2020，41:e200430.

[6] ELLSEORTH M，OSTROSKY-ZEICHNER L.Isavuconazole: Mechanism of Action，Clinical Efficacy，and Resistance [J]. J Fungi(Basel)，2020，6(4):324.

[7] ZHANG T，SHEN Y，FENG S.Clinical research advances of isavuconazole in the treatment of invasive fungal diseases [J].Front Cell Infect Microbiol，2022，12:1049959.

[8] YANG M，CHENG L，DAI Q，et al. A novel Cryptococcal meningitis

therapy: The combination of amphotericin B and posaconazole promotes the distribution of amphotericin B in the brain tissue [J]. Biomed Res Int, 2020, 2020:8878158.

[9] 覃榜娥，刘佳，彭福华，等．隐球菌脑膜炎患者感染后炎性反应综合征 [J]. 中华神经科杂志，2021，54(11):1198-1202.

[10] 杨露，刘佳，江滢，等．两性霉素 B 快速加量治疗隐球菌性脑膜炎疗效和安全性分析 [J]. 中国神经精神疾病杂志，2021，47(6):348-354.

[11] SU XH, LI WP, LIU JY, et al. Comparison of features and outcomes between HIV-negative patients with Cryptococcus gattii meningitis and Cryptococcus neoformans meningitis in South China [J]. Mycoses, 2022, 65(9):887-896.

[12] LIU J Y, LIU J, QIN B E, et al. Post-infectious inflammatory response syndrome in an HIV-negative immunocompetent elderly patient with cryptococcal meningitis: A case report and literature review [J]. Front Immunol, 2022, 13:823021.

[13] LIU J, LI M, GAN Z Q, et al.Postinfectious inflammatory response syndrome in HIV-uninfected and nontransplant men after cryptococcal meningitis [J]. Future Microbiol, 2020, 15:613-621.

[14] YAN Y F, YANG C J, SHANG X F, et al. Bioassay-guided isolation of two antifungal compounds from Magnolia officinalis, and the mechanism of action of honokiol [J]. Pesticide Biochemistry and Physiology, 2020, 170:104705.

第十章　隐球菌性脑膜并发症的处理

一、隐球菌性脑膜炎持续感染及复发的处理

(一)定义

2010 年美国感染病学会(Infectious Diseases Society of America, IDSA)指南给出了隐球菌性脑膜炎持续感染(persistent infection)及复发(relapse)的大致定义。持续感染的定义是指在确定有效剂量的抗真菌治疗(以多烯类药物为核心)4 周后,脑脊液(cerebrospinal fluid, CSF)培养的持续阳性。复发是指经过有效的抗真菌治疗,CSF 培养已经转为阴性后,再次出现培养阳性,且感染的症状和体征在消失后又再次出现。而在给予有效抗真菌药物及有效剂量治疗 4 周后 CSF 培养持续阳性可考虑持续感染。

但在临床工作中两者难以诊断和区分。因为抗原滴度的改变、墨汁染色结果阳性,以及异常的 CSF 常规及生化表现不足以诊断微生物学复发,CSF 的培养仍是诊断隐球菌微生物学复发的金标准。不过,隐球菌荚膜多糖抗原阳性提示隐球菌感染,滴度的高低提示疾病的严重程度。还有研究表明,CSF 中抗原滴度有助于判断 HIV 感染的隐球菌性脑膜炎患者预后。这说明在接受有效抗菌治疗后如果抗原滴度有升高,需要注意复发的可能。当真菌负担低下时,患者往往因症状不明显而拒绝做腰椎穿刺术,或者长期治疗难以坚持定期随访,使用医生无法获知是否仍有 CSF 隐球菌培养阳性的结果。此外,CSF 培养需要时间,部分经抗真菌治疗后的患者,最迟可在 3 周后才开始生长。

在无法获得患者 CSF 培养的情况下,患者症状和体征再次出现,还要考虑机体出现免疫异常导致的综合征可能,即第五章提及的免疫重建炎症综合征、免疫重建炎症样综合征或感染后炎症综合征。这些情况的治疗都属于难治性隐球菌性脑膜炎的范畴,它们的特点及治疗策略有所区别。

(二)原因及特点

持续感染常见于初始治疗不足、氟康唑耐药、抗真菌药物不能穿透到感染

部位（脑实质炎症、隐球菌瘤）。氟康唑耐药性的主要危险因素是单独使用低剂量氟康唑作为诱导期治疗。有文献报道，在隐球菌性脑膜炎患者中，氟康唑单药治疗转换为两性霉素 B 的联合诱导治疗，基本上消除了大多数（但不是所有）继发性氟康唑耐药性的病例。

复发的主要原因有：抗真菌治疗（剂量和 / 或时间）不充分、氟康唑治疗中耐药性增高、新的隐球菌感染（新的获得性感染、身体其他部位感染播散）。此外，长期免疫抑制也可能导致复发，使用皮质激素治疗免疫重建炎症综合征可增加 CSF 培养阳性复发的风险。因此，强调复发和机体出现免疫异常导致综合征的诊断非常有必要。机体出现免疫异常导致的综合征可归结于免疫反应的增强，是机体炎症免疫反应超出正常范围所致。因此与机体出现的免疫异常综合征相比，复发可具有以下特点：发生的时间更晚，CSF 的白细胞计数更低（中位数 10 个 /μl，范围 5 ～ 30 个 /μl），促炎细胞因子如 TNF-α、IL-17、IFN-γ、IL-12、IL-9、IL-4 等水平较低。在未知晓 CSF 培养结果的情况下，以上三点可以提供诊断的线索。另外，当两者诊断不清时，应优先考虑机体出现的免疫异常综合征，同时应连续追踪 CSF 培养情况，不排除两种情况同时存在的可能。

（三）处理策略

对于持续感染或者复发的病例，应立即重新进行诱导治疗，而且是重新制定更长时间（4 ～ 10 周）的诱导期，推荐更高的联合治疗剂量。2018 年我国隐球菌性脑膜炎诊治专家共识指出，联合治疗仍首选两性霉素 B 和 5- 氟胞嘧啶，在资源缺乏或两性霉素 B 不能耐受时，可选择高剂量氟康唑联合 5- 氟胞嘧啶，氟康唑剂量 800 ～ 1 200mg/d。也可以采用高剂量氟康唑、5- 氟胞嘧啶和两性霉素 B 三药联用。同时考虑到氟康唑耐药的可能，应测定持续感染和复发菌株的最小抑菌浓度（MIC），如果氟康唑 MIC ≥ 16mg/L 或 5- 氟胞嘧啶 MIC ≥ 32mg/L，或者治疗过程出现 MIC 较前升高至少 3 个稀释度，需考虑更换其他药物治疗。推荐新的三唑类药物与两性霉素 B 或 5- 氟胞嘧啶联合，如伏立康唑、艾沙康唑、泊沙康唑、伊曲康唑。特别是伏立康唑，有文献报道伏立康唑已成功用于继发氟康唑耐药的情况。此外，该指南指出，在静脉抗真菌治疗失败时，鞘内或脑室内注射可用于补救治疗。这些与 2010 年 IDSA 指南所推荐的治疗方案基本相同，但鞘内或脑室内给予两性霉素 B 通常不推荐，也很少使用。

另外，无论是持续感染还是复发的患者，在 CSF 培养阴性之前，连续的腰椎穿刺是必要的。在接受两性霉素 B 和 5- 氟胞嘧啶联合抗真菌治疗的所有 HIV 阴性以及大部分 HIV 感染患者中，治疗 2 周时的培养结果阴性是治疗目标，不能达到这一目标的患者需要随访腰椎穿刺直到 CSF 培养阴性，并且需要更重视延长诱导期治疗时间。对于抗真菌药物不能穿透到的感染部位（如脑实质炎症、隐球菌瘤），可进行外科手术评估与干预。最后，应加强与患者沟通交流，提高患者的依从性，减少持续感染和复发的概率。

（覃榜娥　戴恺　江滢）

二、隐球菌性脑膜炎颅内高压的治疗及外科处理

在隐球菌性脑膜炎（cryptococcal meningitis，CM）患者中，颅内高压（intracranial hypertension，ICH）很常见，可在 50% ~ 75% 的患者中出现。持续性和无法控制的 ICH 是 CM 患者的严重并发症，可以引起失明、听力下降等颅神经损害，也可出现癫痫、精神症状、痴呆等脑实质损害症状，严重时可出现脑疝，导致死亡，所以控制不良的 ICH 与致残率及病死率密切相关。

关于 ICH 的病理生理学研究很早就推测，这很可能是隐球菌及其荚膜多糖在蛛网膜颗粒水平上阻碍脑脊液（cerebrospinal fluid，CSF）吸收所致。后续的研究也证实，ICH 升高的程度与 CSF 隐球菌抗原滴度、墨汁染色隐球菌负荷及培养时隐球菌集落形成单位数量呈正相关。在 2010 年的一个系列尸检报道中也发现在 CM 患者的蛛网膜颗粒中积聚着大量的隐球菌，并在蛛网膜中出现淋巴细胞肉芽肿反应，并伴间质坏死和纤维化。除了隐球菌及其荚膜多糖的堵塞效应，还有其他的一些可能引起 ICH 的机制，如继发于炎症的脑水肿、血管通透性增加造成 CSF 生成增多和真菌代谢物的渗透效应。ICH 并不一定伴随着脑室的增大，这种情况通常认为是交通性脑积水，由于脑室内外压是基本一致升高的，脑室的形态不一定与 ICH 相关，笔者的临床观察也是如此。另外也有报道少数患者由于第四脑室区域存在水肿、结节也可导致急性梗阻性脑积水。

及时识别和控制 ICH 可有效降低早期患者的致残率和病死率，为抗真菌治疗争取宝贵时间。临床上，降低颅内压的方法有很多种，可以通过内科脱水治疗、腰椎穿刺释放 CSF 以及外科分流引流手术等方式实现。脱水治疗主要是通过减少渗透性作用促进 CSF 的排出，或者通过药物减少 CSF 的释放。临

床上常用的甘露醇、高渗盐水、人血白蛋白、甘油果糖、呋塞米及糖皮质激素等，主要是前四者通过提高血浆渗透压促进 CSF 的排出，而糖皮质激素则主要通过减少炎症介质的释放，减少 CSF 的产生。

甘露醇作为传统的渗透性脱水药，可以诱导血浆相对高渗，建立血循环系统与脑组织的渗透梯度，从而降低 ICH，在临床中有广泛的应用。在一项回顾性评估中，甘露醇可以减轻 CM 中 ICH 相关的头痛，但存在脱水的反弹作用，加重心肾功能负担，这也影响了甘露醇的应用。另外，甘露醇也是隐球菌的代谢产物，它可以干扰吞噬细胞对隐球菌的杀伤作用。2010 年 IDSA 指南明确指出，不推荐使用甘露醇作为治疗 ICH 的常规方法。考虑到 CM 患者 ICH 的机制及甘露醇的作用特点，笔者目前的临床经验是主要使用甘露醇作为脑疝前期的紧急降压措施，从而为急诊手术处理 ICH 争取宝贵时间。高渗盐水有望成为在中枢神经系统感染疾病中比甘露醇更为有前景的脱水剂。然而，高渗盐水也可能会出现一些不良反应，如急性心力衰竭或肾衰竭、电解质紊乱和髓鞘溶解等。目前高渗盐水治疗在缓解 CM 患者 ICH 中的疗效尚待确定。

乙酰唑胺是一种碳酸酐酶抑制剂，会使钠、碳酸氢盐和氯化物被排泄而不被重新吸收，同时排出多余的水分，临床上可使血压、颅内压和眼压下降，是治疗特发性颅内高压的常用药物。然而，在一项关于使用乙酰唑胺治疗 CM 患者 ICH 的随机、双盲、安慰剂对照试验研究中，它可引起高氯性酸中毒，并在合并使用抗真菌药物时产生更严重的副作用而被提前终止。IDSA 指南建议避免使用乙酰唑胺。

糖皮质激素可以抑制感染引起的炎症和水肿，从而降低颅内压。一项针对 HIV 相关 CM 患者进行的研究发现，与安慰剂相比，地塞米松与前 2 周内 CSF 开放压力的降低有关，但地塞米松的应用与更高的死亡或致残风险相关，因此除了在免疫重建炎症综合征中应用外，糖皮质激素不作为治疗 ICH 的药物。

如前所述，CM 患者 CSF 中含有大量的隐球菌、药物杀死菌体产生的碎片以及隐球菌多糖荚膜抗原，使得 CSF 渗透压增高。炎性物质刺激也促使 CSF 生成增多。另外，病理学也证实，CM 患者蛛网膜颗粒的 CSF 回流通路被隐球菌及其代谢产物直接或间接引起的炎症阻塞。以上情况常导致常规内科药物治疗效果不佳。并且，CM 患者自身抵抗力差，经过大剂量的脱水治疗后，容易出现使用甘露醇等高渗药物所导致的肾功能异常、电解质紊乱等并发症，影响进一步的降颅内压治疗。外科干预手段所采用的多种内、外引流技术，不仅可以通过引流减少 CSF 的量来达到降低颅内压的作用，也可以通过引流隐球菌、菌体碎片以及隐球菌荚膜多糖抗原等，降低 CSF 渗透压，减少颅内炎性物质导致的 CSF 分泌，并且绕道了梗阻的蛛网膜颗粒，从而达到良好的降颅内压效果。

手术操作对于 CM 这种主要由于蛛网膜颗粒阻塞引起的交通性脑积水，起效迅速、疗效确切，被 IDSA 推荐。外科中降低颅内压的方法有多种，这些疗法总体分为外引流和内分流两大类。前者主要包括腰椎穿刺、腰大池外引流、Ommaya 囊和侧脑室外引流；后者主要包括脑室腹腔分流、脑室心房分流、腰大池腹腔分流。外引流多是临时性、间断性的，而内分流术则具有长期性和稳定性的特点，考虑到 CM 治疗的长期性与复杂性，目前更倾向于通过内分流的方式解决 CM 患者 ICH 的问题，其中脑室腹腔分流术疗效明显，副作用小，被 IDSA 推荐为首选方案。以下将重点介绍目前在临床中广泛开展的几种方法，包括腰椎穿刺、腰大池外引流、脑室外引流、Ommaya 囊和脑室腹腔分流。

腰椎穿刺在中枢神经系统感染中的应用，除了有诊断和监测病情变化的意义外，也具有重要的治疗作用，可以称为治疗性腰椎穿刺。治疗性腰椎穿刺在 CM 患者中可以起到迅速降低颅内压和将隐球菌、荚膜抗原及炎症因子引流至体外的作用。大规模的临床回顾性研究已明确早期的治疗性腰椎穿刺可以有效降低 CM 患者的死亡率。腰椎穿刺术技术要求低，便于临床开展，可在床边操作，费用较低，严格操作规程其并发症也可最大程度避免，是缺乏其他分流条件或脑疝前期抢救时的有效方法。治疗性腰椎穿刺的频率取决于颅内压力水平和患者的症状。如果颅内压 >250mmH$_2$O，常规排放 10 ～ 30mlCSF，使压力 <200mmH$_2$O 或较初压降低 50% 以上。在经过有效的治疗性腰椎穿刺后，患者与 ICH 相关的临床症状应该好转。但是在腰椎穿刺过程中 CSF 释放的量少，多数 CM 患者常需要每日进行治疗性腰椎穿刺，严重时甚至每日 2 次，反复穿刺也可能导致继发感染或诱发脑疝形成，给患者带来风险和痛苦，而且增加医务工作者的劳动强度和患者的心理负担。所以，如果患者的症状持续不能缓解，或者需要每日重复腰椎穿刺缓解症状，这表明需要进一步选择分流方法进行治疗。

腰大池外引流是目前文献报道中，较多医疗中心在治疗 CM 时所采取的办法之一。文献报道，腰大池外引流术在治疗 CM 患者方面有良好的疗效，主要是因为其可以持续引流出大量 CSF、死菌体产生的碎片、荚膜抗原及炎症因子，有效降颅压、减少隐球菌负荷及炎症综合征的发生。腰大池外引流术从腰椎穿刺的基础上发展而来。患者取侧卧膝胸位,选腰 3 ～ 4 或腰 4 ～ 5 椎间隙,穿破硬脊膜后见 CSF 流出,置入引流管,当引流管外口有水珠样连续滴出后,外固定引流导管,连接阀门及引流袋,通过阀门控制流速,多数控制在约 200ml/d。笔者对腰大池外引流术的术式进行了改良,即在穿刺点处做长约 5cm 的皮下隧道,将引流管包埋其中,这样可以减少引流管逆行感染的风险。本操作技术相对简单,费用低,创伤小,相比普通腰椎穿刺术还可以实现持续稳定地降颅内压。腰大池外引流最主要的并发症是继发感染与引流管堵塞。严格引流管留置时间(≤ 2 周),并将外引流管在皮下走行约 5cm,可以极大减少病原体通过引流管进入蛛网膜下腔的可能。密切关注引流情况,适时冲洗引流管可减少堵管可能。另外对于存在严重颅内压增高的患者,在放置引流管的过程中,瞬间从腰椎穿刺处释放大量的 CSF,容易导致枕骨大孔疝,熟练的快速操作及术中甘露醇的临时使用,可减少此风险。研究表明腰大池外引流术无论是在 HIV 阳性还是阴性患者中都可以有效地降低 ICH,缓解相关症状,并加快隐球菌的清除。尽管腰大池外引流术可以反复使用,但 ICH 控制不良者最终仍需要选用内分流术。

脑室外引流术通常应用于脑室内出血、梗阻性脑积水、蛛网膜下腔出血等神经系统疾病的患者中。当患者出现急性颅内压增高,急性脑积水或者急性脑疝的时候采用。在抢救急性 ICH 中具有显著优势,能够迅速引出过多的 CSF,直接快速降低颅内压,解除脑疝,促进脑疝患者苏醒。目前,关于脑室外引流在 CM 患者中的应用,在国内的杂志有一些报道,国外报道较少。根据笔者的经验,脑室外引流术虽然在少部分出现急性颅内压升高的患者中可以采用,但其不宜作为常规治疗 CM 患者 ICH 的治疗手段。因为:① CM 患者虽然颅内压增高明显,但因为是交通性脑积水,蛛网膜下腔与侧脑室压力基本相等,极少出现明显的脑疝情况。② CM 患者出现的 ICH 均呈持续性和长期性,短期的外引流措施不足以解决长期的 ICH 问题。③脑室外引流术为开放性引流,引流管外置,引流管留置 1 ～ 2 周时间是安全的,而超过 2 周,继发感染率则明显上升。④拔除脑室外引流管的时间通常在 2 周以内,而 2 周内患者颅内压不能明显缓解,拔除引流管后 CSF 刀口漏液的危险性增大,增加了治疗的风险。这一点在 2010 年 IDSA 指南中亦有相同的意见。

Ommaya 囊植入是另一种高颅内压 CM 患者的外科治疗方法。Ommaya 囊包括一根插入脑室内的引流管和一个埋在帽状腱膜下的扁平状的储液器。储液器由特别加厚的硅胶制成,放置在额部头皮下,可以用来进行多次治疗性自密封穿刺，这样就可以经过 Ommaya 囊抽吸 CSF，也可以将药物直接注入脑室中。Ommaya 囊具有以下优点：①经 Ommaya 囊给药，药物直接进入脑室，避开了血脑屏障这一障碍，避免了炎症引起的蛛网膜粘连堵塞等问题。因此经 Ommaya 囊给药，可以起到给药稳定有效的效果，是那些基础条件差不能耐受静脉使用两性霉素 B 患者的可能选择。②由于 Ommaya 囊位于皮下，治疗过程中可以方便、反复多次地穿刺抽吸 CSF，不用担心脑疝的风险，并根据 CSF 化验结果及时了解病情变化，也可以连续有效地监测脑压和测定脑室内药物浓度；③ Ommaya 囊不与外界相通，因此与腰大池外引流以及脑室外引流相比，感染风险降低，更安全，可以长期留置甚至终身。国内外多个报道描述，通过对 CM 合并高颅内压患者进行早期 Ommaya 囊植入术，反复多次地进行囊内抽取 CSF，并且向囊内注射两性霉素 B，可以显著提高 CM 合并颅高压患者的生存率，缩短住院周期。虽然 Ommaya 囊在 CM 患者中得到一定应用，并且围手术期手术死亡率低，但其仍具有一些并发症，如继发感染、颅内出血和脑室注药的不良反应等，并且持续的 ICH 使患者要频繁穿刺抽液，增加医生的工作量及患者的痛苦。继发感染是 Ommaya 囊植入术后最常见的并发症，约为 2% ～ 23%，因为要反复穿刺，如消毒不彻底，继发颅内感染极容易发生。另外，皮下穿刺对操作者有一定要求，不合适患者出院后的操作。综上所述，笔者认为，Ommaya 囊植入后，不能起到持续降低颅内压的作用，且每次经 Ommaya 囊抽出的 CSF 量有限，与 CM 患者持续 ICH 所需要的治疗效果不匹配，不是最佳的控制 CM 患者 ICH 的方法。

脑室腹腔分流术（ventriculoperitoneal shunt，VPS）是临床上治疗各种原因引起的脑积水、颅内高压的有效方法，并且是应用范围最广泛的一种方法。VPS 在皮下植入导管，导管从脑室延伸到腹膜腔，通常在耳廓后上方放置压力调节阀，通过预设的参数排出多余的 CSF。此引流管置入成功后不需要特殊护理，并可终身携带。VPS 的并发症主要包括继发感染、腹腔端错置、腹膜粘连、穿刺出血、导管阻塞、引流过度或不足。其中继发感染是最严重的并发症，熟练的手术操作及预防性使用抗生素可以极大减少继发感染的发生。在 CM 的 ICH 治疗中，无论 HIV 阳性还是阴性，脑室是否扩大，VPS 的疗效已得到肯定，并被指南推荐为首选的手术方式，它可以迅速改善临床症状，急性和慢性期均适用，并且长期有效，护理方便，既可以择期拔除，也可长时间甚至终身留置。VPS 除了可以立竿见影地降低患者 ICH，还可以将隐球菌引流至腹腔，加快颅内隐球菌的清除，而引流到腹腔中的隐球菌会被快速杀灭，因为腹中抗真菌药物的浓度较中枢有明显升高，同时腹膜吸收能力强，不易引起腹膜炎。另外引流可以减少颅内炎性物质，减轻脑组织的水肿。因此，选择合适的时机行 VPS 非常重要。有研究比较了伴有脑积水的 CM 患者在临床状况恶化后 3 日内和数周后进行分流手术的治疗效果，前者明显优于后者。另有研究显示术前意识差（格拉斯哥昏迷量表评分 < 8 分）及术前意识改变的持续时间 > 48 小时，进行分流手术效果相对较差，也许这些患者在使用分流术前脑内已经产生了不可逆的脑组织损伤。因此，及时和积极的分流术在意识障碍或临床症状加重的患者中至关重要。对于不伴有脑积水的 CM 患者，ICH 也是一种潜在的致命危险因素，虽然没有明确的指南来指导治疗这一特殊的患者群体，但是早期诊断和早期使用分流手术不仅可以迅速控制 ICH，引流 CSF 中大量的隐球菌，还可以清除真菌荚膜多糖，对于此类患者是有益的。笔者的研究也表明抗真菌治疗结合积极的 VPS 可以改善患者的预后，缩短住院时间。应用 VPS 时还要注意其可能是免疫重建或感染后炎症综合征的危险因素，因此应密切关注引流术后患者的病情变化。

尽管国内外指南均强烈推荐使用 VPS 治疗 CM 患者持续的和恶性的 ICH，部分对 CM 并不熟悉的神经外科医生仍有顾虑，主要包括两个方面：①通常认为，CM 是一种感染性疾病，而感染性疾病本身是分流手术的禁忌证。因为分流手术后，隐球菌将引流至腹腔，可能引起腹腔脏器等隐球菌的感染。但是根据笔者的经验，不会出现腹腔脏器的隐球菌感染，原因见上一段所述。②另有观点认为，在 VPS 的标准中，CSF 中有核细胞数需要 $<10 \times 10^6$ 个 /L，蛋白质需要 <500mg/L。但是 CM 患者 CSF 蛋白一般较高，多数 CM 患者的 CSF 常规、生化达不到 VP 分流的标准，因此，理论上脑室腹腔分流在 CM 中的应用受到一定限制。但事实上，按笔者的临床经验，CM 患者 VPS 堵管的概率约为 10.15%，这与其他疾病行 VPS 所报道的堵管概率相似。因为引流管内液体是单向流动的，早期发现堵管的情况（如患者 ICH 症状的再次出现，腰椎穿刺示压力再次升高），对软性的压力调节阀按压是一种有效的疏通措施。

迄今为止，国内外关于 CM 患者行 VPS 的报道正逐渐增多，且多数报道的病例预后良好，提示 VPS 在 CM 患者中具有非常好的应用价值。并且与脑室外引流、Ommaya 囊植入术相比，VPS 可以长时间留置，真正起到持续稳定的降低颅内压效果。故此，笔者认为 VPS 对治疗伴发 ICH 的 CM 患者是切实有效的治疗措施。

另外，相较脑室心房分流术、腰大池腹腔分流术，VPS 有巨大的优势，在特定的情况下才考虑选择使用前两者（如腹膜粘连、感染，经侧脑室引流失败等），在此不作过多讨论。

综上，CM 患者的 ICH 治疗方法多种多样，各医疗机构应根据自身的条件与临床经验综合应用。笔者治疗 CM 相关 ICH 的经验是进行分型分期的差别治疗：正常颅内压型，即颅内压 <200mmH_2O，可积极抗真菌的基础上密切监测颅内压的变化。急性期颅内高压型，即颅内压在 200 ～ 300mmH_2O，则采用治疗性腰椎穿刺 + 药物脱水，密切监测颅内压；颅内压持续 >300mmH_2O，则积极采用内分流术（VPS）。慢性期颅内高压型，即颅内压持续 >300mmH_2O，积极采用内分流术（VPS），不推荐药物降压。

及时识别 ICH 的严重程度，在合适的时机行紧急的 VPS 非常重要，通常在如下情况需要进行紧急的 VPS：①病情严重，有脑疝表现和或意识水平下降时，应急诊手术，以挽救生命；②出现颅神经功能损害时，减少神经功能缺损；③颅内压持续 >300mmH_2O，早期放置分流管，控制恶性颅内高压，减少致残率和致死率。

总之，ICH 是 CM 患者常见的一个重要并发症，未能及时解决 ICH 可导致神经功能损害和死亡。ICH 主要机制是隐球菌及其荚膜多糖在蛛网膜颗粒水平堵塞从而阻碍 CSF 吸收所致，利用外科手段进行 CSF 的改道是最为有效的治疗方法，应根据患者的自身条件及病情所处的阶段，结合医疗机构可实行的措施，综合选择最合适的治疗方案。

（徐晓峰　罗伦）

三、隐球菌性脑膜炎感染相关炎症综合征的处理

10% ～ 20% 的 HIV 相关 CM 患者在有效的抗真菌治疗过程中可出现反常的症状恶化现象，这种现象称为免疫重建炎症综合征（IRIS）。免疫正常的人群也可出现类似的表现，称为感染后炎症反应综合征（PIIRS）。

（一）免疫重建炎症综合征（IRIS）的处理

大剂量抗真菌药物单药治疗、联合治疗的剂量或疗程不足是引起 IRIS 的首要原因。诱导期抗真菌治疗和开始抗逆转录病毒治疗（ART）之间的间隔时间越短，患者发生严重 IRIS 的风险越高。此外，不同抗真菌药物的种类也可能对感染相关炎症综合征的发生有影响。

HIV 相关 CM 患者出现的 IRIS 主要分为两类:①直接型,艾滋病患者未表现隐球菌性脑膜炎症状,启动 ART 治疗后出现 $CD4^+T$ 细胞增多,而后隐球菌性脑膜炎症状显现;②反常型,隐球菌性脑膜炎患者存在症状并进行有效的抗真菌治疗后,启动 ART、减少免疫抑制药物或临床恢复的过程之中,CM 症状加重或者真菌感染复发。

IRIS 的治疗方案主要涉及四个方面:①抗炎治疗;②颅内压的控制;③抗真菌治疗;④ ART 治疗。

对于直接型 IRIS 可以预防性筛查隐球菌感染。如出现 CM,可在抗真菌治疗 10 周以后再进行 ART 治疗,但推迟 ART 往往降低远期生存率,因此应该避免过度延迟。当出现 CM 时,继续 ART 治疗的患者往往有更好的预后。对于反常型 IRIS,在诱导期快速杀菌和迅速减少脑脊液真菌载量是降低 IRIS 发生率最好的方式。反常型 IRIS 与 ART 开始的时间、免疫恢复程度以及病毒抑制相关。重复留取脑脊液标本行抗真菌药敏试验有助于选择最适合的抗真菌药物,快速降低体内真菌载量,促进免疫功能恢复。

1. 抗炎治疗　目前针对 HIV 相关 CM 患者出现 IRIS 的抗炎治疗主要依赖于糖皮质激素,如地塞米松。IDSA 指南建议对轻度 CM-IRIS 病例无须特异性治疗,必要时可考虑使用非甾体抗炎药(NSAIDs)。对严重的 CM-IRIS 病例,应积极使用糖皮质激素(如地塞米松)给药以减轻炎症。对于表现为严重颅内压升高的严重 IRIS 患者,IDSA 指南建议 0.5 ～ 1.0mg/(kg·d)泼尼松或更高剂量的地塞米松治疗,在 2 ～ 6 周内逐渐减量。减量速度据病情而定。部分患者在减量过程中容易引起复发,此时可加用阿达木单抗,每 2 周注射一次,在阿达木单抗治疗 10 周后停用糖皮质激素,病情可得到改善。然而,糖皮质激素治疗周期长容易引起依赖性,许多 HIV 相关 CM 患者使用糖皮质激素后真菌减少的速度放缓,残疾率增加和死亡率升高。目前尚无随机对照试验研究独立使用糖皮质激素治疗重度中枢神经系统隐球菌病或 IRIS 的风险和益处。由于糖皮质激素的使用常作为辅助治疗,包括控制颅内压和抗真菌治疗,因此很难评估糖皮质激素的本身作用。

早期 CM-IRIS 仅由先天免疫激活途径驱动。免疫抑制药物羟氯喹可抑制脂多糖 /TLR 介导的免疫信号传导,可能对 CM-IRIS 有预防作用。其他免疫调节药物(如沙利度胺或阿达木单抗)可在严重的 CM-IRIS 病例中使用。部分研究认为在糖皮质激素依赖性 IRIS 或难治性 IRIS 患者中使用 TNF-α 拮抗剂利度胺有助于改善神经功能,在脑脊液隐球菌培养阴性后可尝试使用。

沙利度胺使用剂量为 200mg/d，6 周为 1 个疗程以抑制 ART 治疗后过度活跃的 Th1 反应。沙利度胺已被证明对免疫缺陷的 HIV 感染者是安全的，主要副作用为致畸，可能引起 HIV 病毒载量升高。TNF-α 单克隆抗体阿达木单抗亦有使用，也被认为是最有希望应用于 HIV 相关 CM-IRIS 的免疫调节药物。另外 TNF-α 单克隆抗体英夫利昔单抗、IL-6 拮抗剂西妥昔单抗也有个案使用。

2. 颅内压的控制　CM-IRIS 患者在出现颅神经麻痹、视乳头水肿或其他颅内压升高症状（头痛、恶心、呕吐或视觉改变）时需要通过脑脊液引流处理颅内压升高。隐球菌性脑膜炎的颅内 ICP 升高是由于感染期间隐球菌阻塞或颅内隐球菌瘤的占位效应导致蛛网膜颗粒脑脊液吸收障碍引起。可反复行腰椎穿检测颅内压，对于压力≥ 250mmH_2O 患者应进行脑脊液引流 10 ～ 30ml/次直到症状消退。如 ICP 持续升高，应考虑进行脑室腹腔分流置入。甘露醇、高渗盐水、乙酰唑胺等不适用于 CM 颅内压升高的治疗，仅在脑疝出现时使用。脑水肿明显时可考虑使用糖皮质激素。使用糖皮质激素治疗的过程中应同时继续抗真菌治疗。非甾体抗炎药和沙利度胺的作用尚需进一步临床试验证实。

3. 抗真菌治疗　发生 IRIS 后是否继续抗真菌治疗应根据患者临床状态进行个体化选择，一般可予氟康唑（800mg/d）治疗 2 周。

4. ART 治疗　IRIS 应尽量继续 ART 治疗。在 HIV 病毒复制未被完全抑制的情况下停止 ART 可能会增加病毒抵抗。在所有 CM-IRIS 病例中，除非患者生命体征不稳定，否则应继续抗逆转录病毒治疗。

（二）感染后炎症反应综合征（PIIRS）的处理

我国隐球菌性脑膜炎患者多数为 HIV 阴性感染者，对于此类人群发生的 PIIRS，尚无明确的专家共识或指南。目前研究主要关注预测因素，重在预防颅内压升高、听力损伤等提示出现 PIIRS 的症状。类比 IRIS，PIIRS 的临床表现包括头痛、频繁发热和颅内压升高，严重者可致肢体瘫痪、癫痫而脑脊液 C 反应蛋白、红细胞沉降率、脑脊液白细胞（WBC）计数、淋巴细胞比例等指标无特异性。诊断需要排除其他感染性疾病。笔者的数据发现 PIIRS 通常出现在抗真菌治疗后 150 日内（中位时间为 50 日），如出现相关可疑症状，一经诊断应及时处理，如采用糖皮质激素治疗，研究显示抗真菌治疗至启动糖皮质激素的中位时间是 6 周。

危重 PIIRS 患者推荐使用糖皮质激素。目前使用糖皮质激素治疗 CM-PIIRS 有两种常见的方法：①大剂量方案。大剂量甲泼尼龙冲击（1g/d，静脉注射，5 ～ 7 日），然后口服泼尼松 1mg/（kg·d），持续 1 个月以后根据临床症状和影像学结果每月减 5mg，小剂量长期维持。②小剂量方案。小剂量糖皮质激素 [地塞米松 10 ～ 20mg/d 静脉注射或泼尼松龙 1mg/（kg·d）口服] 减量治疗。何种方法效果更优仍需进一步临床研究。因 PIIRS 患者既往体健，免疫系统多功能正常，但临床症状容易反复，口服激素应缓慢减量，后续根据患者情况调整激素持续时间，必要时加用沙利度胺或阿达木单抗减轻炎症反应。疗效评估指标主要包括精神状态、视觉症状、听力症状、脑脊液炎性因子参数、影像学改变、临床病程等。接受糖皮质激素治疗的第 2 日即可观察到临床症状改善，其中最常见的症状如精神改变和视觉障碍在激素使用 1 周后可获得明显改善，大部分患者在 2 周～ 1 个月内可以观察到发热频率、脑脊液压力明显下降，mRS 评分下降，预后明显改善。脑脊液中白细胞、蛋白、炎性因子可有下降，大部分患者听力缺损及颅内病灶情况将有好转。CM-PIIRS 患者影像学病灶大多累及脑白质，经糖皮质激素治疗后在临床症状缓解的同时，颅内炎性病灶也可明显减少甚至完全消失，其他神经系统症状如头痛、共济失调、嗜睡、恶心呕吐等也可好转。

在笔者的一例个案报道中，患者为一名 HIV 阴性的 49 岁女性，患有一种罕见的自身免疫性血液病——埃文斯综合征（Evans syndrome，ES），然后发生 CM。在对该患者进行有效抗真菌治疗后，发生免疫重建炎症样综合征（IRIS-like），该患者单用皮质类固醇治疗后症状最初有所改善，但在强的松逐渐减少后，患者的临床表现和脑影像学再次恶化，最终在添加 TNF-α 拮抗剂沙利度胺治疗后而改善。此个案提示沙利度胺可与皮质类固醇联合治疗，可有效控制免疫重建炎症样综合征的炎症反应。另有报道 TNF-α 拮抗剂阿达木单抗（adalimumab）在 IRIS 患者中显示出有效性，表明这些单抗对 PIIRS 可能同样有效，然而上述治疗方法目前还没有相关的临床试验。除皮质类固醇外，关于 PIIRS 的非危重患者具体治疗方案仍缺乏有效的临床数据研究。

总的来说，PIIRS 诊疗关键在于早期识别，积极干预、综合治疗以期获得良好的预后。

（梁洁　江滢）

四、脑隐球菌瘤的治疗

脑隐球菌感染表现为单灶性或多灶性肉芽肿反应，称为隐球菌瘤。隐球菌瘤多见于肺部，脑隐球菌瘤相对少见。对于免疫功能低下的患者出现占位性病变，应高度怀疑隐球菌瘤。早期识别与干预是改善预后的关键。颅内隐球菌瘤一经确诊应立即使用抗真菌药物。

隐球菌瘤体通常直径仅为 3 ～ 10mm，通过小脑镰附近血管周围间隙蔓延感染，基底神经节或脑干区域中最常见，少数情况下引起与肿瘤相似的占位性效应。约有 50% 的隐球菌瘤被误诊为恶性病变，影像学特征往往难以与其他扩张性病变（如恶性胶质瘤和转移瘤）相鉴别，但通过组织学分析可明确诊断。

完整的脑隐球菌瘤治疗方案应包括抗真菌药物治疗、缓解颅内高压症状和减轻瘤体占位效应，达到药物和辅助治疗相结合。隐球菌感染往往基于个体自身免疫功能低下，因此神经科医师应该结合患者合并的其他基础疾病，进行个体化评估，以确定最优的治疗方案。抗真菌药物方案一般为两性霉素 B[0.7 ～ 1mg/（kg · d）] 和 5- 氟胞嘧啶 [100mg/（kg · d）] 诱导治疗至少 6 周，氟康唑（400 ～ 800mg/d）进行 6 ～ 18 个月的巩固治疗。具体疗程仍取决于疾病的位置和程度。部分情况如单一且瘤体小的隐球菌瘤病灶、两性霉素 B 不耐受，或经手术切除等治疗无显著改善的患者可予选用更易透过血脑屏障、毒性更小的氟康唑 800mg/d 维持 2 个月，600mg/d 维持 8 个月，300mg/d 维持 9 个月序贯单药治疗，有时可以获得临床症状的缓解。伏立康唑具有更强杀菌活性、覆盖菌谱系更广，在氟康唑治疗无效时可采用伏立康唑静脉滴注 400mg/d。诱导期和维持期的治疗时间据病情转归而定，持续时间延长的情况在存活患者中常见。近来新型药物治疗主要涉及阿达木单抗——一种重组人单克隆免疫球蛋白 G1 肿瘤坏死因子（TNF）拮抗剂。在大剂量静脉注射地塞米松与两性霉素 B 脂质体和 5- 氟胞嘧啶仍效果不佳或症状反复波动时可尝试使用皮下注射阿达木单抗（40mg/2 周），治疗可能有效。

辅助治疗包括：①皮质类固醇治疗。激素可有效缓解周围血管源性水肿和占位效应引起的中线偏移，具体的皮质类固醇类别和剂量暂无统一标准，但应在 3 ～ 6 周内减量以避免相关不良反应。②手术或立体定向活检。隐球菌瘤手术治疗的适应证与中枢神经系统肿瘤相似。由于包裹的囊壁较厚，单纯的抗真菌治疗不太可能穿透较大的病变以达到症状缓解。对于病变体积大（直径≥ 3cm）、具有占位效应、瘤体位置浅表的患者，手术途径相对容易，可完全切除以达到减瘤目的。处于基底神经节或脑干区域的肿瘤，因手术切除难度大，对术者技术要求高，相关的术后并发症多，往往难以手术。即使使用抗真菌药物，也有很多患者死于并发感染。立体定向活检常作为诊断和识别隐球菌瘤的手段。无法安全手术切除病灶的患者，可以选择立体定向活检，其降颅内压的效果相对于开颅手术较为温和，术后也可通过病理学检查评估是否完全切除。未达到手术或立体定向活检适应证的患者，采用脑室分流术也可减轻颅内高压症状。

总的来说，抗真菌药物的相对疗效优于开放手术，因此应谨慎评估手术的风险和益处以达到个体化治疗。隐球菌瘤与一般的真菌肉芽肿一样，即使通过药物治疗和手术处理仍然预后不良，术中瘤体破裂引起的感染播散常常可导致患者死亡。因此，术后也需接受抗真菌治疗，包括口服氟康唑 800mg/d 共 8 周。目前尚无明确的手术切除隐球菌瘤的最佳时机，但建议延长抗真菌治疗时间。

（梁洁　江滢）

参考文献

[1] 刘正印，王贵强，朱利平，等 . 隐球菌性脑膜炎诊治专家共识 [J]. 中华内科杂志，2018，57(5):317-323.

[2] LIU J，CHEN Z L，LI M，et al. Ventriculoperitoneal shunts in non-HIV cryptococcal meningitis [J]. BMC Neurol，2018，18(1): 58.

[3] HAMDAN N，BILLON G R，MOREAU J，et al. Cryptococcal meningitis in an immunocompetent patient with obstructive hydrocephalus: A case report [J]. Neurochirurgie，2018，64(4):324-326.

[4] YANG Y，LI M，YANG L J，et al. Clinical，radiographic features and long-term outcomes of paradoxical cryptococcosis-associated immune reconstitution inflammatory syndrome secondary to the ventriculoperitoneal shunt [J]. J Infect，2021，83(5):607-635.

[5] XU X L，ZHAO T，HUANG Y Q，et al. Therapeutic lumbar puncture

and lumbar drainage: which is more effective for the management of intracranial hypertension in HIV patients with cryptococcal meningitis? Results of a prospective non-randomized interventional study in China [J]. Curr Med Res Opin, 2022, 38(5):803-810.

[6] WAN Y, LI X, WANG Y, et al. Clinical characteristic of 15 cases of cryptococcal meningitis treated with Ommaya reservoir [J]. Acta Neurol Belg, 2020, 120(5):1139-1145.

[7] BRUNASSO L, ROBERTA C, CASCIO C, et al.Seizure in isolated brain cryptococcoma: Case report and review of the literature [J]. Surg Neurol Int, 2021(12): 153.

[8] CHASTAIN D B, RAO A, YASEYYEDI A, et al. Cerebral cryptococcomas: A systematic scoping review of available evidence to facilitate diagnosis and treatment [J]. Pathogens and Disease, 2022, 11(2): 205.

[9] SANTANDER X A, GUTIÉRREZ-GONZÁLEZ R, COTÚA C, et al. Intraventricular cryptococcoma mimicking a neoplastic lesion in an immunocompetent patient with hydrocephalus: A case report [J]. Surg Neurol Int, 2019, 10:115.

[10] LIU J, LUO C L, LI M, et al. Predictors of post-infectious inflammatory response syndrome in HIV-negative immunocompetent cryptococcal meningitis [J]. J Neurol Neurosurg Psychiatry. 2021, 92(6): 680-681.

[11] QIN B E, YUAN D, XU X F, et al. Neurological worsening during treatment of HIV-negative cryptococcal meningitis in a patient with Evans syndrome [J]. Future Microbiol. 2023, 18: 541-545.

第十一章　隐球菌性脑膜炎特殊人群管理

一、隐球菌性脑膜炎合并艾滋病的处理

隐球菌性脑膜炎合并艾滋病患者的治疗主要包括控制真菌载量、抑制HIV病毒复制、降低颅内压和新的辅助治疗这四个方面。其中，降低颅内压的治疗方案见上述章节。隐球菌性脑膜炎诊断日渐快速，治疗却依旧沿用旧药物，如两性霉素B（AmB）、氟康唑等，相关治疗的最新进展主要集中在优化诱导方案，寻找启动抗逆转录病毒治疗（ART）的合适时机，以及预防症状出现和不良后果。随着抗真菌耐药性逐渐升高，目前主要挑战在于利用有限的药物优化诱导期治疗。

控制真菌载量的治疗基本分为三期：诱导期、巩固期、维持期。美国、中国、WHO等均建议诱导期2～4周不等，巩固期在6～8周，维持期多数在1年左右。在前两周最大限度地减少脑脊液中真菌载量对患者的预后至关重要，有研究显示基线脑脊液真菌计数是一个重要的预后因素。2022年WHO公布的《关于成人、青少年、儿童HIV感染者隐球菌病的诊断、预防和管理》指南建议隐球菌性脑膜炎患者的首选诱导方案为单次高剂量（10mg/kg）两性霉素B脂质体（L-AmB）联合14日的5-氟胞嘧啶[100mg/（kg·d），每日分4次服用]和氟康唑[成人1 200mg/d；儿童和青少年12mg/（kg·d），最大剂量为800mg/d]；巩固治疗期推荐使用氟康唑[成人800mg/d，共8周；儿童和青少年6～12mg/（kg·d），最大剂量为800mg/d]；维持期推荐使用氟康唑[成人200mg/d，青少年和儿童6mg/（kg·d）]，结合ART直至免疫重建（$CD4^+T$细胞>200/mm^3），实现病毒载量抑制。如果无法获得两性霉素脂质体，可采取替代方案，即两性霉素B脱氧胆酸盐[1mg/（kg·d）]和5-氟胞嘧啶[100mg/（kg·d）]治疗7日，随后氟康唑治疗7日[成人1 200mg/d，儿童和青少年12mg/（kg·d），最大剂量为800mg/d]。不推荐患有隐球菌性脑膜炎

的成人、青少年和儿童 HIV 感染者立即启动 ART 治疗，因为存在死亡率增加的风险，应在开始抗真菌治疗后推迟 4 ～ 6 周进行。2010 年美国传染病协会的指南推荐诱导期使用两性霉素 B 脱氧胆酸盐 [0.7 ～ 1.0mg/（kg·d）] 加 5- 氟胞嘧啶 [100mg/（kg·d）] 至少 2 周，肾功能不全患者可用两性霉素 B 脂质体（L-AmB）[3 ～ 4mg/（kg·d）] 或两性霉素 B 脂质复合物（ABLC）[5mg/（kg·d）] 替代。巩固期使用氟康唑（400mg/d）至少 8 周。维持期使用氟康唑（200mg/d）。在初始抗真菌治疗开始后 2 ～ 10 周开始 ART。2020 年我国《艾滋病合并隐球菌病临床诊疗的专家共识》建议，HIV 相关 CM 患者诱导期首选两性霉素 B 脱氧胆酸盐 [1mg/（kg·d）] 联合 5- 氟胞嘧啶 [100mg/（kg·d）] 治疗 1 周，继以大剂量氟康唑（1 200mg/d）治疗 1 周。巩固期使用氟康唑（400 ～ 800mg/d），至少 8 周，维持期使用氟康唑（200mg/d）至少 1 年。ART 启动时间定在有效抗真菌治疗 4 周以后是一种较好的选择。HIV 相关 CM 抗真菌药物方案如下表 11-1。

表 11-1　HIV 相关 CM 的抗真菌药物方案

指南来源	诱导期	巩固期	维持期	ART 时机
WHO	单次高剂量（10mg/kg）两性霉素 B 脂质体（L-AmB），14 日的 5- 氟胞嘧啶 [100mg/（kg·d），每日分 4 次服用] 和氟康唑（1 200mg/d）	氟康唑（800mg/d），8 周	氟康唑（200mg/d），直至免疫功能恢复	抗真菌治疗后 4 ～ 6 周
中国	两性霉素 B 脱氧胆酸盐 [1mg/（kg·d）] 联合 5- 氟胞嘧啶 [100mg/（kg·d）] 治疗 1 周，继以大剂量氟康唑（1 200mg/d）治疗 1 周	氟康唑（400 ～ 800mg/d），至少 8 周	氟康唑（200mg/d）至少 1 年	抗真菌治疗 4 周以后
IDSA	两性霉素 B 脱氧胆酸盐 [0.7 ～ 1.0mg/（kg·d）] 加 5- 氟胞嘧啶（100mg /kg）至少 2 周	氟康唑（400mg/d），至少 8 周	氟康唑（200mg/d）长期	抗真菌治疗后 2 ～ 10 周

注：IDSA，美国传染病协会；ART，抗逆转录治疗。

然而两性霉素 B 相关的严重不良反应，如肾功能异常使得这种两性霉素 B 联合 5- 氟胞嘧啶 2 周疗法实施起来具有一定困难，监测肾功能尤其重要。临床上常常采取纠正电解质平衡、护肾、调整两性霉素 B 的剂量等以避免不良反应。世界卫生组织建议口服氯化钾的生理盐水，或每日 2 次口服 8 ～ 16mg 氯化钾以纠正电解质紊乱。如果确实发生显著的肾功能不全，如肌酐较基线增加两倍，应增加水合作用，若肾功能恢复，则可继续两性霉素 B 的治疗；也可隔日口服两性霉素 B 以保持肌酐在合适范围。如果肌酐仍高于基线 2 倍，则应使用氟康唑，剂量为 1 200mg/d。依据不同的指南和共识（见表 11-1）应在抗真菌治疗上寻求有效性和毒性的平衡。考虑到肾毒性和体型差异，我国人群的两性霉素 B 剂量一般为 0.5 ～ 0.7mg/（kg·d），并且两性霉素 B 脂质复合物或两性霉素 B 脂质体（L-AmB）的抗真菌效果更佳。虽然脂质体制剂具有许多优点，如可在短时间内使用较高剂量且不良反应较少，但成本较高且部分地区无法获得。Ⅲ期临床试验结果证实更短疗程的两性霉素 B 脂质体（L-AmB）治疗能减少肾功能不全等不良事件发生。因此，近来趋向采用短期、更大剂量的两性霉素 B 脂质体（L-AmB）治疗以减少肾功能不全等副作用，减轻患者经济负担。单次高剂量（10mg/kg）的两性霉素 B 脂质体（L-AmB）与高剂量氟康唑联用，与标准剂量为 3mg/kg 加高剂量氟康唑对比，在 HIV 相关 CM 患者的真菌清除率方面并不逊色。

在无法获得两性霉素 B 的地区，氟康唑常被用于诱导期的单药治疗。随着氟康唑临床敏感性降低，有时需要更大剂量（1 200mg/d）来维持治疗效果。

在巩固期、维持期，大多数人适合使用氟康唑 400mg/d 治疗。有 1/3 使用氟康唑的患者在前 2 周内会出现腹泻、肝功能不全和骨髓抑制等副作用。伊曲康唑虽然效果较差，但对于对氟康唑不耐受的患者来说，它可能是一种合适的替代方案。虽然伏立康唑也属于常规抗真菌药物，但往往需要较大的剂量才有效，可作为补充辅助治疗。

HIV 相关 CM 患者的复发和持续感染非常常见，取决于初始抗真菌治疗方案、ART、二级预防的依从性。大部分复发的 CM 是由于初始治疗的不足所致，部分在于巩固期或维持期未服用足量氟康唑。如果 HIV 相关 CM 存在持续性症状或者疾病复发，应回顾既往抗真菌治疗方案是否合理，用药依从性、是否有氟康唑耐药等问题。此类患者需行腰椎穿刺术明确是否伴随其他疾病，留取脑脊液再次行真菌培养检查。排除隐球菌免疫重建炎症综合征后可重新开始新一轮诱导治疗。首先应确定体内分离株的易感性，在诱导治疗和体外药敏试验后，可考虑使用氟康唑（800 ～ 1 200mg/d）、伏立康唑（200 ～ 400mg，2 次 /d，口服）或泊沙康唑（200mg，4 次 /d 或 400mg，2 次 /d）

持续 10 ～ 12 周。如果是 CM 持续感染，则应评估是否耐药、患者基本情况能否对药物耐受、患者免疫状态等情况，可适当延长诱导期至 4 ～ 10 周，或合理范围内增加两性霉素 B 的剂量等。难治性感染也可试用 IFN-γ100μg/m^2，每周 3 次，10 周为 1 个疗程。

启用抗逆转录治疗（ART）后的 1 ～ 2 个月内，约有 15% ～ 20% 的 HIV 患者会出现免疫重建炎症综合征（IRIS）。因此，WHO 推荐抗真菌病毒治疗后的第 4 ～ 6 周后启用 ART 治疗。而美国传染病协会（IDSA）则建议至少在抗真菌干预后的 2 周进行 ART，10 周以上会更好。有 meta 分析指出应尽可能推迟逆转录治疗的事件，具体合适时机还需要大规模随访研究证据支持。许多指南也推荐延迟开展 ART 时间，但过度推迟也不利于延长患者生存时间，因此最佳的时机仍未确定。一般从第 10 周左右开始 ART 以避免 IRIS，如果出现 IRIS，死亡率会增加，即使停止逆转录治疗也无法改善死亡结局。临床上，应遵循个体化治疗原则，对于 HIV 阳性患者，若 $CD4^+$T 细胞计数 $>100\times10^6$/L 且 HIV RNA 滴度在隐球菌感染前 3 个月检测阴性，则不需抗逆转录病毒治疗；若 $CD4^+$T 细胞计数下降到 $<100\times10^6$/L，则应重新开始抗病毒治疗。早期减少免疫抑制治疗很重要。在已开始抗逆转录病毒治疗的 HIV 感染患者中，如果患者持续存在无法检测到的病毒载量且 $CD4^+$T 细胞计数 $>100\times10^6$/L，且维持期持续 1 年后应该停药。但无论如何，ART 的治疗应综合考虑，需要评估是否合并感染，是否合并肿瘤，是否有潜在的疾病，药物的相互作用及患者的依从性等。此外，ART 启动时机也受 ART 和 CM 发生的先后顺序影响。ART 启动 14 日内发生 CM 的患者建议停止 ART 治疗，在开始抗真菌药物治疗后 4 ～ 6 周重新开始。在 ART 治疗 15 日至 6 个月期间出现的 CM，如病毒载量低、$CD4^+$T 细胞正常，患者依从性良好，继续使用 ART 相对获益，可减少耐药性的发生。在接受 ART 治疗超过 6 个月后发生的 CM，如病毒抑制良好，则应继续 ART；如病毒快速复制，伴有 $CD4^+$T 细胞下降，则建议停止 ART。无论何种方式，$CD4^+$T 细胞计数和病毒复制情况都是主要的参考依据。

辅助治疗基本分为两类：①免疫调节治疗（干扰素 -γ、粒 - 巨噬细胞集落刺激因子、皮质类固醇）；②辅助抗真菌治疗（如舍曲林、他莫昔芬）。尽管在体外及小鼠模型中舍曲林具有抗隐球菌活性，但进一步的Ⅲ期、多中心、双盲、安慰剂对照试验临床试验证实联合使用舍曲林，死亡率或脑脊液真菌清除率没有降低，因此不推荐使用。他莫昔芬与两性霉素 B、氟康唑具有协同作用，但由于会产生 QT 间期延长的不良反应而亦未获得推荐。糖皮质激素在隐球菌性脑膜炎中通常仅在 IRIS，或有脑疝、脑水肿的情况下应用，其具体作用仍未确定。HIV 相关 CM 使用地塞米松能显著降低前两周的 CSF 压力，但真菌清除率降低缓慢，且残疾率和死亡风险会增加。也有研究报道地塞米松不能改善远期生存率。因而地塞米松不推荐在初始治疗期使用。重组 IFN-γ 的辅助使用可提高脑脊液中真菌的清除率，但是这些研究样本含量较小，无法确定是否与生存率的提高相关。内切磷酸化修饰后的 AmB 可以提高中枢神经系统内药物浓度，以达到抗真菌效果，且减少外周不良反应，目前处于动物实验阶段；另有隐球菌性脑膜炎疫苗正在研究开发，但仍未进入临床试验阶段，主要研究方向在于调整现有用药方案。

近年来研究建议在 IRIS 患者在 ART 治疗效果不佳时应进行隐球菌抗原（CrAg）预防性检测筛查，尤其是在 $CD4^{+}T$ 细胞 $<100\times10^{6}/L$ 的患者中，CrAg 筛查和治疗计划可以节省医疗成本和挽救生命，必要时调整抗真菌药物的使用，如氟康唑（200mg/d）或伊曲康唑（200mg/d）。隐球菌抗原检测有助于识别对抗真菌药物不敏感的 CM 高危患者，具有及时快速清除真菌的优势和临床实践意义。在 CM 患者中，氟康唑的一些药理机制会导致与伏立康唑产生交叉耐药，但对泊沙康唑和伊曲康唑的敏感性尚可或增加，这凸显了抗原检测的药物敏感性测试的优势。同样的，实际应用中应考量各种抗逆转录病毒和抗真菌药物的相互作用，包含药理机制和不良反应等。

正确识别 CM 高危患者是挽救患者生命的重要手段。合并严重疾病的患者更易出现机会性感染，往往预示不良的临床结局和高死亡率，有些 HIV 进展期合并 CM 的患者未被明确诊断，即使诊断了也很少能获得 CM 治疗药物。发展中国家两性霉素 B 和 5- 氟胞嘧啶常常难以获得。结合我国国情，治疗重点在于早期识别 CM 患者，选择正确抗真菌药物，合理配伍使用药物。

（梁洁　江滢）

二、隐球菌病合并器官移植的处理

（一）隐球菌感染与器官移植

对于成千上万的器官衰竭患者而言，器官移植是一种有效的挽救生命的方式。在全球范围内每年都会开展超过数万例器官移植手术。然而，尽管在技术日益发展的今天，由于需要进行免疫抑制治疗，移植后患者常常面临着机会感染的风险。其中，侵袭性真菌感染则是最为重要的机会感染之一。根据器官移植手术类型的不同，侵袭性真菌感染的发生率和具体病因都各不相同。总体而言，器官移植患者常见的真菌感染有念珠菌感染、隐球菌感染和侵袭性霉菌感染（如曲霉病、接合菌病）。

隐球菌病占实体器官移植者中真菌感染的 7%，频率仅次于曲霉菌和念珠菌。器官移植相关隐球菌病的总体发病率范围为 0.2% ～ 5%，在心脏和肾脏移植受者中的发病率较高。其 90 日和 12 个月死亡率分别约为 15% 和 27%。约有 48% ～ 89% 的器官移植相关隐球菌病患者可发展为隐球菌性中枢神经系统受累，计算得出的 12 周死亡率为 21.2%。尽管移植数量不断增加，但在过去 20 年中，器官移植患者中隐球菌病的发病率并未发生变化。隐球菌通常是一种晚期感染，发病的中位时间为移植后 16 ～ 21 个月。不同类型的器官移植受者的发病时间有显著差异，中位时间为肾脏移植为 35 个月，心脏移植为 25 个月，肝脏移植为 8.8 个月，肺移植为 3 个月，可见与肾脏移植受者相比，肝脏移植和肺移植的发病时间通常更早（<12 个月）。

与其他患者群体相似，器官移植患者中的隐球菌病主要表现为肺部或中枢神经系统受累。根据实体器官移植的类型，表现可能会有所不同，如肾脏移植受者最常出现播散性疾病；肝脏移植受者更常出现肺炎或脑膜炎。约有 48% ～ 89% 的器官移植 - 隐球菌病患者可能发展为隐球菌性中枢神经系统受累，计算得出的 12 周死亡率为 21.2%。其中，实质性病变拥有更高的死亡率。

（二）治疗

实体器官移植后感染隐球菌患者的治疗与患艾滋病的隐球菌感染患者的治疗相似。但与之不同的是与两性霉素 B 脱氧胆酸盐（AmBd）相比，使用两性霉素 B 脂质体（L-AmB）可显著降低移植患者 90 日死亡率，因此器官移植 - 隐球菌病的治疗应当首选两性霉素 B 脂质体（L-AmB）。在巩固和维持期的治疗与感染 HIV 的隐球菌患者治疗相同，只是维持治疗的时间至少应为 6 ～ 12 个月，以防复发，并且应当根据体征和症状延长。氟康唑和免疫抑制剂之间的药物相互作用可能是通过抑制 CYP3A4 产生。因此，应当据此调整免疫抑制剂并监测药物使用情况。根据感染的程度和类型不同，在此根据美国移植协会感染病学列出推荐的针对器官移植相关隐球菌感染的治疗方案：①中枢神经系统隐球菌病、播散性感染及中、重度肺隐球菌病首选治疗为两性霉素 B 脂质体(L-AmB)[3 ～ 4mg/(kg·d)] 或两性霉素 B 脂质复合物(ABLC)[5mg/(kg·d)] 联合 5- 氟胞嘧啶 [100mg/(kg·d)],疗程≥ 2 周;巩固期连续 8 周使用氟康唑(400 ～ 800mg/d);维持期则是氟康唑(200 ～ 400mg/d),至少持续 6 个月。②若是无症状或轻、中度肺隐球菌病,则应用氟康唑(400mg/d),6 ～ 12 个月。③严重肺部疾病或唑类抗真菌药物不可选时,治疗方案同 CNS 隐球菌病。

值得注意的是,过快地减少免疫抑制剂的用量可能会引发器官排斥反应或出现免疫重建炎症综合征,但减少免疫抑制的最佳策略目前尚不清楚,一般应以循序渐进的方式进行。

(古梅凤　江滢)

三、隐球菌性脑膜炎合并自身免疫性疾病的处理

(一)隐球菌性脑膜炎与自身免疫性疾病

自身免疫性疾病是一种慢性炎症性疾病,是由于身体对自身抗原产生反应导致自身的组织、器官或系统造成损害。目前的研究报告了超过 70 种类型的自身免疫性疾病,常见疾病包括系统性红斑狼疮(SLE)、类风湿关节炎(RA)和干燥综合征。隐球菌是一种机会致病真菌,影响免疫功能低下的人群,如 HIV 患者、自身免疫病患者以及接受器官移植患者。近年,越来越多研究表明自身免疫性疾病是隐球菌性脑膜炎的危险因素。Wang 等人发现隐球菌性脑膜炎是系统性红斑狼疮患者最常见的真菌病,占侵袭性真菌感染的 25.8%。由于缺乏特异性临床表现,自身免疫疾病患者合并隐球菌感染的诊断和治疗很困难,对伴有自身免疫疾病的隐球菌性脑膜炎的研究也很少,临床特征尚未得到研究和总结,并且经常与神经精神性红斑狼疮(NPSLE)或结核性脑膜炎相混淆。

1. 系统性红斑狼疮　系统性红斑狼疮(systemic lupus erythematosus,SLE)是一种慢性、多系统、自身免疫性疾病,其特征是存在针对核物质的自身抗体和受累组织中的免疫复合物沉积。感染是系统性红斑狼疮(SLE)患者死亡和发病的主要原因。20% ～ 40% 的 SLE 死亡可归因于感染。与常见且更易于治疗的浅表感染(如鹅口疮、阴道念珠菌等)相比,隐球菌、毛霉、曲霉等这类侵袭性真菌感染较为罕见且往往危及生命,而其中又以隐球菌性脑膜炎最为常见。在系统性红斑狼疮患者中,30.1% 的隐球菌性脑膜炎病例被误诊,因

此，及时诊断和发现在临床工作中显得尤为重要。

隐球菌性脑膜炎伴 SLE 的主要症状为头痛（99.4%），其次是发热（93.7%）和呕吐（37.2%）。尽管没有特异性的表现，但仍然不能低估 SLE 患者中隐球菌性脑膜炎的感染率。在 Wang 研究的 156 例 SLE 病例中，侵袭性真菌感染发生在 SLE 诊断后的中位时间为 2 年。大多数患者在感染开始时患有活动性 SLE，89% 的患者在就诊时使用皮质类固醇。40% 的患者有白细胞减少，17% 有白细胞增多，42% 的白细胞计数正常。在报告肌酐的 48 例病例中，67% 的患者肌酐水平上升，中位数为 2.6mg/dl。

SLE 患者的易感性很可能与疾病本身以及免疫抑制剂的使用密切相关。在中枢神经系统感染的 SLE 病例中，发现中高剂量的糖皮质激素、低水平的血清白蛋白以及中高剂量类固醇和其他免疫抑制剂（如环磷酰胺）是 SLE 患者发生 CNS 感染的重要危险因素。

2. 类风湿关节炎　类风湿关节炎（rheumatoid arthritis，RA）是一种影响关节的慢性疾病。常常伴有关节发热、肿胀和疼痛，在疼痛和僵硬过后往往更加恶化，最常累及的是手腕和手，涉及身体两侧相同的关节。其特征是持续性滑膜炎、全身炎症和自身抗体（尤其是类风湿因子和瓜氨酸肽）阳性。50% 的类风湿关节炎风险可归因于遗传因素。吸烟是主要的环境风险。在工业化国家，类风湿关节炎影响 0.5% ～ 1.0% 的成年人。这种疾病在女性和老年人中最为典型。活动性类风湿关节炎会导致关节损伤、残疾、生活质量下降以及心血管和其他合并症。

越来越多的证据表明，类风湿关节炎（RA）患者发生严重隐球菌感染的风险增加。在合并隐球菌感染的 RA 患者中，肺隐球菌病是最常见的表现，其次是隐球菌性脑膜脑炎和皮肤隐球菌病，主要死因是隐球菌性脑膜脑炎。

研究表明，慢性肾病和暴露于阿达木单抗（单克隆抗 TNF-α 抗体）与 RA 患者隐球菌病风险显著增加有关，在接受抗 TNF-α 生物治疗的 RA 患者中，机会性感染的发生率明显较高，这可能与阿达木单抗的特性有关（如高 TNF-α 结合亲和力、缓慢解离和长血清半衰期）。另外，皮质类固醇的长期使用也会增加 RA 患者发生严重感染的风险，因此建议考虑对缓解期的 RA 患者逐渐减量使用。

（二）治疗

1. 系统性红斑狼疮合并隐球菌性脑膜炎的治疗　系统性红斑狼疮合并隐球菌性脑膜炎患者在疾病早期阶段很少出现典型的脑膜炎的体征和症状，在该病的早期阶段常常表现为无症状。大部分系统性红斑狼疮患者发现合并隐球菌性脑膜炎时往往已经是中晚期，因为伴有明显的意识改变。约 22% 的受隐球菌性脑膜炎影响的 SLE 患者可观察到白细胞缺失。

2010 年美国传染病协会发布的指南明确指出推荐在 HIV 阴性患者和非移植患者中使用两性霉素 B 脱氧胆酸盐（AmBd）或两性霉素 B 脂质体（L-AmB）加 5- 氟胞嘧啶诱导治疗。而在肾功能不全的患者中，脂质体两性霉素 B 应替代 AmBd。与其他方案相比，使用两性霉素 B 联合 5- 氟胞嘧啶能在脑脊液中发挥更快更好的灭菌效果。但应注意的是，狼疮性肾炎或肌酐清除率降低的患者即使调整了剂量，仍然可能无法耐受该药物，在这种情况下可以考虑使用氟康唑。氟康唑是一种耐受性较好的药物，具有抑制真菌的作用，适用于肾功能不全。

2. 类风湿关节炎合并隐球菌性脑膜炎的治疗　随着对疾病的深入了解，类风湿关节炎的治疗方案也在不断变迁，从最初使用非甾体抗炎药（NSAIDs）治疗，到谨慎渐进地添加缓解疾病的抗风湿药（DMARDs），再到目前获得 RA 诊断后立即积极开始 DMARDs 治疗。然而，关于类风湿关节炎合并隐球菌性脑膜炎的治疗并没有详细的资料，一方面，隐球菌感染本身属于罕见病，在一项回顾性分析中，9 132 例 RA 患者仅有 20 例诊断为合并隐球菌感染；另一方面，类风湿关节炎合并隐球菌感染往往累及肺部而非中枢神经系统。鉴于感染风险的可能性，临床医师应当考虑减少使用类风湿关节炎患者的糖皮质激素。此外，虽然生物制剂有助于减轻症状的严重程度和致残的可能，但同时，在接受抗肿瘤坏死因子治疗的 RA 患者中，机会性感染发生率明显增高，且肿瘤坏死因子的产生在对抗隐球菌感染的免疫应答中起到重要作用，因此并不建议在合并感染的情况下继续使用抗肿瘤坏死因子治疗。

3. 其他自身免疫性疾病合并隐球菌性脑膜炎的治疗　关于自身免疫性疾病合并隐球菌性脑膜炎的治疗并无明确的指南推荐，一般情况下应当参照 HIV 阴性患者的治疗方案并结合实际情况和临床经验慎重用药。在此列出部分文献报道及其治疗方案参考。

在一例芬戈莫德治疗多发性硬化患者的隐球菌脑膜脑炎案例中，Lutz Achtnichts 等人考虑该病例是药物导致的机会性感染，因此在停用了芬戈莫德后，使用两性霉素 B 脂质体（每日 4mg/kg）加 5- 氟胞嘧啶（每日 100mg/kg）持续 2 周；之后，使用氟康唑 400mg/d 口服巩固至少 10 周；口服氟康唑 200mg/d，持续至少 6 个月。值得注意的是，停用芬戈莫德可能导致中枢神经系统免疫重建炎症综合征。Fernando X.Cuascut 则提出需要针对使用芬戈莫德的患者隐球菌感染预防的具体指南，根据年龄、治疗持续时间、$CD4^+T$ 细胞计数、绝对淋巴细胞计数、伴随的免疫抑制和环境风险因素来进行风险评估在关于抗 NMDAR 脑炎合并隐球菌感染患者的文献报道中，Fang F 的治疗方案为：静脉注射免疫球蛋白（IVIG）（20g/d，连用 5 日）和抗真菌治疗，包括静脉注射氟康唑（400mg，每 12 小时 1 次）和口服 5- 氟胞嘧啶（1.5g，每日 4 次）。患者 2 周后出院，接受口服抗真菌巩固治疗（氟康唑，400mg，每 12 小时 1 次；5- 氟胞嘧啶，1.5g，每日 4 次）。

综上所述，由于缺乏系统性的自身免疫性疾病合并隐球菌感染的研究，因此当患者确诊自身免疫病合并隐球菌感染时，应当更加谨慎小心地针对患者制定治疗方案。

（古梅凤　江滢）

四、儿童隐球菌病的处理

（一）儿童与隐球菌感染

与成人相比，在隐球菌病的受累人群中儿童受到的影响要少得多。隐球菌病主要由新型隐球菌和格特型隐球菌引起。由于小儿隐球菌病的罕见性，准确的患病率难以确定，并且可能因地区而异。根据美国艾滋病儿童研究估计，儿童隐球菌病的发病率约为 1%。与成人相比，儿童隐球菌病发病率较低的原因仍然不明晰，但可能与疾病进展的暴露和 / 或免疫反应的差异有关。隐球菌的感染可以通过血源性传播到身体的任何部位，最显著的是中枢神经系统。脑膜感染最常见的症状是头痛、发烧、恶心、呕吐、头晕、易怒和嗜睡。然而，除了轻度头痛外，脑膜炎可能几乎没有症状。播散性隐球菌病在儿童中往往是致命。此外，儿童隐球菌病已在原发性和获得性免疫缺陷以及明显健康的儿童中也有相关报道，如高 IgM 综合征、高 IgE 综合征、布鲁顿无丙种球蛋白血症、SLE、白血病。大多数病例通常发生在细胞介导免疫缺陷的个体身上，最常见的原因是 HIV 感染。

（二）治疗

对于 HIV 感染儿童的隐球菌性脑膜炎和播散性隐球菌病，美国传染病协会指南（表 11-2）建议将两性霉素 B 脱氧胆酸盐和 5- 氟胞嘧啶联合用于治疗初始诱导阶段（至少 2 周）。随后是使用氟康唑 8 周的巩固期，一旦完成就应该开始维持治疗。对接受抗逆转录病毒治疗（ART）且 $CD4^{+}T$ 细胞 > $100 \times 10^6/L$ 和持续（>3 个月）病毒学应答的儿童停止维持治疗的研究很少，但应予以考虑。鉴于儿科病例很少见，尚未进行专门针对儿童的临床试验，因此儿童隐球菌病的治疗建议是基于对成人经验的推断，治疗的类型和持续时间应根据患者的免疫状态和疾病程度来灵活应对。尽管有标准治疗，隐球菌脑膜炎的死亡率和发病率仍然很高。

表 11-2　儿童隐球菌性脑膜炎治疗方案

阶段		疗程
诱导和巩固治疗	两性霉素 B 脱氧胆酸盐（AmBd）（每日 1mg/kg 静脉注射）+5- 氟胞嘧啶（每日 100mg/kg，分 4 次口服）（对于 HIV 阴性，非器官移植人群，遵循成人的治疗长度时间表），对于不耐受两性霉素 B 脱氧胆酸盐的患者，两性霉素 B 脂质体（L-AmB）（每日 5mg/kg）或两性霉素 B 脂质复合物（ABLC）（每日 5mg/kg）	持续 2 周
	氟康唑（每日口服 10 ～ 12mg/kg）	持续 8 周
维持治疗	氟康唑（每日口服 6mg/kg）	
接受 ART 的儿童中止维持治疗的研究很少，必须个体化		

（古梅凤　江滢）

五、隐球菌性脑膜炎合并妊娠的治疗

（一）妊娠与隐球菌感染

隐球菌病是一种机会性感染，常发生于 HIV 感染或其他免疫缺陷的患者中。妊娠期间母体和胎儿处于相对脆弱的阶段，被认为是相对免疫抑制的时期。妊娠期为了防止由于母体衍生的组织相容性抗原引起的胎儿排斥，患者的免疫功能部分会被抑制。但是仍然没有确切证据证明妊娠是隐球菌感染的易感因素。母体 T 细胞活性的改变，自然杀伤细胞、多核白细胞、巨噬细胞，以及特异性抗体可能在疾病的发展中起到十分重要的作用。

Maria 等研究人员从 19 项研究中分析了总共 27 名 HIV 阴性隐球菌性脑膜炎患者。这些患者诊断时的平均年龄为 26.4 岁，其中妊娠早期有 6 名患者，妊娠中期 10 名，妊娠晚期 8 名，产褥期 3 名。最常见的症状包括头痛（85.2%）、视力改变（44.4%）、精神状态改变（44.4%）、恶心（40.7%）和发热（33.3%）。其中有9人死亡（33.3%）。大多数患者（66.6%）完成了足月妊娠并产出健康婴儿。因此，建议患有隐球菌性脑膜炎的孕妇可以安心继续妊娠。大多数研究表明，隐球菌性脑膜炎的临床特征、过程和结果不受妊娠本身的影响。虽然Silberfarb等研究人员认为隐球菌病会在妊娠期播散，但妊娠期升高的激素掩盖了病情。症状直至分娩后激素降至正常水平后症状才显现。

（二）治疗

自1958年以来就有学者建议妊娠期可使用两性霉素B治疗中枢神经系统隐球菌病。自1975年以来，由于两性霉素B的副作用得到了更好地监测，未曾报道过胎儿畸形。因此，两性霉素B被认为是改善母亲和胎儿预后的首选治疗方案，该药物是美国食品药品监督管理局（FDA）推荐使用的妊娠期用药，对母亲和胎儿具有可控制的药物毒性如贫血、低钾血症和肾功能不全。

ELY等研究人员对23例HIV阴性的妊娠期妇女进行回顾性研究，发现大部分患者都使用两性霉素B作为主要的治疗药物，总剂量从600mg到7 200mg，加或不加5-氟胞嘧啶及氟康唑，随访结果显示这些使用两性霉素B的患者大部分都获得了良好的预后。高剂量（每日400mg或以上）的氟康唑对胎儿发育有致畸作用，因此为了避免胎儿暴露在氟康唑的毒性，妊娠早期不能使用氟康唑。对于妊娠中期和晚期，致畸风险降低，此时需要重新评估使用氟康唑的必要性。因此，根据目前的临床研究结果，对于HIV阴性的妊娠期患者，一旦确诊隐球菌性脑膜炎，推荐使用两性霉素B脱氧胆酸盐（AmBd）或两性霉素B脂质体（L-AmB），加或不加5-氟胞嘧啶，同时严密监测药物副作用，如每日行肾功能、电解质、血常规检查，预防如贫血、低血钾、肾功能不全等副作用的产生。妊娠期隐球菌病的抗真菌药物治疗持续时间还没有统一的方案。根据目前的研究结果，HIV阴性非妊娠期患者推荐使用4～6周。哺乳期两性霉素B的使用尚未定论，没有足够的证据证明它的安全性，因此不推荐使用。分娩后，两性霉素B可改为口服氟康唑（每日400～800mg）治疗。而且可以避免两性霉素B对产褥期妇女的毒性。此外，在治疗期间需要注意感染后炎症综合征的出现。一旦出现感染后炎症综合征，可联合采用糖皮质激素治疗。同时推荐行实验室检查和头颅磁共振检查监测患者的临床疗效，及时调整方案达到个体化治疗的目的。

目前HIV阴性妊娠期隐球菌性脑膜炎的治疗尚无指南或专家共识推荐，但建议采用HIV阳性妊娠期隐球菌性脑膜炎的方案（表11-3）。

表 11-3　HIV 阳性妊娠期隐球菌性脑膜炎治疗方案

时期	妊娠期推荐治疗方案	妊娠期用药注意事项
诱导期	**妊娠早期：** AmBd[1.0mg/(kg·d)]，2 周 **妊娠中晚期：** AmBd[1.0mg/(kg·d)]，2 周	**·氟胞嘧啶** 动物实验：在大鼠中致畸； 人类研究： 妊娠早期禁用； 妊娠中晚期没有致畸风险； 是否分泌乳汁尚不知道 **·氟康唑** 动物实验：在动物中致畸； 人类研究：在人类神经发育的第 4 ～ 12 周是致畸高峰期； 高剂量(400mg/d 或以上)： 与先天性发育异常有潜在的风险；没有报道相关的先天性发育异常； 低剂量(150 ～ 200mg/d)：有潜在的先天性畸形，没有报道相关的先天性发育异常，没有增加死产、早产、流产的风险
巩固期	**妊娠早期：** AmBd[1.0mg/(kg·d)] 每周，直至妊娠中期 **妊娠中晚期：** 氟康唑 400mg/d 治疗 8 周	
维持期	**妊娠早期：** $CD4^+$T 细胞 <100 个 /mm^3：AmBd [1.0mg/(kg·d)] 每周，直至妊娠中期 $CD4^+$T 细胞 100 ～ 200 个 /mm^3，病毒载量 >1 000IU/mL：AmBd [1.0mg/(kg·d)] 每周，直至妊娠中期 $CD4^+$T 细胞 100 ～ 200 个 /mm^3，病毒载量 <1 000IU/mL：停止氟康唑 **妊娠中晚期：** $CD4^+$T 细胞 <200 个 /mm^3，氟康唑 200mg/d $CD4^+$T 细胞 >200 个 /mm^3，停止氟康唑	

注：AmBd，两性霉素 B 脱氧胆酸盐。

（苏晓红）

六、隐球菌性脑膜炎合并肾功能异常的处理

隐球菌是条件性深部致病真菌，肾移植患者长期接受免疫抑制剂治疗后免疫力下降，成为该菌的易感人群。隐球菌感染主要发生在肾移植第 1 年后，死亡率很高，高达 40%。由于隐球菌感染的临床表现多种多样，且肾移植受者临床情况复杂，因此在处理过程中需考虑合并症、基础肾功能、药物肾毒性及药物间相互作用等，诊治较为困难。

研究表明基础肾功能不全可以增加患隐球菌性脑膜炎的风险。而对于那些本身即存在肾功能不全基础疾病的患者，如肾病综合征、肾小球肾炎、狼疮肾病等，在有效控制基础疾病的同时，予以两性霉素 B 脂质体联合 5- 氟胞嘧啶治疗较为推荐。两性霉素 B 脱氧胆酸盐相关肾损伤是 HIV 阴性隐球菌性

脑膜炎治疗过程中常见的不良反应，与患者体重、年龄以及两性霉素 B 脱氧胆酸盐的累积剂量有关，大多数两性霉素 B 脱氧胆酸盐相关肾损伤是可逆的，但累积剂量超过 4g 或合并使用其他肾毒性药物可造成永久性肾损伤。临床上相关的肾功能恶化通常被定义为血清肌酐（S-CR）水平高于正常范围（1.5mg/dl），或比基线值高 20%。在早期出现肾损伤后应更加严密地监测肾功能，并尽早给予积极干预以防肾功能进一步恶化。所以在两性霉素 B 脱氧胆酸盐使用期间应该严密监测体温、电解质、肝肾功能、脑利尿钠肽（BNP）等。

两性霉素 B 脱氧胆酸盐的肾毒性存在剂量依赖性，开始应用两性霉素 B 脱氧胆酸盐时血清肌酐、尿素氮会升高，随后会下降一些，然后趋于稳定。若出现早期肾功能受损（血肌酐 <220μmol/L），两性霉素 B 脱氧胆酸盐不需要停用，可以隔日使用两性霉素 B 脱氧胆酸盐或者使用两性霉素 B 脂质体。据统计，无肾病成年人使用两性霉素 B 脱氧胆酸盐，血清肌酐值可达 2 ～ 3mg/dl，相当于 177 ～ 265μmol/L。建议：发现肾功能损害到这种程度，暂时不要停药，除非血清肌酐值更高，可减量至 50%，直到血清肌酐值恢复到这一水平，再使用原维持剂量。但对一个成年人而言，采取一个不损害肾功能的剂量，可能会导致治疗剂量不足，达不到杀菌的目的。若出现严重的肾功能受损（血肌酐 >265μmol/L），可暂停使用两性霉素 B 脱氧胆酸盐，等肾功能恢复时再次使用，或者有条件者可以使用两性霉素 B 脂质体。相关研究表明，两性霉素 B 脂质体与两性霉素 B 脱氧胆酸盐两者适应证相似，由于两性霉素 B 脂质体是在两性霉素 B 脱氧胆酸盐的基础上进行了结构改造，通过脂质体包裹两性霉素 B，改变药物在体内的分布，明显降低药物的不良反应及肾毒性，因此适用于肾功能不全和无法耐受两性霉素 B 脱氧胆酸盐毒性的患者。有资料显示两性霉素 B 脂质体在肾内浓度比两性霉素 B 脱氧胆酸盐降低 86%，其对肾脏毒性是两性霉素 B 脱氧胆酸盐的 1/4。虽然两性霉素 B 脂质体制剂的肾功能障碍和电解质紊乱的发生率要小得多，但是仍需要每周监测 2 ～ 3 次血清肌酐。如果肌酐增加≥基线值的 2 倍，每 8 小时增加预水化达 1L，并考虑暂时暂停一次剂量的两性霉素 B 脂质体。肌酐改善后，以 0.7mg/（kg · d）重新启动两性霉素 B 脂质体，并考虑隔日应用两性霉素 B 脂质体。如果肌酐继续升高，考虑停止使用两性霉素 B 脂质体。综上，针对合并肾功能不全的隐球菌性脑膜炎患者，抗真菌治疗的优化方案具体如下：①患者经济条件允许，可选用两性霉素 B 脂质体进行替代治疗；②或考虑将注射用两性霉素 B 脱氧胆酸盐的用量减半使用或采取注射用两性霉素 B 脱氧胆酸盐隔日疗法以降低肾毒性；③在使用两性霉素 B

脱氧胆酸盐前水化可降低肾毒性风险；补充碱性药物可以减少其肾毒性。需隔日复查肝肾功能、血电解质等相关的指标。

（苏晓红）

七、隐球菌性脑膜炎合并肝功能异常的治疗

我国是慢性乙型肝炎病毒（HBV）高度流行的国家。HBV 感染可能会导致肝硬化及人类免疫反应缺陷，并且被认为是真菌感染的危险因素。大多数研究表明在 HIV 阴性隐球菌性脑膜炎中，合并 HBV 感染是最常见的，男性多见。中南大学湘雅医院团队在一个 6 年的隐球菌性脑膜炎的回顾性研究中发现肝病（肝炎 /HBV 感染和肝硬化）是最常见的隐球菌性脑膜炎合并的基础病。与未感染 HBV 的患者相比，患者合并感染 HBV 的死亡风险更高，尤其是肝硬化患者。

肝功能异常的隐球菌性脑膜炎患者，尤其是伴有失代偿肝硬化、乙型肝炎病毒 DNA>10^3 拷贝数 /ml 的患者，往往预后不良。一方面可能是由于肝炎病毒感染造成一定程度的宿主防御缺陷，包括细胞免疫受损、巨噬细胞吞噬功能减退、抗体和免疫球蛋白生成减少以及补体功能缺陷；另一方面可能是由于体内的免疫抑制因子和糖皮质激素的水平增高。

笔者团队的研究发现，与未感染 HBV 的隐球菌性脑膜炎患者相比，HBV 感染的宿主防御缺陷可能导致隐球菌性脑膜炎的炎症强度较低。另有研究者发现 HBV 感染的隐球菌性脑膜炎人群的白细胞、血小板和白蛋白较低，天冬氨酸转氨酶（AST）和总胆红素（TBIL）较高。HBV 感染和 HBV 未感染隐球菌性脑膜炎患者的 10 周生存率相似，其中未接受两性霉素 B 脱氧胆酸盐联合 5- 氟胞嘧啶治疗的隐球菌性脑膜炎患者死亡风险较高。另有研究表明，两性霉素 B 脱氧胆酸盐、5- 氟胞嘧啶或氟康唑联合治疗肝功能损害发生率高，尤其是对于合并基础病的患者，对肝脏的毒性作用主要是引起的血清 ALT、AST、r-GT 升高，而 TBIL 的变化不大，说明对胆红素代谢影响不大，也没有引起暴发性肝衰竭，可以表明此方案引起严重的中毒性肝炎的机会小。

研究表明，两性霉素 B 脱氧胆酸盐联合 5- 氟胞嘧啶在治疗新型隐球菌性脑膜炎时中毒性肝炎的发生率高，但不引起严重的中毒性肝损害。另有学者认为两性霉素 B 脱氧胆酸盐对肾脏毒性多见且较严重，而对肝脏毒性不大，但

仍然建议每周复查肝功能。因此，对于合并肝功能不全隐球菌性脑膜炎患者治疗较为困难，既要有效的杀灭真菌，又要考虑到药物对患者的肝功能损害。在选药、用药剂量上都要十分谨慎。根据检测结果，肝损害可分为轻度、中度、重度，应根据不同的严重程度采取不同的防治措施：轻度肝损害不改变治疗方案，不减少用药剂量，加用护肝降酶药；中度肝功能损害，不改变治疗方案，加强护肝治疗，密切观察转氨酶的变化；重度肝损害，暂不改变方案，但可减少两性霉素 B 脱氧胆酸盐的剂量或改为两性霉素 B 脂质体，加强护肝及支持治疗，使 ALT 恢复后再增加剂量。但两性霉素 B 脂质体也会发生肝损害，可能源于脂质体在组织的分布浓度（依次为肝 > 脾 > 肺）。肝损害主要集中在治疗的第 1 ～ 2 周，当两性霉素 B 脱氧胆酸盐平均累积量达 780mg 时即有肝功能损害情况，因此重点监测患者在治疗早期的肝功能情况，及时加用护肝药物，以防止患者出现肝功能损害。

（苏晓红）

八、重症隐球菌性脑膜炎的处理

隐球菌性脑膜炎是隐球菌侵犯中枢神经系统而引起的一种亚急性或慢性的感染性疾病。目前对于重症隐球菌性脑膜炎没有明确的定义。临床上隐球菌性脑膜炎患者出现脑疝、意识障碍、脑积水、视力障碍或颅内压 >300mmH_2O 常提示预后不良，因此也把此类归为重症隐球菌性脑膜炎。针对此类患者目前主要的治疗处理方案为脑脊液分流和强化抗真菌治疗。

（一）脑脊液分流

隐球菌性脑膜炎可出现恶性颅内高压，从而导致脑疝形成，而脑疝是隐球菌性脑膜炎患者的主要死亡原因。另外恶性颅内高压也会压迫视听神经，导致视力下降、听力下降等，长期压迫会引起视听神经萎缩等严重后果，将严重影响患者预后。常用的降颅内压药物作用有限且易造成电解质紊乱。有报道称甘露醇能够使隐球菌的荚膜厚度增加，削弱了抗菌药物的作用，从而有利于隐球菌的生存和繁殖。因此，国外临床指南已不推荐甘露醇用于隐球菌性脑膜炎的颅内压控制；但也有学者认为甘露醇对于缓解隐球菌性脑膜炎颅内高压引起的头痛，仍然具有一定的作用。目前比较推荐的控制颅内高压的方法是采取非药物治疗的手段，轻则连续进行腰椎穿刺术，重则采取手术治疗，其中持续腰池外引流、脑室腹腔分流术（ventriculo-peritoneal shunt，VPS）较为安全可靠。腰池脑脊液持续外引流和VPS有以下优点：避免反复腰穿的痛苦，加快脑脊液循环，引流出大量病原菌，缩短病原菌清除时间，有效降低颅内压，可避免脑疝发生，临床症状改善明显，为抗真菌治疗赢得时间，并可减少并发症的发生。VPS的感染发生率只有2%～12%。当蛛网膜绒毛受累时，脑脊液吸收和流出受损可导致脑积水。隐球菌的真菌多糖在这些绒毛间隙中积累，并进一步促进这一过程。VPS作为一种治疗隐球菌性脑膜炎所致脑积水的永久性方法也得到了成功的应用。

（二）抗真菌治疗

对于重症隐球菌性脑膜炎患者，一旦诊断，均需立即开始更长时间（4～10周）的诱导治疗，推荐联合抗真菌治疗。联合治疗仍首选两性霉素B和5-氟胞嘧啶，在资源缺乏或两性霉素B不能耐受时，可选择高剂量氟康唑（800～1 200mg/d）联合5-氟胞嘧啶。笔者课题组的研究显示，伏立康唑、氟胞嘧啶和两性霉素B三药联用可以迅速改善临床表现，可在早期清除脑脊液中的隐球菌，降低脑脊液颅内压，显著缩短住院时间，减少低钾血症和胃肠道不适的发生率。

对于重症隐球菌性脑膜炎患者，诱导治疗采用抗真菌药物的联合应用：两性霉素B脱氧胆酸盐静脉注射0.5～1.0mg/（kg·d）或两性霉素B脂质体静脉注射3～4mg/（kg·d），加用氟康唑600～800mg/d和5-氟胞嘧啶口服100mg/（kg·d）三联治疗，持续6周以上。同时应该更加严密监测患者意识状态、血常规、电解质、肝肾功能等。对于重症隐球菌性脑膜炎，在抗真菌治疗同时可考虑采用免疫调节辅助治疗，据报道重组干扰素-γ的辅助治疗可用于存在细胞免疫缺陷患者，2010年IDSA指南推荐体重≥50kg的成年患者使用重组干扰素-γ的剂量为100μg/m^2（体重<50kg时，给予50μg/m^2），每周3次，共10周。

（苏晓红）

九、格特型隐球菌感染的处理

格特型隐球菌是人类隐球菌病的另一种主要的真菌病原体，感染后可引起致命的脑膜脑炎或肺部疾病。长期以来，格特型隐球菌被认为主要局限于澳大利亚等热带或亚热带地区。1999 年,加拿大不列颠哥伦比亚省出现了由格特型隐球菌引起的流行性隐球菌病,随后蔓延至美国西北太平洋地区,多数格特型隐球菌菌株是从北美和澳大利亚的桉树中分离出来的。相比于新型隐球菌,格特型隐球菌通常更易引起神经系统并发症,而且其对抗真菌治疗的敏感性更低,因此,治疗格特型隐球菌感染通常需要更积极的干预措施。

目前还没有关于格特型隐球菌感染的抗真菌治疗随机对照试验研究,因此关于中枢神经系统格特型隐球菌感染的抗真菌治疗仍然主要依赖于小型病例系列和专家意见。美国传染病协会(IDSA)的临床实践建议采取与新型隐球菌感染类似的治疗策略:在开始的一段时间进行强化抗真菌治疗,而后予以较长时间的“巩固 / 抑制”治疗。然而,与 HIV 阳性的新型隐球菌感染患者不同,治疗格特型隐球菌感染的目的是清除感染,特别是在没有免疫抑制的情况下。因此,将初始诱导治疗后给予的治疗称为“根除”治疗。一项对 86 名患者的研究表明,在多数幸存患者中可以做到根除格特型隐球菌感染,而相较于新型隐球菌,需要使用更长的抗真菌治疗疗程;与氟康唑相比,两性霉素 B 制剂联合 5- 氟胞嘧啶在局限于肺部或中枢神经系统感染患者诱导治疗过程中效果更好。

1. 格特型隐球菌所致脑膜脑炎　在 HIV 感染患者中,格特型隐球菌感染的疾病进程与新型隐球菌没有太大差别,治疗也类似。在未感染 HIV 的患者中,抗真菌治疗主要是依据 20 世纪 90 年代的一系列格特型隐球菌感染病例研究:对于中枢神经系统格特型隐球菌感染,建议先行诱导治疗,然后予以根除性抗真菌治疗。许多医师在治疗格特型隐球菌所致的脑膜炎患者时倾向于使用两性霉素 B 和 5- 氟胞嘧啶(每 6 小时 25mg/kg)诱导 4 ～ 6 周。最近一项针对 73 名患者治疗的研究发现,两性霉素 B 加 5- 氟胞嘧啶诱导方案对于中枢神经系统格特型隐球菌感染至关重要。至于诱导期时程目前仍不明确,但依据 IDSA,免疫功能正常的格特型隐球菌感染患者诱导期时长为 4 ～ 6 周,而之前的病例研究最常采用诱导治疗的疗程为 6 周。

对于诱导治疗之后的根除治疗,通常采用氟康唑 400mg/d。中枢神经系统新型隐球菌感染患者建议总共接受 6 ～ 12 个月的治疗,但在一项格特型隐球菌的研究中,超过 70% 的患者接受了更长的疗程(四分位间距为 14 ～ 22 个月)。根除治疗对于预防复发是必要的,在至少两项延长治疗疗程的研究中,没有发现晚期复发。相反,在另外两项研究中,大多数患者接受了小于 12 个月的治疗,复发率更高且预后较差。伊曲康唑、伏立康唑或泊沙康唑用于根除治疗格特型隐球菌性脑膜炎目前的临床研究较少,但当氟康唑耐药时可作为替代品采用。

2. 格特型隐球菌所致脑隐球菌瘤　格特型隐球菌颅内感染可导致脑隐球菌瘤的发生，从而引起严重的神经系统后遗症；而且由于脑隐球菌瘤的存在，患者对于抗真菌治疗反应迟钝，意味着可能更需要外科手术干预。因此，对于格特型隐球菌感染脑实质的患者需要给予更长时间的治疗，在初始抗真菌治疗 4 ～ 6 周后应继续使用两性霉素 B 和 5- 氟胞嘧啶进行诱导治疗。有周围水肿和 / 或占位效应的大型隐球菌瘤应考虑早期手术切除。因为对抗真菌药物的反应差，多发性隐球菌瘤可能需要延长诱导期（>6 周）和根除期（>12 个月）治疗。如果周围有水肿和 / 或伴有神经功能缺损，可以给予糖皮质激素以改善预后。

颅内压的控制是中枢神经系统隐球菌病预后的关键决定因素，重复腰穿和 / 或早期行脑脊液分流术是必要的。目前尚未有研究明确手术的最佳时期，但如果在进行频繁的腰穿 1 ～ 2 周后仍无法有效控制颅内压，应尽早向神经外科寻求专业意见。影像学上可见的症状性脑积水需要通过脑脊液分流术早期减压。在没有脑隐球菌瘤的情况下，抗真菌治疗方案应与脑膜炎相同。

对于明显复发的患者，应再进行影像学检查，以除外新的病灶或病灶扩大，或者病灶周围水肿的扩大。对于在有效的抗真菌治疗下脑脊液（CSF）真菌培养转为阴性后出现反常的临床恶化，应当警惕免疫重建炎症综合征（IRIS）或感染后炎症反应综合征（PIIRS）的发生，可能需要使用皮质类固醇治疗。皮质类固醇治疗开始后，需要缓慢减少皮质类固醇剂量，以防止 IRIS/PIIRS 的反复，大多数 IRIS/PIIRS 会在几日到几周内基本缓解。

综上，格特型隐球菌感染的抗真菌治疗通常先予以两性霉素 B 和 5- 氟胞嘧啶诱导治疗 4 ～ 6 周，之后的根除治疗一般采用氟康唑 400mg/d，疗程相较于新型隐球菌应更长以清除感染。此外，应重视格特型隐球菌颅内感染引发的脑隐球菌瘤、颅内高压和感染相关炎症反应综合征等并发症的发生。

（袁大森　江滢）

十、隐球菌性脑膜炎的支持疗法

作为临床医生，要对患者的整体情况加深认识。由于隐球菌性脑膜炎其本身的症状较重，且常合并多种并发症，因此除抗真菌治疗外，需要相应强度的支持治疗以应对复杂的病情变化。感染性疾病本身是一种消耗性疾病，患者体内的糖、氯化物会大量消耗。如果出现持久剧烈的炎症峰，还会大量消耗蛋白质。而机体的营养状况对免疫功能有重要的影响，当蛋白质和热量缺乏时，机体白细胞、免疫球蛋白下降，可造成免疫功能低下，形成恶性循环。加之病程较长，长期的用药治疗，非常容易导致如电解质紊乱、低蛋白血症等营养不良的状态。病情较重的患者长期卧床，还会出现压疮（褥疮）、坠积性肺炎、肌萎缩等并发症，进一步加重营养不良的状态。

（一）饮食行为干预

常用于诱导期联合治疗方案的两性霉素 B 是一种深部真菌感染用药，临床应用时常出现恶心、呕吐、低钾血症、肾功能损害等不良反应，而这些问题一旦出现就会加重患者营养不良的风险。对于低钾血症，在每日 3 次口服 1 ～ 2 片氯化钾补钾的同时，可以嘱患者多食用如香蕉、牛奶、西红柿、紫菜、海带等富含钾元素的食物。对于呕吐、低钠血症的患者，及时补充糖盐等渗溶液，防止脱水，适当给予护胃治疗，同时可以适当摄入含钠盐的食物。对于肾功能不全的患者，除避免肾毒性的药物、定期监测肾功能外，饮食要注意限制钠盐（每日 3g 以内），优质低蛋白饮食，以及低脂低磷低胆固醇饮食，必要时还应限制高钾食物。对于有基础疾病的患者，根据情况进行相应的膳食管理。隐球菌性脑膜炎患者实施饮食干预，可改善患者的营养状况、提高机体免疫力，从而延长患者的生存期。

（二）常用的营养风险评估筛查系统

根据卫生世界组织推荐的体重指数（BMI）评价营养不良程度。成人 BMI $\leqslant$ 18.5kg/m^2 为营养不良，其中 BMI 17.0 ～ 18.5kg/m^2 为轻度营养不良；BMI 16.0 ～ 16.9kg/m^2 为中度营养不良；BMI<16.0kg/m^2 为重度营养不良。血红蛋白 $\geqslant$ 120g/L 为正常，<120g/L 为不正常。35 ～ 55g/L 为正常；30 ～ 34g/L 为轻度营养不良；25 ～ 29g/L 为中度营养不良；<25g/L 为重度营养不良。

对于一般感染的患者，在实施肠内营养支持治疗之前，一套行之有效的系统科学合理地用于评估患者存在的营养风险，在临床实际工作中是非常重要的。临床工作上普遍使用是由欧洲肠内肠外营养学会推荐的一个营养风险筛查工具——营养风险筛查量表（NRS2002），见表 11-4，该量表可以快速、简便、无创地发现患者是否存在营养问题。NRS2002 优点在于能够预测营养不良的风险，并能前瞻性地动态判断患者营养状态变化，便于及时反馈患者的营养状况并为营养支持方案提供证据，在临床上的普及性和应用性目前得到广泛认可。

量表具体评分细则和应用见下表。而对于住 NICU 可能存在多器官衰竭风险的危重症感染患者,NUTRIC 评分系统(表 11-5)是一个非常合适的选择。

表 11-4 营养风险筛查量表(NRS2002)

营养状况受损		疾病的严重程度(≈应激代谢)	
无 (0 分)	正常的营养状态	无 (0 分)	正常的营养需求
轻度 (1 分)	3 个月内体重下降超过 5% 或 前一周食物摄入量低于正常需求的 50% ～ 75%	轻度 (1 分)	髋部骨折; 慢性病:肝硬化;慢性阻塞性肺疾病(COPD);慢性血液透析、糖尿病、肿瘤
适中 (2 分)	2 个月内体重下降超过 5% 或 BMI 18.5 ～ 20.5kg/m^2+ 一般状况受损 或 前一周食物摄入量为正常需求量的 25% ～ 50%	适中 (2 分)	腹部大手术; 卒中; 重症肺炎; 恶性血液病
严重 (3 分)	1 个月内体重损失大于 5%(等同于 3 个月内损失超过 15%) 或 BMI<18.5kg/m^2+ 一般状况受损 或 前一周的食物摄入量为前一周正常需求量的 0 ～ 25%	严重 (3 分)	头部损伤; 骨髓移植; 重症监护患者
评分 总分		评分	
计算总分	1. 评估营养状况受损(只有一个:选择得分最高的变量)和疾病严重程度(应激代谢,即营养需求增加)的评分(0 ～ 3 分) 2. 将上述两个分数相加(即得总分) 3. 如果年龄 70 岁以上,在总分上加 1 4. 如果年龄校正后的总分≥ 3 分,开始营养支持		

表 11-5　NUTRIC 评分表

指标	范围	分数 / 分
年龄	<50 岁	0
	50 ～ 74 岁	1
	≥ 75 岁	2
急性生理与慢性健康Ⅱ（APACHE Ⅱ）评分	<15 分	0
	15 ～ 19 分	1
	20 ～ 27 分	2
序贯器官衰竭（SOFA）评分	<6 分	0
	6 ～ 9 分	1
	≥ 10 分	2
引发功能不全的器官数目	0 ～ 1 个	0
	≥ 2 个	1
入 ICU 前住院时间	0 ～ 1 日	0
	>1 日	1
总分		

注：总分≥ 5 分，即评定存在营养风险，应接受营养支持；总分 <5 分患者应在住院期间随病情变化定期评估。

（三）特殊患者的营养管理——肠内营养支持

根据营养治疗五阶梯疗法，患者若存在吞咽障碍，有胃肠道功能，没有肠内营养的禁忌证，应予留置鼻胃管进行肠内营养支持。卧床重症患者营养管理目标为 1 300 ～ 1 625kcal/d（1kJ=0.238 9kcal）。一般根据序贯肠内营养支持治疗合理选用肠内营养制剂，具体方案为短肽型肠内营养制剂每日 3 瓶，逐步过渡至整蛋白型肠内营养制剂每日 3 袋，总热量 1 350 ～ 1 500kcal/d。研究表明，序贯肠内营养支持能减缓吞咽功能障碍患者营养状况的恶化，有效地通过调节肠黏膜屏障，提高肠道分泌型 IgA 产生，更有利于患者胃肠功能的恢复，促进神经功能恢复，降低并发症发生的风险。在持续性置管注食期动态评估患者的吞咽功能和营养状态，介绍康复训练的方法和成功案例，建立患者的信心，鼓励患者坚持训练，促进吞咽功能的恢复。

肠内营养应注意预防和观察其相关并发症。应注意观察患者有无腹泻或便秘、腹胀、恶心、呕吐等消化系统不适症状。出现不适及时查找原因并对症处理。做好鼻胃管的护理：每日进行肠内营养前，首先确保胃管在胃内，防止因胃管移位造成误吸。持续肠内营养期间4小时用温水40ml冲管1次，防止堵管。做好鼻胃管的固定，适当约束患者，防止鼻胃管移位或脱出。定期监测血糖及电解质、肝功能情况，防止高血糖、电解质紊乱和肝功能异常。

隐球菌性脑膜炎由于需要长程的治疗，较多的并发症，饮食干预和营养支持对于患者的预后有着相当大的影响。尤其是一些急危重症伴有意识障碍或吞咽困难的患者，肠内营养支持是维持其生命体征、保证病情平稳的重要因素之一。因此在临床上规范应用抗真菌治疗方案的同时，还应重视患者的营养状况，及时进行营养方面的干预。合理进行营养风险的筛查与评估，执行正确的营养干预，对于患者的疾病康复会获益良多。

（王翼洁）

参考文献

[1] HARRISON T S, LAWRENCE D S, MWANDUMBA H C, et al. How applicable is the single-dose AMBITION regimen for HIV-associated cryptococcal meningitis to high-income settings? [J].Clin Infect Dis, 2022, 76(5):944-949.

[2] FISHER K M, MONTRIEF T, RAMZY M, et al. Cryptococcal meningitis: A review for emergency clinicians [J]. Intern Emerg Med, 2021, 16(2021): 1031-1042.

[3] World Health Organization. Guidelines for Diagnosing, Preventing and Managing Cryptococcal Disease Among Adults, Adolescents and Children Living with HIV [J/OL]. (2022-06-27)[2023-06-30].https://www.who.int/publications/i/item/9789240052178.

[4] ALUFANDIKA M, LAWRENCE D S, BOYER-CHAMMARD T, et al. A pragmatic approach to managing antiretroviral therapy-experienced patients diagnosed with HIV-associated cryptococcal meningitis: Impact of antiretroviral therapy adherence and duration [J]. AIDS, 2020, 34(9): 1425-1428.

[5] RHEIN J, HULLSIEK K H, TUGUME L, et al. Adjunctive sertraline in HIV-associated cryptococcal meningitis: A randomised, placebo-controlled, double-blind phase 3 trial [J]. Lancet Infect Dis, 2020, 19(8): 843-851.

[6] NGAN N T T, FLOWER B, DAY J N. Treatment of cryptococcal meningitis: How have we got here and where are we going? [J]. Drugs, 2022, 82(12):

1237-1249.

[7] GUSHIKEN A C, SAHARIA K K, BADDLEY J W. Cryptococcosis [J]. Infectious Disease Clinics, 2021, 35(2): 493-514.

[8] ZHAO J, WENG W, CHEN C, et al. The prevalence and mortality of cryptococcal meningitis in patients with autoimmune diseases: A systematic review and meta-analysis [J]. EuropeanJ Clin Microbiol & Infectious Diseases, 2021, 40(12): 2515-2523.

[9] CUASCUT F X, ALKABIE S, HUTTON G J. Fingolimod-related cryptococcal meningoencephalitis and immune reconstitution inflammatory syndrome in a patient with multiple sclerosis [J]. Multiple Sclerosis and Related Disorders, 2021, 53: 103072.

[10] FANG F, WANG Y, XU W. Anti-N-methyl-d-aspartate receptor encephalitis associated with intracranial cryptococcal infection: A case report and 2-year follow-up [J]. Journal of Neuroimmunology, 2021, 353: 577502.

[11] HASHEM H E, IBRAHIM Z H. Atypical presentation of pediatric systemic lupus erythematosus complicated by cryptococcal meningitis [J]. Case Reports in Medicine, 2021, 2021:6692767.

[12] 杨露，刘君宇，徐晓峰，等．两性霉素 B 脂质体治疗隐球菌性脑膜炎药物浓度及其与疗效关系的研究 [J]. 热带医学杂志，2022，22(3):312-316，321.

[13] LIU J Y, LIU J, SU X, et al. Amphotericin B plus fluorocytosine combined with voriconazole for the treatment of non-HIV and non-transplant-associated cryptococcal meningitis: a retrospective study [J]. BMC Neurology, 2022, 22(1):274.

[14] 王拥军，赵性泉，王少石，等．中国卒中营养标准化管理专家共识 [J]. 中国卒中杂志，2020，15(6): 681-689.

[15] ZHANG P, BIAN Y, TANG Z, et al. Use of Nutrition Risk in Critically Ill (NUTRIC) scoring system for nutrition risk assessment and prognosis prediction in critically ill neurological patients: A prospective observational study [J]. Journal of Parenteral and Enteral Nutrition. 2021, 45(5):1032-1041.

第十二章　隐球菌性脑膜炎的预后与评定

一、疗效的评定

（一）感染相关的微生物指标

对于隐球菌性脑膜炎或脑膜脑炎这类中枢神经系统感染性疾病，隐球菌清除是治疗的首要目的。由此衍生出了培养转阴时间、隐球菌清除率 / 单位时间、涂片转阴时间、胶体金转阴时间等量化指标。

其中，脑脊液真菌培养是鉴定隐球菌感染的金标准，培养转阴也是各个指南中评价抗真菌疗效最主要的指标。对于隐球菌性脑膜炎，初期治疗（包括诱导期 + 巩固期）的主要目标是脑脊液隐球菌培养转阴，这个时间通常是 8 ～ 12 周。指南推荐诱导期 2 周后脑脊液培养转阴且症状体征明显改善者，没有神经系统并发症，无其他疾病且无免疫抑制，可以考虑诱导期后进入巩固期治疗阶段。墨汁染色与胶体金是诊断隐球菌感染敏感性较高的检测指标，其转阴的意义等同于培养，其阶段性的变化供临床医师参考，有助于判断持续感染与复发，但基本不作为疗效评价的参考指标。

隐球菌计数有基于墨汁染色的传统计数以及基于培养的隐球菌落形成单位（cryptococcal colony forming units，CFU），一些研究表明利用 CFU 计算的真菌清除率可以作为感染控制的指标之一，也作为在Ⅱ期临床试验中探索抗真菌药物剂量和组合的手段。一些有关隐球菌性脑膜炎治疗的荟萃分析通过真菌清除率探讨最有效的抗真菌药联合方案，基线脑脊液 CFU 计数是准确评估隐球菌性脑膜炎新治疗方案杀菌活性的方法，也是抗真菌治疗的重要预后因素。

早期真菌学清除（early mycological clearance）以及早期杀菌活性（early fungicidal activity，EFA）是评定隐球菌性脑膜炎疗效及预后的重要参考标准。在诱导治疗疗程中，有效的抗真菌治疗 2 周后脑脊液培养阴性可视为达成了早期真菌学清除。研究表明早期真菌学清除有利于降低全因死亡率，可有效改善基线颅内高压的状态，改变基线高真菌负荷相关的预后不良。EFA 则体现了 14 日内相对于基线隐球菌负荷的真菌清除率，研究表明 EFA 与隐球菌性脑膜炎 18 周生存率独立相关，当 CSF 隐球菌清除率低于 0.2lgCFU/（ml·d），死亡率显著增加，研究者认为新的抗真菌方案的目标 EFA 应高于至少 0.2lgCFU/（ml·d）才被认为是有效的。

隐球菌荚膜抗原滴度（cryptococcus capsular antigen titer，CrAg Titer）是反映隐球菌感染的重要指标，通常在未经治疗的感染初期，往往伴有脑脊液或血液中高滴度抗原。在接受正规抗真菌治疗后，滴度的下降通常与临床改善有关，而治疗不足、持续感染以及复发通常表现为序贯标本抗原滴度不变或升高。然而，脑脊液中的 CrAg 是缓慢消除的，即使在成功治疗数月后，隐球菌抗原仍可检测到，因此隐球菌抗原的检测并不能作为治愈的指标。

（二）感染及炎症相关的指标

炎症指标可反映感染相关的炎症反应。通常来说，炎症指标的下降（如血中性粒细胞、血及脑脊液的白细胞、红细胞沉降率、降钙素原、白介素、超敏 C 反应蛋白等）可以反映中枢神经系统感染得到控制，是判断临床治疗效果的主要指标。而一些炎症指标的浮动可能预示着感染后炎症反应的发生，如 HIV 阴性隐球菌性脑膜炎感染后免疫反应综合征（CM-PIIRS）或免疫抑制因素相关的隐球菌性脑膜炎免疫重建炎症综合征（CM-IRIS）。对于感染后炎症，维持抗真菌并联合抗炎治疗是必要的。

对于 HIV 等免疫缺陷相关的 CM-IRIS，抗逆转录病毒治疗启动后 TNF-α 等介导的 Th1 过度代偿是导致 IRIS 病理进展的主要原因，因此治疗上往往通过拮抗 TNF-α 诱导的 Th1 反应以达到抑制 IRIS 的目的。应用激素治疗可以显著降低急性脑膜炎引起的死亡率，然而长期的治疗可能是无益的，没有相关的生物标志物可以作为长期疗程中激素减量病情好转的参考指标。沙利度胺治疗后，Th1 相关的生物标志物 TNF-α 受到拮抗。西妥昔单抗可以拮抗 IL-6 诱导的炎症反应，有利于恢复 IRIS 状态下的免疫平衡。因此在使用拮抗剂治疗途中，通过监测 IRIS 患者血清中 IL-6、TNF-α 的水平可确定其疗效发挥程度。

对于 HIV 阴性免疫功能正常的人群相关的 CM-PIIRS，接受皮质类固醇治疗往往可以获得满意的疗效。接受类固醇治疗后，PIIRS 患者头痛、发热症状改善，C 反应蛋白、红细胞沉降率、脑脊液细胞及蛋白下降，表明疗效肯定。

笔者的临床经验表明，大部分 PIIRS 患者基本不会遗留严重的神经功能缺损，一般预后良好，但此类患者在 PIIRS 发生前往往有颅内高压及听力受损，若处理不及时可能会遗留有听力障碍。

（三）影像学改变

影像学同样反映了感染的炎症及感染后炎症的转归。感染的炎症好转主要反映在头颅 MR 上，脑膜增厚和强化的消退（脑膜炎减轻）、脑室缩小（脑积水的好转）、脑实质病灶缩小、VR 间隙缩小、血管性病灶减少甚至消失（血管炎减轻）。感染后炎症的好转主要反映在头颅 MR 表现为脑实质病灶缩小强化消失、隐球菌瘤周强化减弱、脑室缩小、脑膜强化消退。

预后方面，无复发、再燃，无合并其他微生物感染，无免疫重建 / 感染后免疫反应综合征，住院时间（诱导期）的缩短，可视为良好预后，反映了接受正规全面的综合治疗的理想疗效。疗程中对于药物不良反应的控制，也是疗效评定和影响预后的重要因素。两性霉素 B 引起的电解质紊乱、肾功能不全、肝毒性等，若未发生或及时可控，也可以反映综合治疗疗效的稳定。

（王翼洁）

二、治疗失败的原因及对策

（一）抗真菌治疗失败

经过标准的抗真菌治疗以及严密的颅内压管理后，隐球菌性脑膜炎患者临床症状及体征无改善，真菌培养持续阳性，属于治疗失败。诱导治疗不充分、药物相互作用和隐球菌对常用抗真菌药物耐药是抗真菌治疗失败的常见原因。联合用药在治疗效果和改善患者预后方面均明显优于单药治疗，两性霉素 B 联合 5- 氟胞嘧啶方案是诱导治疗的一线用药。2013 年的一项临床试验显示，两性霉素 B 联合 5- 氟胞嘧啶诱导方案相比于两性霉素 B 单药治疗，70 日生存率显著升高；接受两性霉素 B 联合氟胞嘧啶治疗的患者，在治疗前 14 日的 CSF 真菌下降和清除时间均明显快于两性霉素 B 单药治疗方案或两性霉素 B 联合氟康唑方案。虽然耐药可能是抗真菌治疗失败的可能性之一，但可能并不引起 HIV 阴性患者死亡率的增加。笔者团队回顾性分析了 200 例初次脑脊液培养出新型隐球菌的 HIV 阴性隐球菌性脑膜炎患者，并对他们进行了 1 年随访。根据最小抑制浓度的分界值，将 5 种抗真菌药物根据各自的 MIC 值划分为两组：两性霉素 B，≤ 0.5μg/ml，>0.5μg/ml；5- 氟胞嘧啶，≤ 4μg/ml，>4μg/ml；氟康唑，≤ 4μg/ml，>4μg/ml；伏立康唑，<0.25μg/ml，≥ 0.25μg/ml。发现大多数新型隐球菌分离株对两性霉素 B、伏立康唑、5-FC 和氟康唑敏感，最小抑制浓度与患者死亡率未发现相关。另外，抗真菌治疗后 2 周脑脊液培养持续阳性（即早期真菌清除失败）也可能并不影响治疗结局。笔者团队回顾性分析了 141 例 HIV 阴性初次脑脊液培养出新型隐球菌的 CM 患者，并对他们进行了 1 年的随访，早期真菌清除的治疗目标是否达成，与死亡率并不相关。

复发（relapse）最常见的原因在于初始治疗阶段剂量不足或疗程不够，患者对巩固期和维持期的依从性差。对复发患者，应评估其复发的风险，重新开始诱导治疗，宜采用联合抗真菌治疗，并加大给药剂量；若真菌培养为耐药菌属，则依据药敏试验选择治疗方案。

（二）颅内高压控制不佳

超过 50% ～ 80% 的隐球菌性脑膜炎的患者有颅内压增高。颅内高压（intracranial hypertension，ICH）是影响隐球菌性脑膜炎的致残率和死亡率的一个重要因素。在起始治疗到治疗 2 周之间出现颅内压增高，则提示治疗疗效不好。在内科治疗无法有效控制颅内压时，采用外科策略如脑室腹腔分流术（ventriculoperitoneal shunt，VPS）或可有效降低颅内压。脑脊液分流手术是治疗颅内高压有效的第一策略，VPS 在迅速改善临床症状、长期控制颅内压以及加快隐球菌的清除等方面的作用已得到广泛认可。隐球菌的荚膜多糖及其释放出的炎性介质常常导致脑脊液分泌增多、吸收障碍，从而引起难以控制的颅内压增高。由于血脑屏障的存在，传统的内科治疗（如脱水药物）疗效低，控制颅内高压效果不佳，而 VPS 能迅速持续有效地降低颅内压，并且由于腹腔中两性霉素 B 的药物浓度可高于颅内 8 倍以上，引流至腹腔的隐球菌可以被快速杀灭，VPS 还可减少颅内炎性物质和脑组织水肿。在一项回顾性研究中，23 名隐球菌性脑膜炎患者被分为接受 VPS 和未接受 VPS 两组，结果发现接受了 VPS 的患者术后脑脊液压力和隐球菌计数均明显下降，同时可持续缓解头痛等颅内高压症状，该研究建议隐球菌性脑膜炎患者在出现严重神经功能缺损症状之前应进行 VPS。

（三）伴发病导致临床疗效减弱

隐球菌性脑膜炎作为一种机会感染性疾病，患者通常伴有各种基础疾病。隐球菌性脑膜炎治疗成功或失败的一大重要影响因素就是患者的基础疾病及其耐受力，要提高隐球菌性脑膜炎的疗效必须要考虑患者的基础疾病。根据IDSA指南，伴发病被定义为HIV阴性非器官移植，而伴有其他基础性疾病。在我国，有伴发病的隐球菌性脑膜炎患者占总患者的30%～60%，伴发消化系统、神经系统、内分泌系统和呼吸系统疾病的患病率较高，而伴发血液系统、心血管系统和风湿性疾病的患病率较低。一项研究发现，入院时具有伴发病的隐球菌性脑膜炎患者的治疗失败率更高，尤其是伴有消化系统和内分泌系统疾病的患者治疗失败率显著增高。另一项研究分析了50例资料完整的新型隐球菌性脑膜炎患者的预后影响因素，通过建立非条件logistic回归模型，发现基础疾病和使用免疫增强剂差异具有统计学意义，其中基础疾病是危险因素，使用免疫增强剂是保护因素，因此在治疗中联合使用胸腺肽等免疫增强剂值得提倡。

（袁大森　江滢）

参考文献

[1] PULLEN M F, HULLSIEK K H, RHEIN J, et al. Cerebrospinal fluid early fungicidal activity as a surrogate endpoint for cryptococcal meningitis survival in clinical trials [J]. Clin Infect Dis, 2020, 71(7): e45-e49.

[2] BALASKO A, KEYNAN Y. Shedding light on IRIS: from pathophysiology to treatment of cryptococcal meningitis and immune reconstitution inflammatory syndrome in HIV-infected individuals [J]. HIV Med, 2019, 20(1):1-10.

[3] LIU J, LI M, GAN Z Q, et al. Postinfectious inflammatory response syndrome in HIV-uninfected and nontransplant men after cryptococcal meningitis [J]. Future Microbiol, 2020, 15:613-621.

[4] 覃榜娥，刘佳，彭福华，等．隐球菌脑膜炎患者感染后炎性反应综合征[J]. 中华神经科杂志，2021，54(11):1198-1202.

[5] LIU J, CHEN Z L, LI M, et al. Ventriculoperitoneal shunts in non-HIV cryptococcal meningitis [J]. BMC Neurol, 2018, 18(1):58.

[6] 徐莉，陈灼林，刘佳，等．伴发病对隐球菌性脑膜炎临床治疗效果的影响[J]. 中华医院感染学杂志，2019，29(2):229-232，248.

第十三章　隐球菌性脑膜炎患者的护理

一、隐球菌性脑膜炎的病情观察和护理

（一）护理评估

1. 健康史　评估患者既往史，有无基础疾病，有无其他免疫缺陷性疾病。隐球菌性脑膜炎致病菌的传播媒介多为鸽粪，因此还要评估患者的家禽家畜接触史，日常生活中是否有接触鸽粪。

2. 症状体征

（1）评估患者有无相应的症状体征和具体表现。

（2）评估患者的体温变化情况。

（3）评估有无头痛症状，头痛的部位、性质、程度及进展情况。

（4）评估患者颅内压水平，正常颅内压为 80 ～ 200mmH_2O，如持续超过 200mmH_2O 则为颅内压增高。

（5）评估是否伴随剧烈头痛、喷射状呕吐及视神经水肿等颅内压增高表现。

（6）评估患者的精神状况，皮肤的完整性、弹性、温度、湿度、有无水肿，水电解质平衡，营养等全身状况。

3. 专科评估　神经系统专科评估对隐球菌性脑膜炎患者的评估意义重大。具体内容包括意识、瞳孔、肌力、神经反射、日常生活活动能力（activities of daily living，ADL）等。

（1）意识：隐球菌性脑膜炎患者可存在意识障碍，意识障碍可表现为觉醒度下降和意识内容变化。具体如下：

1）以觉醒度改变为主的意识障碍：①嗜睡，表现为睡眠时间过长，可被唤醒，醒后可勉强配合检查及回答简单问题，停止刺激后又继续入睡。②昏睡，表现为沉睡，正常的外界刺激不能唤醒，需大声呼喊或较强的刺激才能唤醒，可做含糊、简单而不完全的答话，停止刺激后很快入睡。③昏迷：最严重的意识障碍，完全丧失意识，各种刺激均不能使其觉醒，无有意识地自主活动。按昏迷的严重程度可分为浅昏迷、中昏迷和深昏迷，具体表现如下。浅昏迷：意

识完全丧失，对周围事物及声光刺激无反应，对强烈的疼痛刺激可有回避动作及痛苦表情，但不能觉醒。吞咽反射、咳嗽反射、角膜反射及瞳孔对光反射存在，生命体征无明显改变。中昏迷：对外界正常刺激均无反应，对强刺激的防御反射、角膜反射及瞳孔对光反射减弱，大小便潴留或失禁，生命体征发生变化。深昏迷：对外界任何刺激均无反应，全身肌肉松弛，无任何自主运动。眼球固定，瞳孔散大。各种反射消失，大小便失禁。生命体征明显变化，如呼吸不规则，血压下降等。

2）以意识内容改变为主的意识障碍：①意识模糊，表现为情感反应淡漠，定向力障碍，活动减少，语言缺乏连贯性，对外界刺激可有反应，但低于正常水平。②谵妄，表现为认知、注意力、定向与记忆功能受损，思维推理迟钝，语言功能障碍，错觉、幻觉，睡眠周期紊乱等，可表现为紧张、恐惧和兴奋不安，甚至可有冲动和攻击行为。

为了较准确评估意识障碍的程度，临床多采用格拉斯哥昏迷量表（Glasgow Coma Scale, GCS）评估患者的意识状态，其对应的具体内容和评分见表 13-1。格拉斯哥昏迷量表的得分范围为 3 ～ 15 分，分数越低表示病情越重，意识障碍越严重。

表 13-1　格拉斯哥昏迷量表

检查项目	临床表现	评分 / 分
睁眼反应	自动睁眼	4
	呼之睁眼	3
	疼痛引起睁眼	2
	不睁眼	1
言语反应	定向正常	5
	应答错误	4
	言语错乱	3
	言语难辨	2
	不语	1
运动反应	能按指令动作	6
	对针痛能定位	5
	对针痛能躲避	4
	刺激肢体屈曲反应	3
	刺激肢体过伸反应	2
	无动作	1

（2）瞳孔：评估患者的瞳孔大小、形状、对称性，直接对光反射与间接对光反射的灵敏性。正常瞳孔直径为 2 ～ 4mm，小于 2mm 为瞳孔缩小，大于 5mm 为瞳孔散大。

（3）肌力：肌力是肌肉主动运动时力量、幅度和速度，是神经系统最重要的评估内容之一。临床上多采用 0 ～ 5 级徒手肌力检查评估患者的肌力，具体内容见表 13-2。此外，还要评估患者肌张力有无亢进或减弱。

表 13-2　肌力分级及对应的临床表现

肌力分级	临床表现
0 级	完全瘫痪，肌肉无收缩
1 级	肌肉可轻微收缩，但不能产生动作
2 级	肢体能在床面移动，但不能抵抗重力，不能抬起
3 级	肢体能抵抗重力离开床面，但不能抵抗阻力
4 级	肢体仅能抵抗部分阻力
5 级	正常肌力

（4）反射：评估患者的肱二头肌反射、肱三头肌反射、膝腱反射、跟腱反射有无增强或减弱。此外，还需要评估患者有无存在巴宾斯基征（Babinski sign）、查多克征（Chaddock sign）等病理反射及脑膜刺激征。

（5）ADL：日常生活活动能力是患者自理能力的重要评估内容之一，较常用的工具有 Barthel 指数评定量表，具体包括进食、洗澡、穿衣等 10 项内容，各项对应评分见表 13-3。量表总分为 100 分，61 ～ 99 分为轻度活动障碍，生活基本可以自理或少部分依赖他人照顾；41 ～ 60 分为中度功能障碍，生活需要很大帮助；40 分及以下为重度功能障碍，日常生活完全需要他人照顾。

表 13-3　Barthel 指数评定量表内容及评分

单位：分

项目	自理	稍依赖	较大依赖	完全依赖
进食	10	5	0	0
洗澡	5	0	0	0
修饰	5	0	0	0
穿衣	10	5	0	0
控制大便	10	5	0	0

续表

项目	自理	稍依赖	较大依赖	完全依赖
控制小便	10	5	0	0
如厕	10	5	0	0
床椅转移	15	10	5	0
平地行走	15	10	5	0
上下楼梯	10	5	0	0

（二）常见护理诊断 / 问题

1. 有脑疝的风险　与颅内压过高有关。

2. 头痛　与颅内压过高有关。

3. 体温调节异常　导致发热。

4. 有感染的风险　与脑脊液引流穿刺 / 置管有关。

5. 有跌倒 / 坠床的风险　与肌力减弱、视物障碍、精神行为异常有关。

（三）护理措施

1. 一般护理

（1）未行腰椎穿刺术的颅内压增高患者，床头抬高 15° ～ 30° 可增加颅内静脉回流。

（2）遵医嘱持续低流量吸氧改善脑缺氧。

（3）保持病室安静，定期通风，减少声光刺激。

（4）每日口腔护理 2 ～ 3 次，保持口腔清洁。

（5）如发生谵妄、抽搐、精神紊乱等意识障碍，可采用保护性约束带防止患者跌倒坠床。

（6）饮食应注意合理搭配，保证足够的摄入量，摄入高蛋白、高维生素、易消化的食物。

（7）避免高盐饮食，以防颅内压增高。为预防低钾血症，可摄入香蕉、海带、橙子等含钾较高的食物。

2. 病情观察

（1）严密观察患者体温变化情况。

（2）观察患者意识状态、瞳孔、对光反射、呼吸等生命体征情况。

（3）观察患者头痛、恶心、剧烈呕吐等颅内压增高的表现，并观察是否有颅内压持续增高、呼吸骤停、意识障碍、瞳孔进行性散大、运动障碍等脑疝的相关症状，及时做好抢救准备。

（4）观察患者口腔卫生情况，有无黏膜溃疡等感染征象。

3. 症状护理

（1）发热：①严密监测患者体温及变化；②勤更换衣物使其保持清洁干燥；③意识清醒的患者嘱其多饮水以防止脱水，采用冰袋、擦浴、冰毯等方法进行物理降温，必要时采用药物降温。

（2）头痛：①卧床休息，未行腰椎穿刺术的患者将床头摇高 15° ～ 30° 减缓症状；②变换体位时要动作缓慢，避免剧烈动作加重头痛。

（3）呕吐：①保持呼吸道通畅，意识障碍的患者将头偏向一侧，及时清理呕吐物；②观察患者有无脱水症状，及时补充水分和电解质。

（4）视觉障碍 / 运动障碍：①留 24 小时专人陪护；②病床拉床栏，嘱患者下地行走时使用助行器或由人搀扶；③保证病床和周围环境无障碍物、危险易碎物品，将患者所需物品有序放置于随手可取的位置上，勿随意更改摆放位置；④帮助患者熟悉屋内设施和物品摆放。

（5）将呼叫器放置于触手可及的位置，如有需要寻求护士帮助。

（6）视觉障碍的患者可用有颜色的标签标示物品，以便患者正确识别。

（7）运动障碍的患者需保持肢体功能位，并早期指导其进行肢体活动训练。

4. 治疗护理

（1）用药护理：

1）药品储存与使用：两性霉素 B 是由结节性链丝菌产生的多烯类、大环内酯类抗真菌抗生素，主要作用是两性霉素 B 与真菌细胞膜的固醇结合，使膜的渗透性增加，膜内细胞质成分漏出，导致真菌细胞死亡。两性霉素 B 口服极少吸收，且不稳定，肌内注射的局部刺激大，故必须采用缓慢静脉滴注。使用注意事项如下：

A. 未开启的两性霉素 B，放于冰箱 4 ～ 8℃内贮存。

B. 使用时要做到现配现用。

C. 配制药液时，先用灭菌注射用水作为溶媒充分溶解两性霉素 B，然后将溶解的药液加入 5% 葡萄糖溶液中（不宜用 0.9% 氯化钠注射液稀释，以免发生沉淀），应用避光输液袋保护药液，输液器使用避光输液器。

D. 由于药液的高渗、高浓度，对静脉的刺激性大，极易损伤血管，从而导致静脉炎的发生，所以使用时采用 PICC 置管是最佳选择。应用 PICC 置管输液时，首先要确认置管位置和管道通畅后，再行输注，严禁将药液输注于血管之外。

E. 输注速度宜慢，输注时间一般不少于 6 ～ 8 小时，需使用输液泵匀速缓慢输注。

F. 由于两性霉素 B 与 0.9% 氯化钠注射液会发生沉淀，输注时宜单独管道输注，不宜与其他药物一起输注。在输注两性霉素 B 前后均需用 5% 葡萄糖注射液冲管。药液输注过程中，密切观察患者的生命体征变化。

2）药物不良反应的护理：主要涉及两性霉素 B 不良反应的护理。

A. 即刻反应：如畏寒、寒战、发热、头痛、恶心、呕吐、食欲减退等，而且快速给药可导致胸闷、窒息感、心跳过速、心室颤动、惊厥等，为减轻不良反应，静脉滴注速度必须缓慢，患者适应后无不适再逐渐加快静滴速度，须保证输注时间不少于 6 小时，也可在静脉滴注前半小时口服吲哚美辛等药物或在输注前静脉推注地塞米松 2 ～ 5mg，以减少不良反应的发生。在治疗过程中，如患者突起畏寒、寒战、高热，应首先检查是否由于静脉滴注两性霉素 B 的速度过快导致，如滴注速度过快，应调慢滴速或暂停使用，高热者予物理降温，待体温得以控制后再继续缓慢静脉滴注。畏寒寒战时，注意保暖。恶心呕吐严重者应暂禁食，待症状缓解后可少量多餐。

B. 对重要器官的损害作用：两性霉素 B 对重要器官具有损害作用，可引起心肌损害、肝肾功能异常，尿中出现蛋白、红细胞、白细胞、管型等，停药或减量后可消失或减轻，应加强用药方面的监护，包括严密观察神志、瞳孔、血压、脉搏、呼吸的变化情况，并准确记录患者 24 小时尿量。定期复查血常规、肝肾功能、电解质、心电图。静脉滴注或口服护肝、护肾、营养心肌的药物。

C. 电解质紊乱：可影响钾离子代谢，常因排钾增多而引起低血钾症。治疗期间应注意防治低血钾，可以选择静脉和口服补钾治疗，还可以指导患者进食含钾高的食物如橙子、橘子、香菇、木耳等。

D. 静脉炎：多次注射后静脉可硬如条索，有疼痛感，严重者可导致血栓性静脉炎。因此宜留置 PICC 管，保护外周血管，以保障后续治疗。

E. 对血液系统影响：可作用于红细胞的细胞膜，造成轻度溶血性贫血，发生率高达 75%，偶见血小板和白细胞减少。定期复查血象，根据结果进行对症处理。

F. 神经系统毒性反应：可引起精神错乱、思维不连贯、谵妄、抑郁、反应迟钝、行为异常、幻视、听力下降及四肢弛缓性瘫痪（软瘫）等。如出现行为异常、幻视幻听等应 24 小时陪护，加强心理护理，必要时予保护性约束。若出现四肢软瘫，排除静脉血栓的情况下可进行肢体的主动或被动运动。

3）降颅内压药物：20% 甘露醇是最常见的降颅内压药物，用法为每次

125 ～ 250ml 快速静脉滴注。如前文所述(第十章),隐球菌性脑膜炎患者使用 20% 甘露醇降颅内压往往并不是常规的推荐。20% 甘露醇对血管刺激较大,尽量选择深静脉或 PICC 置管避免药液外渗。为防止过度脱水,脱水期间应严格记录 24 小时出入量,合理补充液体。同时注意监测血钾水平、尿量等,观察是否有低钾血症、心力衰竭、肾功能损害等不良反应。

(2)腰椎穿刺术护理:

1)术前护理:向患者进行健康宣教,解释操作的目的、内容、步骤,使其了解操作过程,降低恐惧感缓解紧张情绪。做好操作环境准备,控制人员数量,减少人员走动。嘱患者操作时避免咳嗽或改变体位,以免穿刺失败。

2)术后护理:穿刺后去枕平卧 6 小时,避免抬高头部,以防出现低颅压性头痛。保持穿刺部位敷料清洁干燥,观察穿刺部位有无渗液渗血。观察患者有无头痛、腰背痛、脑疝及感染等穿刺后并发症。

(3)腰大池引流术护理:密切观察引流液的颜色、性状、量及速度。保持引流管通畅,避免引流管受压、扭曲、折叠、堵塞,必要时夹闭引流管防止脑脊液反流引起感染。保证穿刺部位干燥,定时更换引流处敷料和引流袋。腰大池引流术围手术期详细护理要求见本节第七部分。

(4)脑室腹腔分流术护理

1)术前护理:术前进行皮肤清洁准备,向患者解释脑室腹腔分流术,消除患者疑问,减缓其焦虑心情。

2)术后护理:密切观察生命体征变化,尤其是体温变化。观察原有颅内压增高症状有无缓解,如原有头痛、呕吐等颅内高压症状无缓解提示分流不足;如出现反复头昏、头痛则提示分流过度,可暂时将床头抬高。出现分流不足或分流过度,均须及时通知医师调节分流泵的压力阈值。每日检查分流泵部位皮肤情况,观察按压是否能自动弹起,每次按压 50 ～ 100 下,每日 2 次,防止管路堵塞。观察有无腹痛,腹胀等异常症状体征。

隐球菌性脑膜炎 VP 分流术围手术期其他护理要求详见本节第六部分。

(5)心理护理:因病程较长,患者可能会出现焦虑、担忧等消极情绪,日常护理中要多与其沟通、注重倾听,鼓励其积极应对疾病。向患者宣教疾病相关知识,增强其健康信念。鼓励患者家属给予其关心和支持。同时可邀请既往的病友现身说法,为患者提供心理支持,增强战胜疾病的信心。

(6)健康教育:为患者提供隐球菌性脑膜炎的疾病知识,嘱患者在日常生活中保持情绪乐观,作息规律、避免熬夜,饮食清淡、注意营养搭配,避免感染,加强功能锻炼,坚持康复锻炼。遵医嘱定期服药,避免随意自行加减或停药。告知患者鸽粪为隐球菌主要的传染源,出院后远离鸽群。

（李慧娟）

二、隐球菌性脑膜炎的营养管理

隐球菌性脑膜炎患者在治疗过程中,常会发生口腔糜烂、溃疡,引起疼痛,也会有吞咽困难,导致其食欲下降,进食减少,出现营养摄入不足发生营养不良,从而影响预后或结局。所以在护理工作中应熟悉和了解营养管理的流程,及时评估和干预,并协助医生做好隐球菌性脑膜炎患者的营养支持工作,促进其病情的康复。

（一）常见营养不良的原因

常见营养不良的原因包括:①意识障碍;②吞咽或咀嚼困难;③长期颅内高压引起呕吐;④摄食不足;⑤应激状态;⑥消化道功能受损;⑦神经功能缺损;⑧脑膜炎的用药;⑨既往存在营养不良、食欲减退;⑩精神心理因素。

（二）营养状况评估

营养状态评估是护理工作的重要组成部分,对患者饮食情况及人体测量数据的细致记录可为医生的支持治疗提供科学证据。

（1）膳食评估:摄入食物的性状、食欲、摄入量等。

（2）人体测量:主要包括身高、体重、围度（上臂、大腿、小腿、腰围、臀围等）、皮褶厚度（三头肌、二头肌、肩胛下、腹壁和髂骨上等部位）4 种参数。是临床常用的静态营养评估方法。

1）体重:可直接反映营养状态,但应排除脱水或水肿等影响因素。

测量方法:清晨起床、排空大小便、空腹、穿单衣裤、赤足立于体重计中心,读数,以千克（kg）为单位,精确到小数点后一位数字,测量 3 次取平均值。

标准体重的计算方法:男性标准体重（kg）= [身高（cm）-80）] × 70%;女性标准体重（kg）=[身高（cm）-70] × 60%。

体重在标准体重 ± 10% 内为正常;体重在标准体重 ±（10% ～ 20%）内为过重或过轻;体重若为标准体重 ± 20% 以上,则为肥胖或体重不足。

2）体重指数（body mass index,BMI）:与体内脂肪总量密切相关的指标,主要反映全身性超重和肥胖。不适用于未满 18 岁、运动员、正在做重量训练、怀孕或哺乳中人群或身体虚弱 / 久坐不动的老人。计算方法：BMI= 体重 / 身高 ^{2}，其中体重以千克（kg）为单位，身高以米（m）为单位。理想的 BMI 指数应该在 18.5 ～ 24.9。低于 18.5 说明体重过轻，高于 24.9 说明体重超标。

3）小腿围：反映人体腿部肌肉及（皮下）脂肪水平。

测量方法：患者坐位，小腿与大腿成 90° 直立踏地，两腿分开同肩宽，自然放松，检测者将带尺在小腿最粗壮处以水平位绕其一周计量，单位为厘米（cm），精确到小数点后一位，测量 3 次取平均值。右利者测量左小腿，左利者测量右小腿，动态测量时测量同一小腿。下肢水肿时测量上臂围。正常小腿围多为 30 ～ 40cm，没有明确的标准，因个人体质、胖瘦、性别而异。青年男性均值约 35cm，青年女性均值约 34cm。

4）肱三头肌皮肤褶皱厚度（TSF）：反映营养情况。

测量方法：患者站立，右臂自然下垂，也可卧床，右前臂横置于胸部，采用同一位置多次测量。取肩峰尺骨与鹰嘴间的中点，检测者用拇指和示指捏起皮肤和皮下组织，使皮肤皱褶方向与上臂长轴平行，卡尺固定接触皮肤 3 秒后再读数，取 3 次平均值。

参考值：女性为 14.9 ～ 18.1mm，男性为 11.3 ～ 13.7mm。测量结果低于参考值的 60% 为重度营养不良；为参考值的 60% ～ 80% 为中度营养不良；为参考值的 80% ～ 90% 为轻度营养不良。

5）上臂肌围（AMC）：反映机体肌肉储存情况的指标。

测量方法：患者站立，右臂自然下垂，也可卧床，右前臂横置于胸部，测量肩峰和尺骨鹰嘴中点的手臂围。计算方法：AMC= 上臂中点周径（cm）－0.314 × 肱三头肌部皮褶厚度（mm）。AMC 评价标准：国际标准 25.3cm（男）、23.2cm（女），测定值 >90% 标准值为正常。

（3）吞咽功能评估：可用改良洼田饮水试验进行评估。

1）方法：先让患者分别喝下 1ml、3ml 和 5ml 水，如无呛咳等问题，再让患者像平常一样喝下 30ml 水，从第一口开始记录患者喝水的时间、吞咽次数，观察有无呛咳、饮水后声音变化、患者反应、血氧饱和度变化情况等。

2）结果：

Ⅰ a 级：5 秒内可一次喝完，无呛咳。

Ⅰ b 级：>5 秒一次喝完，无呛咳。

Ⅱ级：分两次喝完，无呛咳。

Ⅲ级：能一次喝完，但有呛咳。

Ⅳ级：分两次以上喝完，且有呛咳。

Ⅴ级：常常呛咳，难以全部喝完。

3）结果判断：

正常：Ⅰ a级。

可疑：Ⅰ b级、Ⅱ级。

异常：Ⅲ级、Ⅳ级、Ⅴ级。

（三）营养支持

1. 营养支持患者及营养途径选择　① NRS2002 量表≥ 3 分者（参见第十一章“十、隐球菌性脑膜炎的支持疗法”）；②吞咽功能正常者：膳食指导或口服肠内营养制剂；③吞咽障碍及不能经口进食者（洼田饮水试验为Ⅲ级、Ⅳ级、Ⅴ级）：管饲肠内营养；④存在肠内营养禁忌者：肠外营养；⑤ 24 ～ 48 小时尽早开始。

2. 营养支持途径

（1）肠内营养：包括口服、管饲，见图 13-1。

（2）肠外营养：短暂外周静脉、中心静脉置管、植入的皮下输液港。

3. 营养配方

（1）营养制剂的选择见表 13-4。

（2）营养配方选择的流程见图 13-2。

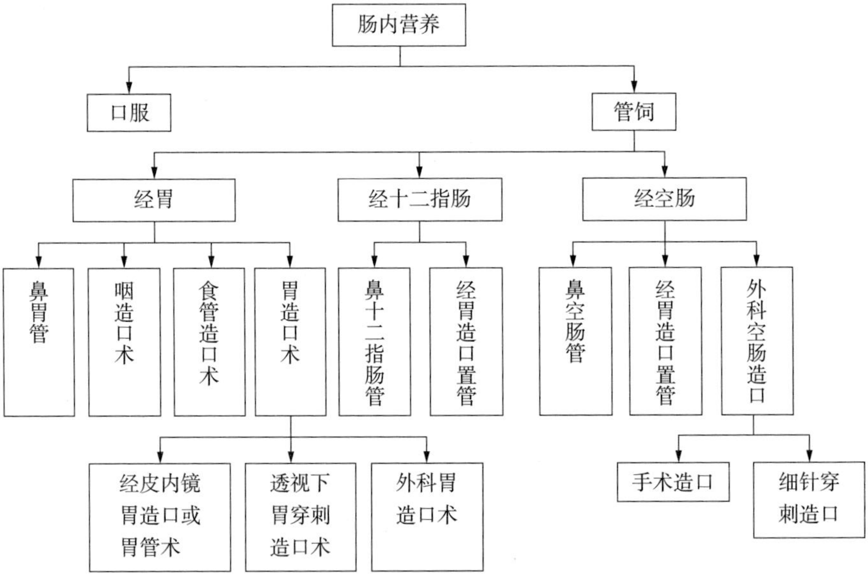

图 13-1　肠内营养

高误吸风险经十二指肠和空肠。

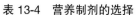

表 13-4　营养制剂的选择

患者类型	推荐意见
胃肠功能正常患者	首选整蛋白标准配方 有条件时选用含有膳食纤维的整蛋白标准配方
消化或吸收功能障碍患者	选用短肽型或氨基酸型配方
便秘患者	选用含不溶性膳食纤维配方
限制液体入量患者	选用高能量密度配方
糖尿病或血糖增高患者	有条件时选用糖尿病适用型配方
高脂血症或血脂增高患者	选用优化脂肪配方
低蛋白血症患者	选用高蛋白配方
糖尿病或血糖增高合并低蛋白血症患者	选用糖尿病适用型配方或高蛋白配方（缓慢泵注）
病情复杂患者	根据主要临床问题进行营养配方选择

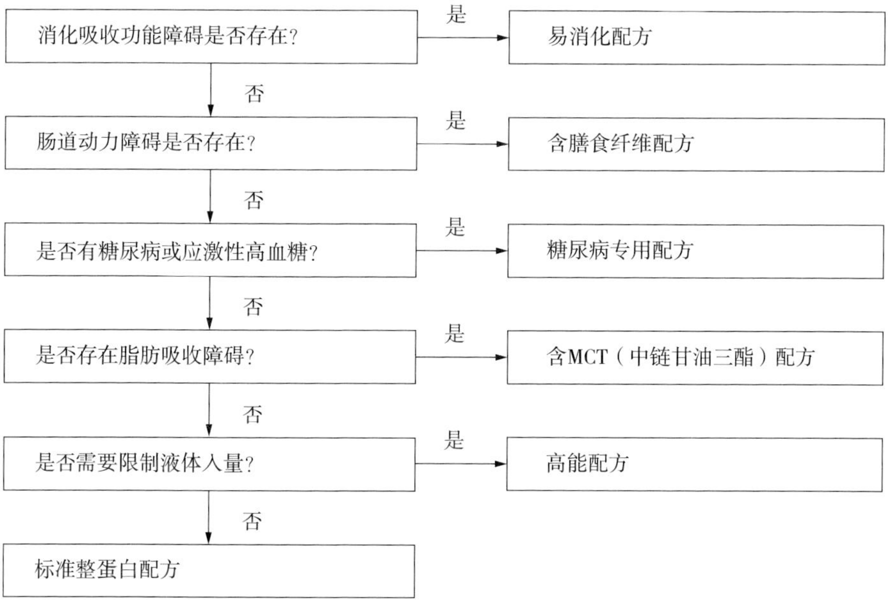

图 13-2　营养配方选择的流程

4. 能量和蛋白质的需求

（1）总能量的需求，计算公式为：总能量(kcal)= 目标需要量 [kcal/

(kg·d)]×体重(实际体重或标准体重,kg),其中:

1)目标需要量:患者的情况不同,目标需要量有所不同,通常在20～35kcal/(kg·d),具体为:①轻症非卧床者,25～35kcal/(kg·d);②轻症卧床者:20～25kcal/(kg·d);③重症者,20～25kcal/(kg·d)。

2)一般使用实际体重;无法测量体重和肥胖使用标准体重,标准体重的计算公式见上文。

(2)蛋白质(g)目标需要量:一般情况为1～1.2g/(kg·d);严重营养不良者,为1.2～2g/(kg·d)。

5. 营养支持原则

(1)一般患者:

1)能量为20～35kcal/(kg·d);蛋白质为1～1.2g/(kg·d)。

2)进食高热量、高蛋白的食物:加餐点心,多进食奶、畜肉、禽肉、蛋类、鱼、虾、豆类、干果类。

3)进食含钾丰富的食物:各类调味乳奶、鹅肉、鱼、瘦肉、豆类及其制品、深色蔬菜、香蕉、柑、橙、山楂、桃子、鲜橘汁、番茄、硬柿、香瓜、芒果、杏、哈密瓜、樱桃、木瓜、枣、龙眼、坚果类。

4)恶心、呕吐:闻柠檬、适当进食话梅、陈皮;少量多餐;分次服药。

5)按需口服肠内营养制剂和蛋白粉,当肠内营养不能满足60%的营养需求时,适当补充肠外营养。

(2)危重患者:

1)对于血流动力学基本稳定、无肠内营养禁忌证的重症患者,应尽早启动肠内营养。

2)能量为20～25kcal/(kg·d);蛋白质为1.2～2g/(kg·d)。

3)在开始喂养后24～48小时内达目标喂养量50%;而对于高营养风险或严重营养不良的患者,在监测再喂养综合征的前提下,建议至少达80%目标喂养量。

4)进食高蛋白食物:动物蛋白如奶、畜肉、禽肉、蛋类、鱼、虾等;植物蛋白如黄豆、大青豆和黑豆等豆类,芝麻、瓜子、核桃、杏仁、松子等干果类。

5)严重摄入不足时,当肠内营养不能满足60%的营养需求时,适当补充肠外营养。

(3)吞咽障碍患者(改良洼田饮水试验>Ⅱ级且经口进食):

1)选择合适的食物类型(半流质、糊状、软食、固体)。

2）食物应具备流体食品黏度适当、固态食品不易松散、易变形、密度均匀顺滑等特点。

3）进食刚开始糊状食物，吞咽功能明显改善后逐渐过渡到软饭等食物，最后可进食普通食物和液体食物。

4）可用增稠剂增加液体的稠度。

5）进食需注意：①应坐位姿势进食；不能坐起，一般至少取躯干 >30° 卧位，头部稍前屈 20°；偏瘫的患者，偏瘫的肩部以枕垫起，有利于吞咽动作，禁忌平躺体位进食。②喂食者姿势：最好坐位或站位与患者同高，喂食者处于患者右侧，以健侧吞咽为佳。③指导患者进食时，前一口吞咽完成后再进食下一口。正常人每口量：稀液体 5 ～ 20ml、果酱或布丁 5 ～ 7ml、浓稠泥状食物 3 ～ 5ml、肉团平均为 2ml。④进食后应保持坐立位 0.5 ～ 1 小时。⑤喂食药物时，药丸需压成碎粒或粉状，也可加入糊状或饮料内才可吞下，喂食药水可加入增稠剂，使之更安全和容易地吞咽。⑥检查口腔并做好口腔的清洁。

（4）鼻饲患者：

1）能量为 20 ～ 35kcal/（kg·d）；蛋白质为 1 ～ 2g/（kg·d）。

2）使用营养泵每日输注营养液 500ml 或 1 000ml，速度应从慢到快，即首日肠内营养输注 20 ～ 50ml/h，次日起逐渐加至 80 ～ 100ml/h，约 12 ～ 24 小时内输注完毕。

3）根据患者的情况，选择合适的营养液。

4）选择匀浆膳、安素等补足患者每日所需的能量和蛋白质，每日 3 次或 4 次。

5）蛋白质摄入不足时，适当补充蛋白粉。

6. 营养支持的并发症

（1）肠内营养的并发症：

1）胃肠道并发症：

A. 腹泻。最为常见，指稀便 >3 次 /d 或稀便 >200g/d。预防和处理：①选择合适的营养液。②营养液新鲜配制避免污染，低温保存，已开启的营养液，应放置不宜超过 24 小时。③调整营养液的浓度、速度和量，逐步递增便于肠道适应。④评估观察患者病情和治疗情况，有无低蛋白血症、肠黏膜萎缩、大量使用广谱抗生素等。⑤定时评估肠鸣音及排便次数、量与性状。

B. 腹胀与肠痉挛。预防与处理包括：①营养液应现配现用，按照营养液浓度由低到高、剂量由少到多、速度由慢到快原则进行，循序渐进。②鉴别是否出现肠梗阻,出现时及时停止;其他原因通过减慢输注速度、降低营养液浓度、更换营养液配方等进行调整,也可以进行腹部按摩或热敷。③必要时遵医嘱应用胃肠动力药物,也可以给予开塞露或灌肠,改善腹胀情况。

C. 恶心、呕吐。预防与处理包括:①应减慢输注速度,遵医嘱给予促胃动力药物;②使用营养泵均匀、缓慢、恒温(38 ~ 40℃)输入。

D. 胃潴留。识别与处理:由于胃内容物积聚而未及时排空,GRV(胃残余量)≥ 100ml 时考虑胃潴留发生。护士监测时发现胃潴留,需及时上报医师,推荐使用超声测量 GRV;临床常规采用抽吸法每 4 小时监测一次 GRV,GRV<100ml 推回胃内,GRV ≥ 100ml 建议弃去。遵医嘱使用促胃动力药物,未缓解时采用幽门后喂养或胃潴留规范化流程进行处理。

2)代谢性并发症:

A. 糖代谢紊乱:常见高血糖,监测患者血糖情况,随时观察其反应。

B. 水代谢异常、电解质和微量元素异常:常见高血糖、脱水、高钠或低钠血症、高钾或低钾血症,监测患者的体重、血电解质情况及每日出入量。

C. 再喂养综合征:指严重营养不良患者过快过量地摄入食物而导致的一种危险结果。以水钠潴留、低钾血症、低镁血症、低磷血症为特征,严重者可致死。对于高危人群实施营养支持应从低剂量开始,循序渐进,同时密切监测水、电解质及代谢反应。

3)感染并发症:

A. 误吸、吸入性肺炎。预防措施包括:①选择合适的喂养管和喂养途径;②保持患者床头抬高 30° ~ 45°;③对于管饲患者,翻身、吸痰等尽量在肠内营养操作前进行;④检查胃残余量,每 4 小时抽吸一次;⑤妥善固定喂养管,定期监测喂养管的位置;⑥保持患者口腔清洁;⑦可遵医嘱使用胃动力药物,促进胃排空。

B. 营养液污染。预防措施包括:①营养液现配现用,保存得当。②每瓶营养液悬挂时间少于 8 小时。若营养液打开暂时不用,加盖后放于 4℃冰箱中保存。

4)机械并发症:①鼻、咽及食管损伤。②喂养管堵塞。③喂养管移位和脱出。④喂养管拔出困难。⑤造口并发症,包括胃造口并发症和空肠造口并发症。胃造口并发症表现为胃内容物的溢出和造口出血。空肠造口并发症表现为造口出血、喂养管脱出、造口管周围渗漏、造口周围皮肤感染或糜烂。

(2)肠外营养的并发症:

1)机械性并发症:置管损伤、导管堵塞。

2)导管性并发症:导管异位、导管折断(导管断裂)、静脉血栓形成。

3）感染并发症：中心静脉导管相关性感染。

4）代谢性并发症：糖代谢紊乱、脂肪代谢紊乱、氨基酸代谢紊乱、电解质和维生素及微量元素缺乏症、酸碱平衡紊乱。

5）脏器功能损害：肝脏损害、胆道系统疾病、肠屏障功能减退、代谢性骨病。

（沈利平）

三、隐球菌性脑膜炎的口腔管理

隐球菌性脑膜炎是由隐球菌感染所致的亚急性或慢性中枢神经系统的真菌病，临床主要表现为颅内压增高症状如头痛、发热、呕吐、抽搐、意识障碍、视力减退、听力下降等。临床上多以两性霉素 B、氟胞嘧啶、伏立康唑等抗真菌治疗，随着大剂量的抗真菌药物、抗生素以及脱水利尿药的应用，患者口腔黏膜炎（oral mucositis，OM）的发生率也随之增加。口腔黏膜炎影响患者的疾病治疗、身心健康及生活质量，及早并动态对患者口腔情况进行评估，有利于尽早采取有效的干预措施，减少口腔黏膜炎给患者带来的痛苦。

（一）高危因素

患者发生口腔黏膜炎多与年龄、吸烟史、抗真菌治疗周期、生活自理能力、口腔自洁习惯、口腔疾患史、口腔环境、口腔 pH、血红蛋白及血清白蛋白水平、白细胞数值、粒细胞绝对值、焦虑抑郁状态密切相关。另外，口干症会增加口腔黏膜炎的发生率。

（二）临床表现

因抗真菌药物和个体的不同而差异很大，通常表现为口腔黏膜水肿、溃疡、疼痛、吞咽困难、声音嘶哑、不愿说话，严重者可因进食进水量减少而造成水、电解质酸碱平衡失调和营养不良。

（三）评估时机

1. 入院当日，治疗前应进行改良 Beck 口腔评分和口腔黏膜炎评估。

2. 治疗期间应每 3 日评估口腔黏膜情况。若出现口腔黏膜炎应每日至少评估 3 次，评估至愈合或治疗结束后 2 周。

3. 住院期间或出院后应每周进行自我评估。

（四）评估工具

1. 改良 Beck 口腔评分标准　可用于判定风险等级，为实施相对应口腔护理提供依据。

评估标准：口腔护理前的评估工作是为患者实施安全口腔护理的重要保证。患者使用改良 Beck 口腔评分评估口腔情况。5 分提示口腔功能完好；6 ～ 10 分提示轻度功能受损；11 ～ 15 分提示中度功能受损；16 ～ 20 分提示重度功能受损（表 13-5）。

表 13-5 改良 Beck 口腔评分标准

部位	1 分	2 分	3 分	4 分
唇	平滑、粉红、湿润、完整	轻度干燥，发红	干燥、肿胀、有独立水疱	水肿，溃烂、有分泌物
牙龈和口腔黏膜	平滑、粉红、湿润、完整	苍白、干燥、孤立性病变、白斑	红肿	非常干、水肿、溃疡、发炎
舌头	平滑、粉红、湿润、完整	干燥、舌乳头突起	干燥、水肿、舌尖和舌乳头红且破损	非常干、水肿、溃疡破裂出血、舌苔厚重
牙齿	干净，无碎屑	少量牙垢、碎屑、牙菌斑	中量牙垢、碎屑、牙菌斑	被牙垢、碎屑、牙菌斑覆盖
唾液	稀薄、水状、丰富	水状、量增加	缺乏、呈黏液状	黏稠成丝状

2. 口腔护理频次　根据改良 Beck 口腔评分情况决定口腔护理的实施，见表 13-6。

表 13-6 不同改良 Beck 口腔评分的干预措施

Beck 口腔评分	干预措施
5 分（正常）	口腔护理 2 次 /d
6 ～ 10 分（轻度功能受损）	口腔护理 2 次 /d；湿润口腔和口唇 1 次 /4h
11 ～ 15 分（中度功能受损）	口腔护理 3 次 /d；湿润口腔和口唇 1 次 /2h
16 ～ 20 分（重度功能受损）	口腔护理 1 次 /4h；湿润口腔和口唇 1 次 /1h

3. 世界卫生组织（WHO）口腔黏膜炎评估量表（OMAS）　用于评估口腔黏膜炎的严重程度，将口腔黏膜炎的严重程度分为 5 级（表 13-7）。

表 13-7　WHO 口腔黏膜炎评估量表

分级	症状
0 级	无症状
Ⅰ级	红斑 / 疼痛，不影响进食
Ⅱ级	溃疡 / 红斑，仍能进食固体食物
Ⅲ级	溃疡及严重红斑，仅能进食流食
Ⅳ级	溃疡融合成片，有坏死，不能进食

（五）预防和处理

1. 预防

（1）健康教育：介绍口腔黏膜炎发生的原因，用图片、病历介绍等向患者展示口腔黏膜炎的表现和危害，引起足够的重视。

（2）自我评估：治疗期间，定期进行口腔评估和护理。鼓励患者每日自我评估口腔情况，有异常变化及时告知医护人员。

（3）做好基础口腔护理：

1）一般措施：①每日检查口腔黏膜；②消除引起损伤的隐患：如不合适的义齿、劈裂的牙齿等；③用唇膏滋润口唇，注意唇膏不能长期用，因为唇膏会引起口唇细胞脱水；④保持口腔湿润，每日饮水量在 1 500ml 以上。

2）刷牙：①应选用牙刷头型小，质软而密的软毛牙刷刷牙，刷牙后冲洗干净牙刷，将牙刷头朝上放置以便干燥，每月更换牙刷。②对于病情较轻但由于疾病的限制不能下床活动的患者，可以在护士的帮助下让患者自己刷牙，护士应指导使用正确的刷牙方法。一种方式是纵向刷牙，刷牙时沿牙齿纵向刷，内外面、咬合面均应刷到。另一种方式是环形刷牙，将牙刷尖端轻柔地置于牙齿周围的牙槽沟上以快速的球形来回震颤，每次仅能触及一颗牙，每刷完一处再刷邻近部位，在牙齿咬合面来回刷。刷完牙齿后，再刷舌面，由里到外刷，以减少微生物的数量并清除食物残屑。③对于意识障碍、生活能力不能自理的患者，应由护士选用口腔负压冲洗法进行口腔护理。用 20ml 注射器抽取口腔护理溶液，头偏向一侧，从不同方向对患者牙面、峡部、舌面、咽部、硬腭进行冲刷；并用吸痰管将口腔内液体吸干净，调节负压在 0.04 ～ 0.06MPa，冲刷过程中观察患者有无呛咳、呕吐、缺氧等。④应选用刺激性小、温和的含氟牙膏刷牙。⑤如果习惯了餐后用牙线等剔除牙间食物，请继续保持此习惯，否则要谨慎，以免损伤牙龈。

3）漱口：①根据改良 Beck 口腔评分等级，指导患者使用 2.5% 碳酸氢钠溶液含漱 1 次 /4h。②含漱方法：先将漱口水含在口腔里，头后仰将漱口水在口咽部鼓动，然后紧闭双唇，采用鼓颊、吸吮交替动作确保药液与口腔黏膜充分接触，每次 10 ～ 20ml，含漱 3 ～ 5 分钟。

4）义齿的处理：①义齿也会积聚一些食物碎屑、牙菌斑和牙石，同样也需要清洁护理，其刷牙方法与真牙的刷法相同；②义齿不佩戴时，应存放于有标记的冷水杯中，每日换水一次，不可浸泡于热水或乙醇等液体中，以防变形；③口腔黏膜损伤愈合前尽量少戴义齿，如果条件许可，尽量把义齿置于 0.2% 氯已定溶液中消毒 10 分钟后再佩戴。

5）指导戒烟、戒酒，因为烟酒会损害口腔黏膜。

6）指导避免进食尖锐、粗糙、辛辣、过咸、过辣、过热等食物，因为过热的食物或液体、粗糙和坚硬的食物常会损坏口腔黏膜，因此应避免服用；而辛辣、非常咸和酸性的食物也可能会刺激口腔黏膜。

7）进行营养筛查，评估可能影响营养的问题，如食欲缺乏、口味变化和吞咽困难等，并酌情积极加强营养。嘱摄入高蛋白、高维生素及含碳水化合物丰富的食物，调配饮食种类，良好的营养支持有助于防御口腔局部感染，维持黏膜的完整性，对于增强黏膜组织修复和减轻现有黏膜炎的恶化至关重要。

2. 处理　口腔黏膜炎的临床处理原则和目的，主要是控制口腔疼痛，覆盖溃疡面，使其尽早愈合；保持口腔清洁，减少多重感染；阻止口腔黏膜炎发展为Ⅲ级或Ⅳ级；多学科协作治疗口腔黏膜炎引起的溃疡出血、口腔多重感染、营养不良、脱水以及电解质紊乱等并发症。

（1）Ⅰ和Ⅱ级口腔黏膜炎

1）指导在晨起、进食后和睡前使用软毛刷刷牙，至少 2 次 /d。

2）指导使用 2.5% 碳酸氢钠溶液漱口，至少 6 次 /d。

3）指导用清水漱口后，再使用口腔黏膜保护剂或促进口腔黏膜修复的药物。

4）指导避免进食尖锐、粗糙、辛辣、过咸、过辣、过热等易损伤或刺激口腔黏膜的食物。

5）指导患者根据口腔黏膜炎影响进食情况，调整食物的黏稠度、软硬度及摄入方法。

6）指导患者在口腔黏膜炎愈合前尽量少佩戴义齿；义齿用后应充分清洁，遵从口腔科医师建议妥善存放。

7）对口腔黏膜炎相关疼痛进行评估和护理。

（2）Ⅲ和Ⅳ级口腔黏膜炎

1）对口腔黏膜炎引起疼痛的患者，应指导其：

A. 溃疡疼痛者可在进食前和口腔护理前后，给予利多卡因溶液局部含漱：2% 利多卡因 25ml+ 生理盐 100ml，每次 20 ～ 30ml，含漱时间约 5 ～ 10 分钟。

B. 在进行口腔护理后，口腔溃疡处可给予碘甘油等溶液涂抹：碘甘油 10ml+ 蒙脱石散 3g，用棉签蘸混合液涂抹于患处，每日 4 次，涂药后 60 分钟内禁止饮水和进食。

C. 疼痛严重时禁食，口腔溃疡面开始愈合，疼痛逐步缓解，鼓励从流食逐渐过渡到普食。

D. 口腔护理时动作轻、温和。

E. 床头可抬高 15° ～ 30° ，促进头部静脉回流，以缓解口腔的充血、肿胀和疼痛。

2）对口腔黏膜炎引起口腔干燥的患者，应指导其：

A. 多饮水，每日饮水量在 1 500ml 以上，并小口多次饮用。

B. 咀嚼无糖口香糖或刺激唾液分泌的新鲜水果，保持口腔湿度。

C. 使用润唇膏，可保持嘴唇滋润。

D. 使用生理盐水或 2.5% 碳酸氢钠溶液喷雾。

E. 使用保持口腔湿润的漱口液、唾液替代品、黏性溶液等。

3）针对口腔黏膜炎引起吞咽困难的患者：

A. 给予肠内营养支持时，应指导患者正确使用肠内营养制剂，预防腹胀、腹泻、恶心、呕吐等并发症。

B. 给予肠外营养支持时，应正确配制和输注肠外营养液，并观察并发症。

4）对口腔黏膜炎引起继发感染的患者：

A. 应尽早识别口腔黏膜炎继发感染征象，及时通知医师。

B. 应及时留取标本进行病原学检查。

C. 进行抗感染治疗时，应按时给药，并观察药物不良反应。

（沈利平　朱春泞）

四、隐球菌性脑膜炎合并失明失聪患者的护理

Graybill 等研究显示，约有一半的隐球菌性脑膜炎患者脑脊液压力会超过 250mmH_2O，四分之一患者超过 350mmH_2O，这些颅内压增高患者，即使接受了有效的抗真菌治疗，但如果没有进行颅内压管理，不仅会增加 2 周内的死亡率，同时还会增加视乳头水肿（29%）和神经功能损害（18%）的风险，甚至导致失明和 / 或失聪。短时间失明和 / 或失聪的患者容易导致与外界交流、沟通障碍，带来了一定的护理安全问题及护理难度。

（一）护理评估

1. 心理评估　动态评估患者的心理状态。观察患者有无情绪极度低落、悲观、绝望、消沉等心理反应及有无自杀倾向。发现异常及时请心理科干预。

2. 失明 / 失聪程度的评估　每天评估患者视力 / 听力下降的情况，评估患者与外界沟通情况，及时记录。

3. 意外事件高危评估　动态评估患者跌倒、坠床、拔静脉导管等意外事件的高危程度。同时观察患者的肌体协调能力、肌力的情况；及时干预意外事件高危患者。

4. 饮食和营养评估　患者由于视力 / 听力的影响，进食量受到不同程度的减少，每周评估患者的饮食情况和营养状态评估。根据评估结果调整营养方案。

（二）护理对策

1. 心理护理　根据心理评估的结果，掌握患者的心理动态，及时采取有效的护理措施。对有心理障碍患者正确疏导、多接触、多关心、热情劝导与抚慰，使得患者放松，安心治疗，激发患者的主观能动性，转换不良心境。并充分利用患者亲属的参与，使患者获得更多精神上的关怀。合并失明和 / 或失聪的患者由于交流沟通有障碍，给护理工作带来了一定的挑战。护理工作人员可通过角色扮演，扮演失明、失聪患者角色，揣摩患者心理，提高护理质量，建立良好的护患关系。

2. 失聪的护理　①在患者床边备好纸和笔，通过采用书写文字、绘画图形、简单手语、面部表情、姿势等传达信息，如竖起大拇指表示输液已完成，五指伸直表示可以吃药了，握拳表示疼痛等；②要与患者建立有效沟通，应采用多种形式的交流，对于单侧耳聋的患者，与患者交流时，尽量靠近患者听力好的那侧说话。

3. 失明的护理　①可使用非语言沟通，适当进行肢体上接触交流，如握手、轻拈脸，拍手等。②对患者进行习惯性动作的训练：擦脸、进食、翻身、握手、鼓掌等，使其能习惯性地擦脸、进食、翻身、握手、协助穿衣服等；必要时学习使用盲文。

4. 加强看护，防止跌倒、坠床、拔静脉导管等意外事件　①在患者能触及到的范围不要放置锐利和高温物品。②对患者和家属进行风险告知，留家属 24 小时不间断看护，固定好床栏。必要时给予约束躯干或肢体，防止跌倒、坠床等。③加强巡视，主动给予帮助，将患者调至安静的病房，给予良好的休息环境。

5. 饮食和营养指导　根据患者的营养状况和喜好每天调配食物，少量多餐，营造合适的进食环境，失明者购买适合患者使用的餐具，促进患者方便、愉快的进食。如进食困难或不能进食者予留置胃管鼻饲饮食或静脉给予肠外营养，以保证患者摄入足够的营养，促进患者的康复。

（沈利平）

五、隐球菌性脑膜炎患者应用 PICC 置管的护理

隐球菌性脑膜炎是因隐球菌感染脑实质所造成，主要表现为发热、呕吐、头痛等症状，具有较高病死率和发病率，呈逐年上升趋势。目前主要采取两性霉素 B、甘露醇等刺激性较大的药物治疗，此类药物为高浓度、高渗透类，对静脉刺激性较大，并且需要长期输液治疗，容易损伤患者外周血管引发静脉炎。因而反复静脉穿刺不仅增加患者痛苦，还可受穿刺并发症影响治疗，尤其是颅内高压的患者，若不及时治疗就会引发脑疝导致死亡，故给药途径多为 PICC 置管，如护理不当，引发各种并发症或者意外事件，因此如何保障静脉通路顺畅极为重要。PICC 留置时间长、操作便捷，可保护患者的上肢静脉，广泛应用于临床，但也存在一定风险，所以 PICC 置管期间需做好护理。

（一）PICC 置管程序

1. 护理评估和准备　①了解患者的个人信息、病情等基本资料，以及有无 PICC 相关禁忌证，既往有无深静脉穿刺史，查看患者的静脉血管情况。②签好同意书，做好置管前宣教，缓解紧张、不安等心理，做好相应准备以及物品准备工作，如 0.9% 生理盐水、3% 碘酒、PICC 穿刺包、75% 乙醇、100U 无菌肝素盐水、无菌手套、正压接头等。

2. 操作过程　患者取平卧位，上臂保持外展，常规消毒铺巾，并检查 PICC 导管是否完好，用生理盐水冲洗导管并润滑导丝，确定好导管长度后修剪出所需长度，在确定位置用导管引针实施穿刺，通过回血帽观察回血情况，确保穿刺针位置，松开止血带后退出针芯并将 PICC 导管送入，推送到所需长度即可，将导丝撤出，用注射器回抽并注入 0.9% 生理盐水，确保导管通畅，连接正压接头，还需在患者穿刺口放置无菌纱布按压半小时，减少出血情况，查看无渗血后透明膜敷料固定，24 小时内适当活动臂部，注意观察静脉输液时是否通畅。

（二）PICC 常见并发症的预防性护理

1. 导管相关性静脉炎　导管相关性静脉炎分为感染性、化学性、血栓性、机械性等类型，主要发生原因与操作技术水平、血管和免疫情况、医源性、液体不匹配、导管质量等因素有关。

（1）穿刺前要查看血管弹性和显露性，避开感染部位，主要以静脉穿刺为主，缓慢送入导管，避免刺激血管。

（2）操作严格遵循无菌原则，消毒液不可过多使用，需晾干后再进行穿刺。

（3）针对血栓性静脉炎要使用尿激酶冲洗导管，避免加重病情。

2. 导管堵塞　导管堵塞分血栓性和非血栓性堵塞，前者是因血液反流到管腔内形成血栓所造成；后者是因导管管径选择错误、导管打折、弯曲或者患者的血液黏度异常等因素造成。

（1）血管和 PICC 导管长度比例必须合适。

（2）要加强巡视，及时查看导管以及穿刺部位情况，嘱咐患者行走时要注意输液导管，避免导管打折或弯曲。

3. 导管破裂　导管破裂原因是因导管阻塞再通或者换药操作不当导致导管老化而出现。

（1）在置管前要检查导管质量和保质期，要严格按照规定进行置管。

（2）出现导管破裂时在无菌条件下剪断远端导管，重新连接肝素帽。

4. 血栓预防　①置管第 2 日嘱患者做握球松拳动作以促进静脉血液循环，避免血液瘀滞；②测量臂围，要避免注入刺激性较大的药物，若需要输入刺激性药物，需用 0.9% 氯化钠溶液稀释后，降低药物浓度再使用，每次输液前后正确冲封导管；③无菌操作进行消毒清洁，定期查看穿刺部位，确保无血液外渗，预防血栓形成。

（三）PICC 置管护理和冲封管

1. 置管前　①及时掌握和了解患者病情和治疗措施，只要符合隐球菌性脑膜炎诊断者要尽早实施 PICC 置管输液治疗，可保护血管，提升 PICC 置管成功率。②为患者讲解 PICC 使用目的、效果、必要性、优点以及可能出现的并发症等，消除患者的负面情绪和紧张感，积极配合操作，进一步提高置管和穿刺成功率，避免患者因精神处于紧张状态导致机械性静脉炎症状发生，影响疗效和置管操作。③注意患者的皮肤清洁，穿刺前要按要求清洁穿刺部位和周围皮肤，条件允许情况下进行沐浴清洁，预防感染。④选择单独治疗室为患者进行穿刺，操作前要用消毒剂消毒治疗室，消毒时间为 1 小时，确保室内舒适、干净整洁，减少感染风险。

2. 置管时　①穿刺时避免反复穿刺损伤患者的血管和内皮组织，降低并发症发生率。②严格按照无菌原则进行，操作前用抗菌皂液消毒，戴好口罩、无菌手套、无菌服等物品，用无菌大床单建立无菌区域；对患者需要穿刺的部位皮肤用碘伏（聚维酮碘）和乙醇各消毒三遍，消毒范围控制在 20cm 直径左右。③首选贵要静脉，利于置管成功，还要考虑穿刺部位是否会影响患者的肘部活动度和日常生活。

3. 置管后　①置管后需 24 小时换药 1 次，观察穿刺点敷料情况，常规每周更换敷料 1 次；②对于外露导管固定，需呈 S 形弯曲并用透明膜粘贴，再用胶布固定贴膜；③在导管日常维护中，要遵循导管维护程序，先进行评估后判断导管通畅性，再用 0.9% 生理盐水冲洗管腔内部。

4. 冲封管　两性霉素 B 是治疗隐球菌性脑膜炎的常用药物。由于该药物使用疗程长，对外周血管刺激大，故 PICC 通常是该类患者首选的静脉给药通路。该药与 0.9% 氯化钠溶液直接接触会形成结晶，导致管路堵塞造成非计划性拔管。故在对患者的 PICC 管道维护，输液前常用 5% 葡萄糖溶液脉冲式冲管，输注完毕用 5% 葡萄糖溶液脉冲式冲管，接着用 0.9% 氯化钠溶液脉冲式冲管，最后肝素盐水正压封管的顺序和方式。

5. 置管后健康宣教　①置管的肢体第 2 日应进行 PICC 功能锻炼，适当活动手指、手腕、关节活动度。②不会影响到日常工作和生活，如洗碗、扫地、擦桌等活动，但避免提 ≥ 5kg 物品，不宜游泳、不宜打球、不宜做引体向上和托举哑铃等锻炼，冬季穿衣袖口不宜过紧，防止将导管带出。③携带 PICC 出院应每周到医院进行冲封管和更换敷料，不得擅自处理。④出汗较多、沐浴因素导致敷料褶皱、滑落现象，应及时到医院处理，保持穿刺处皮肤清洁干燥，如穿刺口和周围皮肤有瘙痒、皮疹、红肿、疼痛、分泌物等，应及时医院就诊。

（沈利平）

六、隐球菌性脑膜炎脑室腹腔分流术围手术期护理

脑室腹腔分流术（ventricle peritoneal shunt，VPS）是将一带阀的硅胶管从颅内经皮下置于腹腔，将多余的脑脊液引到腹腔从而降低颅内压。其手术具有操作简单、治疗效果好、患者痛苦小等特点，易于被患者接受。脑室腹腔分流术对降低颅内高压、缩短病程、减轻病痛、改善预后有显著成效，对隐球菌性脑膜炎患者进一步治疗和快速恢复有良好的效果。术前对患者和家属进行相关宣教尤为重要。

加速康复外科（enhanced recovery after surgery，ERAS）是丹麦学者 Henrik Kehlet 于 1997 年首次提出，指在多学科合作基础上，采取一系列基于循证医学的围手术期措施，以减少患者手术创伤和应激，实现术后快速康复。在 VPS 术后，患者脑脊液压力明显下降，脑脊液中隐球菌计数亦明显下降，主要症状如头痛、视力或听力障碍、脑积水等可得到明显改善，但仍存在并发症多、住院时间长及住院费用高等问题，在这过程中，实施 ERAS，有助于提高患者围手术期的安全性和满意度，术后住院时间可缩短，减少医疗支出。

（一）手术方法

对患者进行全身麻醉，协助其取仰卧位，将患者脑室的额角作为穿刺点进行钻孔后，在其脑室内置入分流管，将压力泵放在其耳后乳突区，将分流管的压力设为 0.88 ～ 1.18kPa，然后沿患者的头皮、颈外前、胸前壁的皮下置入导管后将导管引至腹部，在患者上腹部的正中做一个切口，将腹腔分流管置入其腹腔内，分流管置入的长度为 40 ～ 50cm。

（二）护理

1. 术前护理

（1）常规护理：由于脑室腹腔分流管由颈、胸到腹部长期放在患者体内，患者和家属往往担心会影响今后的运动和生活，对手术存在紧张、焦虑与恐惧的心理。主动跟患者和家属沟通，耐心讲解术前各项准备的目的和必要性，简要介绍手术过程和术后注意事项，消除患者和家属对手术的恐惧与焦虑心理，树立对手术的信心。术前注意患者的营养状况，根据患者身体状况给予高热量、高蛋白及高维生素饮食，或遵医嘱给予静脉营养治疗，以增强机体的抵抗力，纠正电解质紊乱，以提高手术的耐受力。手术前一日于头、颈、胸、腹部的术野备皮，做好皮肤清洁卫生。

（2）快速康复护理：医护一体术前评估患者的生理心理状况，根据患者术前不同身体状态和评分值实施个性化护理。术前护理主要为脑室腹腔分流术的顺利实施做好准备工作，为患者详细地讲解疾病和治疗的相关知识，提升患者认知度，依据评估患者的心理状况，为其实施针对性心理辅导，改善心理状况和提升治疗依从性。①术前禁食（肠道准备）：禁止食用固体食物 6 小时，术前 2 小时可摄入开水 200ml。②肺部干预：吹气球、深呼吸、有效咳嗽。③三餐后和睡前漱口。④皮肤准备：术前抗菌沐浴、局部剃发、洗必泰清洗头发。⑤肠道准备：饮食指导、学会腹部按摩促进肠蠕动。

运用 ERAS 理念，通过改变术前进食、术前抗菌沐浴、局部剃发、氯己定全身沐浴，以减少术后分流管感染的发生，缩短留置尿管时间、肺功能锻炼、缩短心电监护时间。既往有研究认为实施术前抗菌沐浴可提高术前皮肤消毒的效果，降低 10% ～ 15% 的手术部位感染率。

2. 术中护理

（1）在患者进入手术室后，协助其摆放体位，同时对其进行鼓励与安慰，以避免其发生应激反应。

（2）密切配合医师完成手术操作。

（3）在患者进行手术期间，尽可能覆盖其无须暴露的肢体，以免其发生低体温。

（4）在手术操作结束后，及时为患者擦拭身体，并为其盖好被子。

3. 术后护理

（1）常规护理

1）一般护理：①协助患者取平卧位，并密切观察其心率、血压、呼吸、意识等各生命体征和肢体活动变化情况，待平稳后可适当抬高床头 15° ～ 30°，保持病房环境清洁、安静、舒适。②给予持续心电监护，严密观察患者的意识、瞳孔、生命体征及四肢活动情况。如出现头痛、头晕、呕吐、视力障碍、共济失调、烦躁不安、癫痫发作等症状，应报告医师对症处理；若出现血压升高、脉搏和呼吸变慢时应立即通知医师，快速给予甘露醇静脉滴注等，防止脑疝发生。

2）呼吸道护理：①麻醉未清醒时，将头偏向一侧，避免误吸，防止肺部感染；②及时清除呼吸道分泌物并保持通畅，注意有无呼吸困难、烦躁不安等呼吸道梗阻情况。

3）饮食护理：①一般分流术后有排气即可进食，术后第 1 日可进易消化的流质饮食，第 2 ～ 3 日进半流质饮食，无不适症状进普通饮食，给予高热量、高蛋白、高维生素易消化的饮食，宜少量多餐；②进食后勿立即翻身或搬动，以免引发呕吐和误吸，对于频繁呕吐和营养状况较差的患者，可遵医嘱静脉营养，以适应体力消耗，促进伤口愈合，防止术后并发症的发生。

（2）快速康复护理：①术后早期下床活动、术后尽早开始进食等措施，不同程度增加患者的舒适感，减缓术后应激状态，减少卧床时间，增加患者的活动量，早期下床活动可促进呼吸、胃肠、肌肉骨骼等多系统功能恢复，有利于预防肺部感染、压力性损伤和下肢深静脉血栓形成；②术后予加温毯复温，遵医嘱上心电监护、吸氧、尿管 24 小时内拔除；③手术当日若无恶心呕吐等胃肠道反应，可开始饮水，术后第 1 日开始生命体征平稳者，停心电监护和吸氧，给予流质饮食后逐渐过渡至正常饮食；④麻醉清醒后指导床上主动活动，术后第 1 日床头抬高，半卧位，自主进食，协助坐床旁双脚下垂，无头晕者 2 ～ 3 日可下床活动。

（3）切口护理：①保持切口周围皮肤干燥，注意观察切口敷料有无渗湿，切口有无脑脊液渗漏及周围皮肤有无湿疹、溃疡等，遵医嘱给予抗感染治疗。②每日更换伤口敷料，遵循无菌技术，促进伤口愈合。术后第 1 日观察头和腹部伤口渗液、渗血情况，不需要换药，术后第 2 日至拆钉需消毒。③有渗血渗液：使用 0.9% 生理盐水棉球清洗和酒精棉球消毒头腹部伤口，红外线仪照射后，方纱覆盖。④无渗血渗液：术后第 2 日开始用酒精棉球消毒，红外线照射，无需方纱覆盖，7 日后拆钉。

（4）心理护理：因为脑室分流管为终生带管，患者和家属在心理上都有恐惧感，对分流管的质量、置管年限、术后的护理及术后的效果都有顾虑，所以要耐心解答患者和家属的疑问。嘱患者应保持愉快的心情，有利于疾病的康复。

（5）并发症的观察

1）感染：是分流术后常见且最严重的并发症。一般认为手术因皮肤感染导致颅内逆行感染，故术前应做好头颈部、胸部、腹部皮肤准备。原颅内感染未经彻底治疗是分流术后感染的重要原因。①术后定时测体温（体温高于 38℃），若体温持续升高，应及时做腰椎穿刺术和脑脊液常规、生化、细菌培养等检查，同时检测其他指标如血常规等。②术后观察切口的渗血、渗液情况，保持切口敷料清洁、干燥，随时更换污染敷料。若发现切口红、肿、压痛等感染症状时，及时报告医师。

2）分流管堵塞：分流管阻塞是分流术失败最常见的原因，加强术后护理，减轻颅内静脉淤血，保持引流管通畅，对预防梗阻具有一定的作用。分流管阻塞后主要表现为颅内压增高的一般症状，常有头痛、头晕、恶心、呕吐、复视、视乳头水肿等。轻度堵塞可通过反复按压或穿刺用0.9%生理盐水冲洗。指导做好引流管的自我护理，定时更换体位，分流管所经皮肤区域避免挤压撞击，提高自我保护意识，做好个人卫生。

3）分流过度：分流管的选择不当、分流管压力设置不当是最常见的原因。一般患者表现为头痛、恶心呕吐、乏力厌食。可以行CT检查和重新调整分流管压力，术后根据病情逐步调整压力，可有效防止过度分流的发生。

4）腹膜刺激征：分流术后患者早期出现腹胀、恶心、呕吐或食欲下降等症状，一般1周左右消失。若腹腔端分流管穿破腹腔器官，可造成肠穿孔，表现为压痛、反跳痛、腹肌紧张等症状，因此分流术后密切观察患者的腹部情况，发现症状及时处理。

5）颅内出血：分流术后出血一般发生在术后短时间内，出血部位可位于脑室内、颅内和硬膜下。此类患者应将初始开放压设定于较高水平，术后根据患者症状逐步将开放压调低，以减少硬膜下血肿的发生率。避免剧烈活动头部和突然抬高体位。术后应严密观察患者意识、瞳孔的变化，注意患者的表情。

6）健康指导：由于分流管终生带管，应教会患者并发症的观察要点，如有不适应及时到医院就诊；对于年龄小的患者，应及时到医院复诊，掌握最佳的换管时机。半年内不得从事重体力劳动和剧烈运动，保持心情舒畅。

（沈利平）

七、隐球菌性脑膜炎腰大池引流术围手术期护理

腰大池引流术是指通过一根特殊的引流管，一端放到腰大池内，另一端将脑脊液持续引流至体外的方法。腰大池引流术可用于治疗腰椎蛛网膜出血、颅内感染。另外，腰大池引流术也可缓解脑积水的症状，副作用小，相对于脑室引流，该手术对大脑损伤较少。但由于其引流管比较细，引流的途径长，故极易引起引流管堵塞和感染，甚至可导致感染逆行到颅内，导致化脓性颅内感染，造成非常严重的后果。

（一）手术方法

患者取侧卧位头尽量面向腹部，双腿尽量屈曲，尽量做到背部与床面垂直，选好穿刺点，通常选择腰3、4或者腰4、5间隙，定位好穿刺点后进行消毒铺巾，将穿刺针顺着定位点逐层进入到蛛网膜下腔，直到有脑脊液流出后，将

引流管通过腰椎穿刺针植入，引流管植入深度通常约 10 ～ 15cm，最后拔出穿刺针，外接引流袋固定即可。

（二）护理

1. 术前护理

（1）心理护理：向患者和家属详细说明腰大池引流的必要性，方法及术后可能出现的不适，说明术后绝对卧床的必要性，对精神紧张者可适当应用镇静剂。

（2）生活护理：①保持床单的清洁干燥，按摩受压部位的皮肤，防止压疮的发生；②鼓励患者咳嗽排痰；③指导患者少量多餐，进食富含维生素、低脂易消化的食物。

（3）严密观察患者的意识、瞳孔、生命体征及神经系统体征，床头抬高 15° ～ 30°，有利于恢复患者的脑组织供血，确保有效的脑灌注压，减少继发性脑损伤。

2. 术中护理　①手术当日摆放患者取舒适体位，注意患者保暖和隐私保护，手术过程中固定患者，烦躁不安者遵医嘱镇静剂；②手术时在相对无菌的房间进行，协助患者侧卧位，双手抱膝头向前胸靠拢呈“弓”形充分暴露腰椎，协助医师在床旁行腰椎穿刺置管术，穿刺成功抽取脑脊液做常规检查；③注意观察患者的意识、瞳孔、呼吸、血压等生命体征的变化，随时与患者沟通观察患者的意识情况，是否嗜睡、意识模糊、浅昏迷等，查看瞳孔是否散大或缩小、对光反射是否消失或迟钝，心率及呼吸的频率是否增快，是否有呕吐、恶心、头痛等，如有异常变化及时通知医师，立即停止操作配合抢救。

3. 术后护理　腰大池引流装置是一套完整的引流装置，由引流导管、三通阀、引流袋组成，穿刺成功后穿刺点用敷料固定沿脊柱向上方向固定在肩部，将引流袋固定于床旁，根据脑脊液引流情况调节高度。告知患者和家属不能随意调节引流袋高度和引流速度，翻身和搬动患者时告知医护人员。

（1）引流位置和速度调节：①引流袋入口高度高于外耳道水平 10 ～ 15cm（平卧时），侧卧时高于鼻尖 10 ～ 15cm，同时根据患者颅内压和脑脊液引流量进行引流袋位置调整；②引流速度在 10 ～ 15ml/h，保持脑脊液引流量在 200 ～ 350ml/d（小于 500ml）范围内，引流管留置时间控制在 7 日内；③外出检查或翻身时或坐起进食时夹闭引流管；④观察引流液的颜色、性质、量，正常成人每日产生清亮脑脊液 400 ～ 500ml，若发现引流液体呈血性或黄色应通知医师进行处理（当引流液由清亮变浑浊时，可能存在感染；若出现鲜红色则提示可能有活动性出血）；⑤在置管后严格控制引流速度和引流量，引流速度调节在 2 ～ 4 滴 /min、8 ～ 10ml/h、150 ～ 200ml/d。

（2）密切观察病情：严密监测患者意识、瞳孔及生命体征变化、颈项强直症状和神经系统症状有无好转，重视患者的主诉，注意头痛的性质、程度及持续时间，正确识别头痛是由颅内高压还是颅内低压导致。

（3）防脱管：置管后固定不稳定，极易导致引流管意外脱出，增加患者痛苦和经济负担。腰大池引流置管后，用无菌透明敷料固定针眼处，将腰大池外引流的导管沿脊柱走行方向向头部延伸，外用长距离保护膜（3M 胶布）固定引流管。引流管外接后预留一定有效长度，便于患者翻身和搬动。

（4）并发症预防和护理：

1）脑疝：①依据患者病情及时调整引流速度，以 2 ～ 5 滴 /min 为宜；②鼓励患者适量饮水、多食蔬菜水果等富含维生素食物，预防便秘，嘱患者勿用力排便，防止颅内压升高。

2）颅内出血：嘱患者卧床休息，勿随意更换体位、调节引流量开关。

3）颅内感染：①严格监测患者的体温，定期对脑脊液行生化检查，密切观察引流液性质，当引流液表现黄色、浑浊，出现絮状物时提示发生感染，行细菌培养和药敏试验，严格遵循医嘱进行抗感染治疗；②保证病房空气流通，每日用含氯消毒剂擦拭桌子和地面 2 次，减少人员探视；③一般引流管留置时间是 5 ～ 7 日，不能超过 14 日；④在进行操作时注意严格无菌操作，在为患者倾倒引流液时，注意关闭三通阀开关防止引流逆流，一只手用纱布包裹固定瓶口，另一只手用碘伏棉签消毒引流袋口，打开开关倒出引流液，再用碘伏棉签消毒关闭开关；⑤在操作过程中，注意严格遵循无菌技术原则，防止液体逆流引起感染，倾倒引流液完毕打开三通阀调节滴数；⑥穿刺点敷料渗血渗液及时更换；⑦发生颅内感染时，给予鞘内注入抗生素治疗，速度不宜过快，注入液体不能过量，减少感染症状。

4）堵管：堵管是最常见的并发症。发生堵管后，脑脊液流出不畅，会加重原有的颅内感染，颅内压增高，患者会出现头痛、头晕、恶心呕吐，严重者甚至发生脑疝、脑积水等严重并发症，最终导致患者死亡。发生堵管的主要原因有：①患者体位改变容易使管路受压、折叠、成角、扭曲，这是发生堵管最常见的原因；②引流速度不恒定，时快时慢，速度慢时容易导致脑脊液中的蛋白或血性成分积聚，容易引起堵管；③某些患者病情严重，脑脊液中血细胞、蛋白含量较高，其分子量较大，引流管管腔较细，易发生堵管；④患者自行进食时需要抬高床头或坐起，或进行其他活动时，如 CT/MR 检查时体位改变较频，引流速度不能相对准确地控制。

5）低颅压症：引起低颅压症的主要原因为引流速度过快或引流量过多。因此患者在变换体位时，需根据患者变换的体位高度调整引流袋的高度，以保持引流速度相对恒定。拔管指征：引流管最佳留置时间 5 ～ 7 日，最多不能超过 14 日，在拔管前 3 日开始训练间断夹闭引流开关，观察患者的意识、瞳孔、血压、心率及呼吸频率、头痛及颅内压等，复查头颅 CT 看脑水肿是否改善，脑脊液常规检查细菌培养看感染症状是否减轻，待患者的各项生理指征和生命体征平稳后方可拔管，拔管后观察患者的病情恢复情况和症状体征是否改善等。

（沈利平）

八、隐球菌性脑膜炎的院内转运

隐球菌性脑膜脑炎最显著的特点是颅内高压，持续的颅内高压容易发生脑疝致死。住院期间患者需要院内转运行相关诊断性检查，以明确诊断或紧急手术。院内转运会增加危重症患者并发症的发生，如出现心率、血压、呼吸及血氧饱和度的变化，导致颅内压增高、引流管脱出、误吸、痰堵等并发症，从而危及生命。在转运过程中采用分级转运模式，充分识别转运风险点，保障患者转运安全。

（一）院内转运原则

1. 降阶梯预案　关注患者转运过程中的主要临床问题，依据患者病情可能出现的最高风险，按相应分级进行转运人员和装备的准备，并选用充分有效的应对手段，以保证患者转运安全。

2. 充分评估

（1）准确了解转运风险。

（2）确定可行转运方案。

（3）合理选择风险应对措施。

（4）院内转运评估：①包括患者、转运人员、仪器、药品、转运环境及时间，并告知转运风险；②管理者应对所有转运人员进行岗前培训；③医护人员要充分评估转运路途是否顺畅和转运所需时间。

3. 优化分级　根据患者生命体征、呼吸、循环支持、神志、瞳孔等内容进行综合分级（Ⅰ级、Ⅱ级、Ⅲ级），并依据分级标准配备相应转运人员和装备。

4. 最佳路径　院内转运路径是在循证医学最佳证据的基础上，实施过程中充分评估、实时监测、积极应对，而最终形成的标准化转运流程。

（1）转运前：充分评估患者、有效沟通、按分级标准安排相应的人、材、物。

（2）转运中：实时评估与监测，并做好应对突发事件的准备。

（3）转运后：医务人员再次评估患者的病情和医疗措施，并进行评价，确保医疗护理的连续性和持续质量改进。

5. 动态评估　患者病情危急、变化快，具有一定的不确定性和不可预见性，应将动态评估贯穿整个转运过程，将转运方案形成闭合回路，将“结果导向”转变为“过程导向”，注重转运流程每个阶段的持续评估。危重症患者在转运过程中由于短暂缺乏的治疗资源和外周环境的突然改变，其往往存在难以预知的病情变化和较大的转运风险。因此，在院内转运中转运人员要对转运流程进行多环节、多方面、无缝隙的动态评估，力求将转运风险降至最低。

（二）转运前准备

1. 分级评估与转运　根据患者的病情特征和临床实践情况，从患者的生命体征、意识状态、呼吸支持、循环支持、主要临床问题及转运时间六方面进行评估，确定转运的分级，并依据分级标准配备相应转运人员和装备，以实现资源优化、安全转运。分级转运标准见表 13-8。

表 13-8　分级转运标准

项目	Ⅰ级转运	Ⅱ级转运	Ⅲ级转运
生命体征	在生命支持条件下生命体征不平稳	在生命支持条件下生命体征平稳	无需生命支持，生命体征平稳
意识状态	昏迷，GCS 评分 <9 分	9 分$\leq$ GCS 评分$\leq$ 12 分	GCS 评分 >12 分
呼吸支持情况	人工气道，呼吸支持条件高；PEEP $\geq$ 8cmH$_2$O，吸入 O_2 $\geq$ 60%	需要人工气道支持；PEEP $<$ 8cmH$_2$O，吸入 O_2 $<$ 60%	无人工气道，可自主咳痰
临床症状及体征	瞳孔不等大，对光反射迟钝；颅内压 $\geq$ 300mmH$_2$O	瞳孔等大等圆，对光反射迟钝；颅内压 $\geq$ 300mmH$_2$O	瞳孔等大等圆，光反射灵敏；200mmH$_2$O $<$ 颅内压 $<$300mmH$_2$O
转运设备配置	便携式氧气瓶、转运监护仪；转运呼吸机 / 简易呼吸器；微量泵 / 便携式吸痰器	便携式氧气瓶、转运监护仪；转运呼吸机、简易呼吸器；微量泵	便携式氧气瓶

续表

项目	Ⅰ级转运	Ⅱ级转运	Ⅲ级转运
转运药物准备	肾上腺素、多巴胺、地西泮、20% 甘露醇	肾上腺素、多巴胺、20% 甘露醇	20% 甘露醇
转运人员配置	护士临床工作年限≥5年，熟练使用急救仪器；医师临床工作年限≥3年，熟练掌握急救技能	护士临床工作年限≥3年，熟练使用急救仪器；医师临床工作年限≥2年，掌握急救技能	护士临床工作年限≥1年，掌握基本急救技能；无需医师

注：GCS 评分，格拉斯哥昏迷量表评分；PEEP，呼气终末正压。

2. 沟通解释

（1）与患者的家属沟通：告知转运风险，获取家属的知情同意和配合。

（2）与团队内部沟通：明确职责，相互配合。

（3）与相关部门（检查科室或手术室）沟通：详细告知患者病情和预计转运时间，做好相应准备工作。

3. 转运前准备

（1）转运人员准备：①按照转运分级人员配备标准，要求选定相应的医护人员；②做好转运人员分工，明确职责。

（2）转运装备准备：①转运前确定是否使用 20% 甘露醇降低颅内压；②按照转运分级装备配备标准要求，配备呼吸囊、转运心电监护仪、转运输液泵等相应的仪器设备和肾上腺素、多巴胺、20% 甘露醇等急救药品；③转运仪器设备调试并试运行，及时发现问题并解决问题。

（3）患者准备：出发前按照转运分级再次评估病情（主要包括生命体征、意识、呼吸及瞳孔等），并检查各种管路和引流固定是否妥当，确保通畅，尽量在患者病情稳定的情况下转运。

（4）接收方准备：告知接收方患者的病情和生命体征、所用仪器设备、用药情况及到达时间等，使其做好充分接收患者的准备。

（三）转运中措施

1. 转运时使用车床转运，护士站在患者头侧，密切观察患者病情。

2. 静脉使用升压药、止血药等药物时，保障转运中静脉管道通畅，防止输液管道打折、堵塞、脱落。

3. 生命体征不稳定的患者，增加生命体征测量次数，及时发现患者的异常情况。在转运过程中如发现患者出现瞳孔改变、血压下降明显、恶心、呕吐等异常情况，就地及时积极抢救。

4. 昏迷患者转运时应采取平卧位，头偏向一侧，防止呕吐物导致患者误吸。

（四）转运后措施

1. 详细记录转运过程患者的情况和在采取的应急措施。

（1）记录转运过程中患者发生的病情变化如心搏骤停、瞳孔改变、头痛呕吐、呼吸、血压的改变。

（2）记录转运过程中患者发生的导管脱管情况如静脉导管的脱出、气道导管的脱出等。

（3）记录转运过程中患者发生的坠床、跌倒、刮伤等意外情况。

（4）记录转运过程中患者发生的仪器故障如呼吸机、心电监护仪、输液泵断电、供氧不足等情况。

2. 转运完成后，对整体转运工作进行综合评价，为后续完善转运方案和患者治疗决策提供依据。再次评价患者转运的获益与风险，评估病情是否稳定，并对转运团队组成的合理性、计划措施的针对性和预见性、沟通的有效性进行评价。

（沈利平）

参考文献

[1]　刘正印，王贵强，朱利平，等．隐球菌性脑膜炎诊治专家共识 [J]. 中华内科杂志，2018，57(5): 317-323.

[2]　王嘉颖．隐球菌性脑膜炎合并肝硬化患者的护理 [J]. 护士进修杂志，2020，35(13): 1235-1238.

[3]　宿英英，潘速跃，彭斌，等．神经系统疾病肠内营养支持中国专家共识（第二版）[J]. 中华临床营养杂志，2019，27(4): 193-203.

[4]　彭南海，黄迎春．临床营养护理指南—肠内营养部分 [M].2 版．南京：东南大学出版社，2019.

[5]　中国临床肿瘤学会抗肿瘤药物安全管理专家委员会，中国临床肿瘤学会肿瘤支持与康复治疗专家委员会，秦叔逵，等．抗肿瘤治疗引起急性口腔

黏膜炎的诊断和防治专家共识 [J]. 临床肿瘤学杂志,2021,26(5): 11.

[6] 王婉洁,李亚洁,刘晓玲 . 基于 Beck 口腔评分的综合口腔护理干预体系在气管插管病人中的应用 [J]. 护理学报,2014,21(10):5.

[7] 杨海原,朱春泞,李盈 . 隐球菌性脑膜炎合并 2 型糖尿病患者的护理 [J]. 当代护士,2020,27(4):41-42.

[8] 刘莹 . 细节护理干预在 PICC 治疗儿童新型隐球菌脑膜炎患者中的护理效果研究 [J]. 实用临床护理学电子杂志,2020,5(29):1.

[9] 谢伟纯,陈倪 . 新生儿 PICC 导管堵塞影响因素分析 [J]. 临床医学工程,2021,28(5):2.

[10] 曹秀珠,赵林芳,曾旭芬,等 . PICC 置管史对穿刺过程和导管留置效果的影响 [J]. 中华护理杂志,2020,55(12):7.

[11] 吴珍,龚阳,陈素兰,等 . 加速康复外科理念在隐球菌性脑膜炎患者脑室腹腔分流术围术期护理中的应用 [J]. 系统医学,2021,6(17): 148-151.

[12] 疏飞龙,赵伟,王玉海 . 脑室 - 腹腔分流术治疗继发性正常压力性脑积水的临床分析 [J]. 中华神经外科杂志,2019,35(2):144-148.

[13] 王哲,杨彦萍 . 临床护理路径在颅脑外伤并发脑积水行脑室 - 腹腔分流术患者中的应用效果观察 [J]. 现代医药卫生,2019,35(17):2710-2712.

[14] 中华医学会神经外科学分会,中国神经外科重症管理协作组 . 神经外科脑脊液外引流中国专家共识(2018 版)[J]. 中华医学杂志,2018,98(21):1646-1649.

[15] 刘卉,方家香 . 临床护理路径在腰大池持续引流围术期护理中的应用效果探讨 [J]. 中国现代医生,2020,58(34):163-165.

[16] 刘容,邱艳,李湖波 . 标准化分级转运方案在急诊危重症患者院内转运中的应用及效果 [J]. 中国实用护理杂志,2019,35(23):1798-1802.